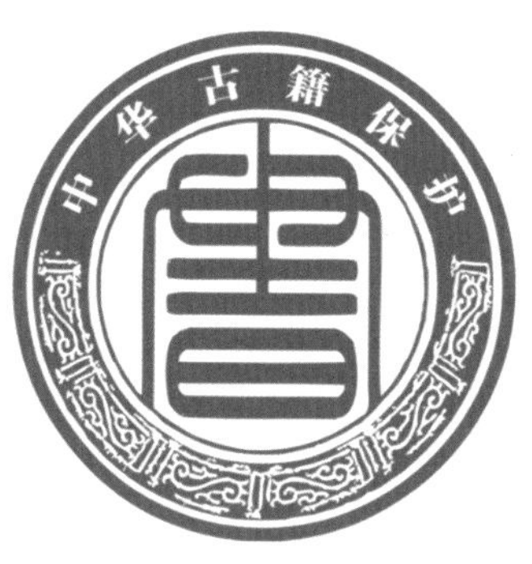

中華古籍保護計劃

ZHONG HUA GU JI BAO HU JI HUA CHENG GUO

·成 果·

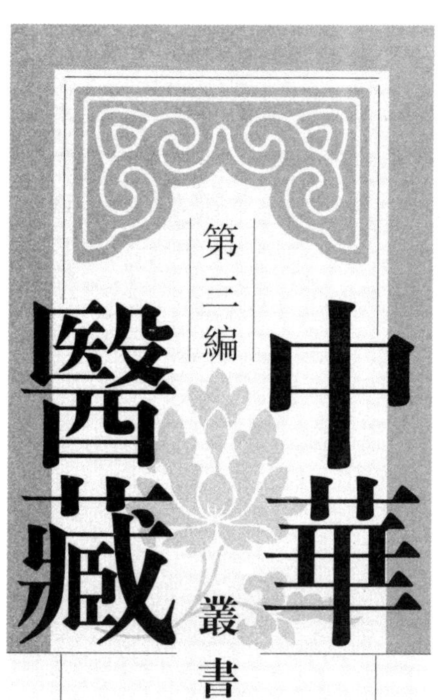

中華醫藏

叢書卷

連自華醫書十五種

1

（清）連自華 撰

《中華醫藏》編委會 編

江凌圳 主編

國家圖書館出版社

圖書在版編目(CIP)數據

連自華醫書十五種:全三册/(清)連自華撰;《中華醫藏》編委會編;江凌圳主編. 北京:國家圖書館出版社,2024.10.--(中華醫藏·第三編·叢書卷).--ISBN 978-7-5013-8211-8

Ⅰ.R2-52

中國國家版本館 CIP 數據核字第 2024S71N91 號

書　　名　連自華醫書十五種(全三册)
著　　者　(清)連自華 撰
叢 書 名　中華醫藏·第三編·叢書卷
著　　者　《中華醫藏》編委會 編　江凌圳 主編
項目統籌　殷夢霞
責任編輯　張愛芳　靳　諾　宋紅垚
編　　務　湯紅霞
封面設計　敬人書籍設計工作室

出版發行　國家圖書館出版社(北京市西城區文津街 7 號　100034)
(原書目文獻出版社　北京圖書館出版社)
010-66114536　63802249　nlcpress@nlc.cn(郵購)
網　　址　http://www.nlcpress.com
印　　裝　北京金康利印刷有限公司
版次印次　2024 年 10 月第 1 版　2024 年 10 月第 1 次印刷

開　　本　787×1092　1/16
印　　張　102
書　　號　ISBN 978-7-5013-8211-8
定　　價　2400.00 圓

《中華醫藏》規劃指導委員會　編纂委員會
專家委員會人員名單（二〇一二年）

規劃指導委員會

主任委員：蔡　武　王國强

副主任委員：楊志今　周和平　李大寧

委　　員：趙　雯　于　群　劉小琴　詹福瑞　蘇　國　石鵬建　閆　金　王　居
孫光奇　裴　飈　段　勇　王　煉　桑濱生　李　昱　晋保平

規劃指導委員會辦公室

主　　任：劉小琴

副 主 任：張志清　李　昱

成　　員：尹壽松　王思成　崔　蒙　柳長華　王振國

編纂委員會

主任委員：周和平　李大寧　張伯禮

副主任委員：劉小琴　李　昱　張志清

委　　員（按姓氏筆畫排序）：

王旭東　王莒生　王振國　王國辰　方自金　邢玉瑞　伊廣謙　多吉卓嘎

李秀明　李國慶　李鴻濤　吴　格　吴元豐　沈乃文　林世田　孟慶雲

胡旺林　柳長華　段逸山　徐　蜀　徐憶農　高文柱　郭又陵　陳先行

陳其廣　陳荔京　陳紅彦　黄建明　黄潤華　黄龍祥　崔　蒙　許逸民

張志斌　張華敏　達力扎布　董洪利　楊成凱　裘　儉　鄭金生　歐陽兵

魯兆麟　諸國本　潘桂娟　薛清禄　錢超塵　嚴世芸　嚴季瀾　羅　琳

編纂委員會辦公室

主　　任：張志清　劉保延

副 主 任：尹壽松　王思成　陳荔京　崔　蒙

成　　員（按姓氏筆畫排序）：

王紅蕾　李鴻濤　張華敏　楊照坤　裘　儉

專家委員會

顧　　問：傅熹年　丁　瑜　王　堯　安平秋

主任委員：李致忠　王永炎

副主任委員：曹洪欣

委　　員（按姓氏筆畫排序）：

王玉川　石學敏　史金波　白化文　朱良春　朱鳳瀚　李今庸　李經緯

余瀛鰲　馬繼興　陸廣莘　陳可冀　張燦玾　程毅中　路志正　鄧鐵濤

注：《中華醫藏》規劃指導委員會、編纂委員會、專家委員會人員名單據二〇一二年八月文化部、國家中醫藥管理局『關於成立《中華醫藏》規劃指導委員會、《中華醫藏》編纂委員會、《中華醫藏》專家委員會的通知』（文公共函〔二〇一二〕一五八五號）

《中華醫藏》規劃指導委員會　編纂委員會
專家委員會人員名單（二〇二二年）

規劃指導委員會

主任委員：胡和平　余艷紅　于文明

副主任委員：張　旭　熊遠明　王志勇

委　　員：馬秦臨　李　宏　陳彬斌　張志清　唐愛華　孫志誠　王新祥　王啓明
王小龍　張劍輝　羅　静　崔建民　王思成　劉群峰　李　昱　陳榕虎

規劃指導委員會辦公室

主　　任：陳彬斌　李　昱

副 主 任：張志清　陳榕虎

成　　員：湯　琳　邱　岳　賀曉路　李海燕　蕭永芝　王振國

編纂委員會辦公室

主　　任：張志清　唐旭東

副 主 任：湯　琳　邱　岳　蘇品紅　李海燕

蕭永芝　王振國　魏　崇

成　　員（按姓氏筆畫排序）：

王　沛　王　鵬　王春燕　王映輝　王紅蕾　李　辰　李　兵　李　萌

李雨欣　李鴻濤　佟　琳　宋咏梅　范　磊　周　揚　洪　琰　陳　聰

陳廣坤　張　磊　張效霞　張偉娜　張愛芳　張豊聰　葛　政　賀曉路

楊照坤　趙文友　臧守虎　劉更生　儲戟農

專家委員會

顧　　問：傅熹年　丁　瑜　王　堯　安平秋

主任委員：周和平　李致忠　王永炎

副主任委員：曹洪欣

委　　員（按姓氏筆畫排序）：

于智敏　王　琦　王玉川　王旭東　王莒生　王振國　王國辰　石學敏
史金波　白化文　仝小林　邢玉瑞　朱良春　朱鳳瀚　伊廣謙　李大寧
李今庸　李秀明　李宗友　李經緯　李鴻濤　余瀛鰲　沈澍農　武繼彪
孟慶雲　胡曉峰　柳長華　段逸山　馬繼興　高文柱　陸廣莘　陳可冀
陳其廣　黃龍祥　崔　蒙　張如青　張志斌　張華敏　張瑞賢　張燦玾
萬　芳　董洪利　程毅中　焦振廉　楊成凱　楊金萍　裘　儉　甄　艷
路志正　趙京生　臧守虎　鄭金生　鄧鐵濤　魯兆麟　劉保延　劉時覺
諸國本　潘桂娟　薛清禄　錢超塵　嚴世芸　嚴季瀾

注：《中華醫藏》規劃指導委員會、編纂委員會、專家委員會人員名單據二〇二二年六月文化和旅游部、國家中醫藥管理局『關於調整《中華醫藏》規劃指導委員會、編纂委員會、專家委員會的通知』（文旅公共發〔二〇二二〕六八號）

前言

中醫藥是中華民族的偉大創造，是包括我國漢族和少數民族醫藥在内的各民族醫藥的統稱，具有悠久的歷史傳統、獨特的理論體系和豐富的技術方法，反映了中華民族對自然、生命、健康和疾病的認識，是我國獨具特色優勢的衛生、經濟、科技、文化和生態資源，具有科學和人文雙重屬性。中醫藥古籍承載着中華民族特有的精神價值、思想智慧和生命健康知識，蘊含着豐富而寶貴的原創思維、獨特理論和實踐經驗，是養生保健、防病治病理論與方法的寶藏，更是中醫藥科技創新和學術進步的源泉。發掘、整理、保護和利用中醫藥古籍，不僅是弘揚中華優秀傳統文化的重要舉措，也是傳承中醫藥學術精華、促進中醫藥原始創新的必由路徑。

毛澤東同志指出：『中國醫藥學是一個偉大的寶庫，應當努力發掘，加以提高。』在黨和政府的大力支持與推動下，我國持續開展了中醫藥古籍普查、整理和研究工作。1954年11月，《中共中央批轉中央文委黨組關於改進中醫工作問題的報告》中提出，『整理出版中醫書籍：出版中醫中藥書籍，包括整理、編輯和翻印古典的和近代的醫書』，係中央對中醫藥古籍工作的首次指示，對推動中醫藥古籍工作起到了重要作用。《1963—1972年科學技術發展規劃綱要》將『整理和注解歷代中醫名著』列爲工作任務，中醫藥古籍工作首次被納入國家規劃。爲落實全國《古籍整理出版規劃（1982—1990）》，自1982年起，原衛生部先後下達了二百餘種中醫藥古籍整理研究任務，整理出版了一批經典中醫藥古籍。2005年，財政部設立專項，實施了『中醫古籍搶救工程』。2010年，財政部支持國家中醫藥管理局實施公共衛生專項資金項目『中醫藥古籍保護與利用能力建設』，成果彙成《中國古醫籍整理叢書》陸續出版。同時，在有關部門的推動下，國家圖書館（國家古籍保護中心）、中國中醫科學院中醫藥信息研究所（全國中醫行業古籍保護中心）組織全國專家學者開展了大量調研工作，從一萬三千餘種中醫藥古籍中遴選古籍元典二千二百八十九種，初步形成了《中華醫藏》選目；在進行全國古籍普查的基礎上推進中醫藥古籍普查，編纂中醫藥古籍普查登記目録，進一步理清了中醫藥古籍的存世狀況。這些工作的開展，使得中醫藥古籍保護、整理和研究工作薪火相傳，延續至今。

習近平總書記指出，『中醫藥學是中國古代科學的瑰寶，也是打開中華文明寶庫的鑰匙』，强調要『切實把中醫藥這一祖先留給我們的寶貴財富繼承好、發展好、利用好』。黨的十八大以來，歷久而彌新的中醫藥學迎來了天時、地利、人和的歷史發展機遇，中醫藥古籍工作得到前所未有的重視和加强。2019年，《中共中央 國務院關於促進中醫藥傳承創新發展的意見》提出『挖掘和傳承中醫藥寶庫中的精華精髓。加强典籍研究利用，編撰《中華醫藏》』。2022年，中共中央辦公廳、國務院辦公廳印發的《關於推進新時代古籍工作的意見》，提出『梳理挖掘古典醫籍精華，推動中醫藥傳承創新發展，增進人民健康福祉』。系統總結、整理、挖掘中醫藥古籍資源，夯實中醫藥學進一步發展的理論基礎，促進中醫藥傳承創新發展，努力保障人民身心健康，增進社會福祉，成爲行業期待、社會所需和時代召喚。

爲此，在全國古籍普查工作已取得重大成果的今天，去粗取精，去僞存真，將中醫藥古籍的元典和精華萃爲一編尤爲重要，是一項强固中醫藥傳承創新發展大厦基石的偉大工程。

2018年，財政部正式將《中華醫藏》列入『中華古籍保護計劃』立項資助，由文化和旅游部牽頭，國家中醫藥管理局組織推進，國家圖書館（國家古籍保護中心）、中國中醫科學院中醫藥信息研究所（全國中醫行業古籍保護中心）具體實施。全國二十八家單位、三十四個課題組、近千名專家學者參與，國內外二百餘家古籍館藏機構支持項目實施。

《中華醫藏》是集保存、研究、利用爲一體的中醫藥古籍再生性保護項目。萃取精華、呈現元典，與部次流别、提要鈎玄是這套大型叢書的兩項核心工作，同時致力於推動中醫藥古籍的學術研究與資源開放共享。一方面通過深入細緻的目録學研究和全面實地考察，收録涵蓋中醫藥經典著作、各學科領域源頭性與代表性著作、歷代醫藥名家名著等，所選版本力求最精，采用『編』『類』相結合的方式，集成編纂，以先進的技術手段影印出版，使得珍貴醫籍化身千百，分藏各地，用之當代，垂之後世，架起中醫藥古籍保護和利用的橋梁。另一方面通過『辨章學術，考鏡源流』，形成每一類目的『類序』和每一書目的『提要』，可以爲科學研究提供豐富的文獻基礎，爲文化、教育和相關産業提供系統便捷的研究資料，爲臨床實踐、養生保健提供寶貴的經驗，使後世學者能『即類求書，因書究學』，真正做到『人守其學，學守其書，書守其類』。

《中華醫藏》是國家重大文化工程，是中醫學傳承創新發展的基礎性學術巨著，也是盛世修典的重要體現。《中華醫藏》之『藏』是中國古代醫學典籍之『藏』，不僅是中醫藥古籍文獻的系統彙集和影印出版，更是嚴謹的學術研究和體系創新；既是對存世重要古典醫籍的集結彙總和分類編次，也是對中醫藥學術發展史的一次系統梳理，是歷代傳世醫藥文獻系統研究整理的最新成果。通過遴選編修、影印出版，引領具有版本價值、學術價值和臨床價值的珍貴典籍走出秘閣，服務社會，昭示先賢智慧，傳承醫統正脉，引導原始創新，保護原創權益，爲後世留下一座恢宏而實用的寶庫，意義和價值重大，必將爲加快構建中國特色、中國風格、中國氣派的中醫藥學科體系、學術體系和話語體系，爲中華文明的偉大復興做出更大的貢獻！

編纂一部賅括古今、薈萃百家、涵蓋各科，全面反映中醫藥學發展歷程和成就的大型醫學叢書，是幾代中醫藥學人的夢想。在《中華醫藏》的編纂過程中，全體同仁群策群力，同心同德，不畏艱難，奔走於全國各地，搜采秘本佳籍。同時，該項目得到了社會各界的廣泛支持，許多專家不顧年高事繁，事必躬親，爲項目實施建言獻策、保駕護航。值此《中華醫藏》出版之際，謹對財政部、文化和旅游部、國家中醫藥管理局、中國社會科學院等部委單位的大力支持、悉心指導，對社會各界的鼎力襄助、中醫藥行業同仁的辛勤付出致以崇高的敬意和衷心的感謝！

《中華醫藏》編纂委員會

二〇二二年十月十日

凡例

一、《中華醫藏》是『中華古籍保護計劃』的一項重大成果，由文化和旅游部牽頭，國家中醫藥管理局組織推進，國家圖書館（國家古籍保護中心）、中國中醫科學院中醫藥信息研究所（全國中醫行業古籍保護中心）具體實施。其編纂宗旨爲保護、傳承、整理、利用中醫藥古籍，着力推動中醫藥古籍的學術研究與資源開放共享，揭示中醫藥發展源流，推動中華傳統醫藥科技發展與文化守正創新。

二、《中華醫藏》選録歷代中醫藥經典醫籍，在選擇版本時注重珍稀孤罕善本和有藝術特色的繪刻佳本，共計二千二百八十九種，其中民族醫藥古籍二百二十四種。

三、選録範圍：

（一）寫印於1911年以前（含1911年）的中醫藥古籍，其中民族醫藥古籍年限適當後延；

（二）收録中醫藥古籍僅限紙質文獻；

（三）適當收録在國外寫印的、由中國人編撰的中醫藥著作；

（四）民族醫藥古籍僅爲用漢文或民族文字著述者；

（五）適當收録分散載於《道藏》等各類叢書、類書和文集中的醫、藥、養生論著。

四、選録原則：

（一）中醫藥經典著作及其注釋研究著作。原書已佚的經典著作，選擇最佳輯本；

（二）中醫藥各學科代表著作、源頭性著作；

（三）歷代醫藥名家名著；

（四）地區代表性醫藥著作，如地方本草、地方病專著等；

（五）具有民間特色的中醫藥著作，如鈴醫、草藥醫及行之有效的特殊療法等；

（六）歷代醫事制度、醫家傳略、醫史著作等。

五、本書選録中醫藥古籍儘量選取其存世（包括國内外）最早、最完好、刻印或抄録最佳的版本爲底本；選録之書版本殘損者，進行書版補佚。補配原則如下：

（一）選録古籍的同一版本。某些卷帙分藏數地，則通過補配合成完璧；

（二）補配時，在全面調研的基礎上，選定主體底本（主體底本應是同一版本的古籍中書品狀况最爲完好者），依據主體底本的殘損缺佚情况選擇該書同一版本的其他藏品進行補配，并注明殘損缺佚及補配的相關信息。

六、本書按分類編年法編排：

（一）全書設二級結構，第一級爲『編』，第二級爲『類』。全書分四編，具體如下：

第一編：醫經（内經、難經）、傷寒金匱、本草、養生、醫史；

第二編：藏象、運氣、病因病機、針灸推拿、經絡骨度、診法、方書；

第三編：通論、内科、外科、傷科、女科、兒科、温病、眼科、咽喉口齒、醫案醫話、叢書；

第四編：藏醫、蒙醫、維吾爾醫、傣醫、彝醫。

（二）類下具體書籍大致依照成書年排列；成書年不詳者，依據刊刻或抄録年排列；刊刻或抄録年不詳者，依據著者卒年或大致生活年代排列；著者卒年或大致生活年代亦不詳者，依據書籍著録版本大致年代排列。

七、爲體現全書『辨章學術，考鏡源流』的功用，在每類類名下設有類序，每書書名下設有内容簡介。各書書名和著者，大體按照卷端著録。各部分文字涉及异體字的，統一使用規範漢字。

《叢書卷》編纂人員名單

《叢書卷》類序

「叢書」一詞最早見於唐代韓愈《剥啄行》「門以兩版，叢書於間」，意爲聚集書籍。而作爲書籍類别的叢書，亦稱叢刊、叢刻等，即根據一定目的和使用對象，將兩種或以上獨立成書的書籍在一個總名下彙編爲一書。常見含括多個類别的綜合性叢書和單一類别的專門性叢書。叢書之體始自齊梁，叢書之名始見於唐代《笠澤叢書》（名爲「叢書」，實爲雜文集）。現存最早的叢書一般認爲是南宋嘉泰二年（1202）俞鼎孫、俞經的《儒學警悟》，惜其流傳不廣。

醫學類叢書屬於專門性叢書。現存最早的醫學類叢書爲南宋楊士瀛所撰《新刊仁齋直指》，含子書四種，包括《新刊仁齋直指附遺方論》《新刊醫脉真經》《新刊傷寒類書活人總括》《新刊仁齋直指小兒附遺方論》，該叢書總書名與子書《新刊仁齋直指》相同，係以子書名代叢書總書名。

最早見於書目著録的醫學類叢書爲元代杜思敬輯《濟生拔粹》，又名《濟生拔粹方》，選取金元時期張元素及其弟子、門人等名家醫籍十九種，擇其尤切用者，節而録之，門分類析，有論有方，雖爲節本，但對傳播、保存以及校訂金元醫籍等方面均有重要的意義，極具文獻學價值。

隨着學術的發展、印刷術的普及，明代整理、輯録叢書較多，在編纂、刊印方面取得了相當成就。醫學類叢書常見兩種類型，一是個人或家族對醫籍的彙纂，如《汪石山醫書》《景岳全書》；一是藏書家、刻書家對不同醫籍的彙刊，如胡文焕《醫家萃覽》、余象斗《必用醫學須知》。

清代是醫學叢書編纂的繁榮時期，數量逾百種，遠超前代之和。有名醫撰著，如陳念祖《南雅堂醫書全集》、王士雄《潜齋醫書五種》等；有藏書家編輯，如葉志詵《漢陽葉氏叢刻》、丁丙《當歸草堂醫學叢書》；還有官方編纂醫學叢書，如太醫院編《脉學本草醫方全書》。

民國時期，叢書又有新的發展，出現了影響深远的大型綜合性叢書，如《四部叢刊》《四部備要》等。此外，叢書編纂突破四部分類體系，如《叢書集成》以實用與罕見爲標準，分爲十大類。在此影響下，醫學叢書的編纂亦層出不窮。著名的有裘慶元編《三三醫書》，收録《温熱逢源》等九十九種醫書；錢季寅輯《影印古本醫學叢書》，收録《古本難經闡注》等十種；國醫書局輯《國醫小叢書》，收録《時疫白喉捷要》等三十四種；曹炳章輯《中國醫學大成》，收輯

《靈樞識》等一百三十餘種；裘慶元輯《珍本醫書集成》，收録《内經素問校義》等九十種；陳存仁輯《皇漢醫學叢書》，收録《素問識》等七十二種。皆具内容豐富、類别多樣的特點，對於醫籍的傳播和保存起到了極大的作用。

經過歷代叢書的編纂，中醫古籍大部分被收入醫學叢書，中醫古籍目前流傳的版本也以叢書居多。編纂刊布醫學叢書，對於醫家專人、醫學專題、地方性醫學的研究，保存醫學文獻，尤其是一些篇幅較短小、容易散佚的文獻，具有十分重要的作用。故清代張之洞《書目答問》謂：『叢書最便學者，爲其一部之中，可該群籍，搜殘存佚，爲功尤巨，欲多讀古書，非買叢書不可。』

醫學叢書類目始創於日本高島久也、岡田昌春合編的《躋壽館醫籍備考》，此後《中國醫學書目》《南京國學圖書館書目》皆仿之，專門著録醫學叢書。《中國中醫古籍總目》著録中醫叢書類古籍二百零六種，《新編中國中醫古籍總目》著録中醫叢書類古籍二百五十種。若計入民國時期的文獻，則有三百種之多。這些叢書對保存、整理、研究、傳承中醫學術發揮了重要作用。

《中華醫藏·第三編·叢書卷》收録二十七種代表性醫學類叢書。其中收録最多的爲一人自撰或據前人著述輯録的叢書，如明代王肯堂《證治準繩》，先成《雜病證治準繩》并附以《類方》，後續成《傷寒證治準繩》《幼科證治準繩》《女科證治準繩》《瘍醫準繩》四種，後世稱《六科證治準繩》；明代張三錫纂《醫學準繩六要》，含《經絡考》《四診法》《病機部》《運氣略》《本草選》《治法彙》六種；明代盧復輯《芷園醫種》，含《醫種子》四種、《芷園臆草》五種；清代沈明宗編注《醫徵》，含《金匱要略編注》《傷寒六經纂注》《温熱病論》《虚勞内傷》《女科附翼》子書五種，附録《客窗偶談》一種；清代蔡貽績輯《醫學四要》，含《醫學指要》《醫會元要》《傷寒温疫抉要》《内傷集要》四種；清代李守永删訂《司命秘笈》，含《龍宫三十禁方》《華祖青囊外症十方》《枕中秘要》三種傳説與孫思邈有關的醫書。另如《證治大還》《沈氏尊生書》《鄭氏彤園醫書》《聊復集》《齊氏醫書四種》《醫學切要全集》《醫學六種》等等。尤重名家名著稿抄本，如《泉唐沈氏醫書九種》《田晋蕃醫書七種》《正誼堂醫書九種》《連自華醫書十五種》等，其中《田晋蕃醫書七種》收録的《中西醫辨》爲中西醫結合早期經典之作。有兩人以上的名家醫著合刻叢書，如明代何柬編撰的《醫學統宗》，含子書七種，其中何柬自撰者三種，校補滑壽所著醫書三種。有學術流派、地方醫學類叢書，如清代陳嘉璴輯《醫學粹精》，除陳氏自撰之書，還收録明代有學術傳承關係的周之幹、查萬合、胡慎柔之書；清代楊乘六《己任編》，輯評明末清初醫家高鼓峰、吕留良、董廢翁三家四部醫書彙集之編；《盤珠集》，含嚴潔、施雯、洪煒三人或獨撰或合撰的五種。有官修綜合性醫學叢書，如乾隆年間組織太醫院院判編纂的官修綜合類叢書《御纂醫宗金鑑》，收録十五種醫籍。另外，《中華醫藏·第三編·叢書卷》包含了部分全書，如明代彭用光《體仁彙編》，有論有方，卷號連續，并無子書之名；張介賓《景岳全書》六十四卷，全書分爲十六種，内容不重複，卷序連續；陳澈《雪潭居醫約》取張介賓《類經》、王肯堂《證治準繩》、繆希雍《神農本草經疏》等書之精要，參以自身醫案，編輯成書，是一部内容豐富的綜合性醫書；清代程文囿《醫述》十六卷，編纂思想統一，卷次連續，但又各有主題，書中引録甚多，所輯古今醫書三百二十餘種，經史子集四十餘種。

需要説明的是，部分所收叢書有缺子書、缺卷、缺葉者，如有同一版本儘量配補。其中清代汪啓賢、汪啓聖選注《濟世全書》，本藏從他館補配三種，收齊二十七種子書，首次成爲完書。《新刊仁齋直指》《濟生拔粹》《古今醫統正脉全書》等代表性醫學類叢書的子書計劃收入《中華醫藏》其他類目者，《叢書卷》不再重複收録。

《中華醫藏·第三编·叢書卷》收録代表性醫學類叢書共二十七種，按成書時間先後，依次爲：《體仁彙編》（全二册）、《醫學統宗》（全一册）、《證治準繩》（全二十四册）、《醫學準繩六要》（全七册）、《芷園醫種》（全二册）、《雪潭居醫約》（全三册）、《景岳全書》（全十册）、《濟世全書》（全八册）、《醫徵》（全三册）、《醫學粹精》（全一册）、《證治大還》（全六册）、《己任编》（全一册）、《御纂醫宗金鑑》（全十六册）、《盤珠集》（全三册）、《沈氏尊生書》（全八册）、《鄭氏彤園醫書》（全四册）、《聊復集》（全一册）、《醫學四要》（全三册）、《醫述》（全六册）、《齊氏醫書四種》（全四册）、《醫學切要全集》（全二册）、《醫學六種》（全二册）、《司命秘笈》（全一册）、《泉唐沈氏醫書九種》（全二册）、《田晉蕃醫書七種》（全六册）、《正誼堂醫書九種》（全一册）、《連自華醫書十五種》（全三册）。因卷次繁多，體量巨大，爲方便讀者使用，現將《叢書卷》所收二十七種叢書單獨出版。

江凌圳

二〇二四年四月

總目録

第一册

連自華醫書十五種□□卷（一）　（清）連自華 撰　清光緒十九年（1893）稿本（原書缺《望診》）……一

程文仿……一

汪仲伊雜病輯逸……五九

脉訣訂真……一三九

望診補……二二五

證治針經廣證……二四九

温熱指南……三六五

喉證方案……三九三

京城白喉約説……四六五

行餘書屋醫論附醫案（一）……四七九

第二册

連自華醫書十五種□□卷(二)　(清)連自華　撰　清光緒十九年(1893)稿本(原書缺《望診》)……一

行餘書屋醫論附醫案(二)……一

有恒雜記……五三

醫略……一六七

寄京醫札……二一一

示兒編……三一七

讀婦科心法志疑……三九七

串雅内編四卷(卷一)……四三五

第三册

連自華醫書十五種□□卷(三)　(清)連自華　撰　清光緒十九年(1893)稿本(原書缺《望診》)……一

串雅内編四卷(卷二至四)……一

串雅外編四卷……一九三
咽喉脉證通論……四九九

京城白喉約說

錢塘連自華書樵父述

京城多白喉嚨實則在腦門不在咽門喉門也其為病初起多由小孩傳染身微熱鼻微塞能言語不能飲食視其苦處則在會厭後左右兩環洞內有如雪者薄而黏著於肉上初起最好以膠筆刮之此即爛喉丹痧之證有發疹者有發斑者外治用清涼吹藥（無兩痧間有宜溫補者）內治透發涼藥其人必腿冷面紅初不口渴得解後必口渴且口

病在腦門

用膠筆刮

外治用清涼吹藥

內治用透發涼藥

腿冷面紅口渴口臭

連自華醫書十五種□□卷

（清）連自華 撰　清光緒十九年（1893）稿本

内經女子二七天癸至丈夫二八天癸至天癸者天
一所生之水如草木之滋液所以榮養筋脈灌漑百
骸者皆是此水之元氣元氣厚則天一之水亦厚其
所生物則耐久而壽元氣薄則天一之水亦薄其所
生物則不耐久而脆二七二八是其陰陽生長之數
如此元氣足者當時而至否則或先至或後至矣先
至者或形體壯實或知識早開後至者必形體羸弱
必知識愚鈍故膏粱之人嘗不及時而至藜藿之人

第一册目録

連自華醫書十五種□□卷（一）　（清）連自華 撰　清光緒十九年（1893）稿本（原書缺《望診》）……一
程文仿……一
汪仲伊雜病輯逸……五九
脉訣訂真……一三九
望診補……二二五
證治針經廣證……二四九
温熱指南……三六五
喉證方案……三九三
京城白喉約説……四六五

行餘書屋醫論附醫案（一）……四七九
上册……四八一

（清）連自華 撰

連自華醫書十五種□□卷（一）

清光緒十九年（1893）稿本（原書缺《望診》）

連自華醫書十五種□□卷

清連自華撰，清光緒十九年（1893）稿本。

連自華，生卒年不詳，字書樵，錢塘（今浙江杭州）人，約生活於清道光至光緒年間。名醫連寶善之子。以優貢生官於湖南，歷任慈利、興寧等地知縣，纍官武岡知州，爲官多惠政。得家傳，亦精於醫。子連文沖，官至内閣中書，亦以醫鳴。

此集成於清同治八年至光緒十九年(1869—1893），含《程文仿》《汪仲伊雜病輯逸》《脉訣訂真》《望診》《望診補》《證治針經廣證》《温熱指南》《喉證方案》《京城白喉約説》《行餘書屋醫論附醫案》《有恒雜記》《醫略》《寄京醫札》《示兒編》《讀婦科心法志疑》十五種。諸書多爲連氏習醫、行醫過程中隨時所録所記，系統地反映了連氏醫學見解、臨證心得。集後附《串雅内編》《串雅外編》《咽喉脉證通論》。

《中華醫藏》影印底本原書無版框，書高二十四點五厘米，寬十三點八厘米，現藏中國中醫科學院圖書館。原缺《望診》《汪仲伊雜病輯逸》《温熱指南》三種，後二種分别以《傷寒雜病論合編·雜病論輯逸》稿抄本、清光緒姜升《温證論治》稿抄本補配。

（江凌圳　李健）

程文彷

一

此本長青手親録，用注與宋人太醫院程文相發幫並較之應試者似略親切有味，美審示之中寓之神會一番，得暇即為抄一分為宜

恬惔虛无真氣從之精神內守病安從來

恬淡者宁寡欲虛无者至誠真氣者天地之生氣而人得之以生之不息者也從隨也隨我身以通呼吸也道家有調息法有服氣法即是此義精藏于腎者也神藏于心者也內守者藏而不傷真氣從外入精神則內守此道家所謂精氣神合成一團也後文云呼吸精氣獨立守神即此如是則外不勞形于事內无思想之患[illegible]內傷外感之病不作矣故曰病安從來

女子二七天癸至七七天癸竭丈夫二八天癸至七八天癸竭八八天癸盡矣

癸陰水也曰天癸者天一生水陽數始于一終于九癸在天干為第十十為地數今云天癸者乃地流于天九下加一一以加九皆陽數十月達

亥為陰也而古人名之曰陽月貞下起元之義北方亥子壬癸水主
陽癸陰亥陰子陽此天干地支陰陽相生之理也天癸者天之陰水也萬
物生于天其初生時皆藉一點露滋草木之以至于蟲鳥之有卵人畜之苗
胎芽不賴精以成形質也女子陰質也陰中有陽陽數七故七歲而腎氣盛
其腎氣盛者先天父母之精寓于命門者此時化生滋長而充滿矣由是天
而後天故二七天癸至至期如期而至也女子主陰陰以主血故天癸至後月事時
下而有子其精不常寫也其月事一月一行如象天之月象地之海潮汐也丈夫
陽質也陽中有陰陰數八故八歲而腎氣實實如陽道實也其腎氣受
生于女子其父母之精寓于命門者也女子二七天癸至不言腎氣丈夫二
八腎氣盛者陽道實陰道虛也女子二七太衝脈盛丈夫二八腎氣盛
此二句兩相對待也男子主宗于陽陽主氣氣象日太陽一日一周天故男子
生而鬚鳴時必舉陽象陽氣也故下為之精氣之溢寫其亦之溢係者耶
女子月事時下也近世醫家以女子月事為天癸不知男女皆有天癸

也褚氏遺書論生子云精開裹血成男血開裹精成女可語參讀詹
論生人之理畢於夫婦能為者而醫者反置之焉豈亦未矣內經云
兩神相搏合而成形常先身生是為精此即陰陽和故能有子之理也
繫辭云天地絪縕萬物化醇男女構精萬物化生是此也女子七七（自二七至七七凡三十年）陽數
謂故天癸竭自二七至七七凡五七三十五年丈夫七八陰陽之數皆老故天癸竭
精少而未盡也肝氣衰筋不能動者肝東方生氣也肝主筋外營百宗筋
筋不能動則當筋弛縱而不能作強矣故云腎藏衰也至年八八則陰
數盡故復云天癸盡矣由此觀之女子天癸但言其竭而不言其盡
陰道虛也丈夫天癸既言其竭復言其盡陽道實也天地之數陽常
有餘陰常不足也

腎者主水受五藏六府之精而藏之故五藏盛乃能寫

注下五藏主藏精者也不可傷此言五藏各有精然藏氣血之精也

五藏本藏而不寫者也五藏貴實而能滿六府者傳化物而不藏故
滿而不能實六府之精水穀之精也人受生時得父母之精以爲精其
後則全賴水穀之津液內而神志外而肌肉以生以化以長以養之氣
之所出精亦由是腎爲北方水藏故云主水受五藏六府之精者所
以腎者主蟄封藏之本精之處也心肝肺脾腎皆有精平時藏于
腎故精氣所并則喜思憂悲生焉使藏之精不足則取于腎化
藏之精則藏于腎五藏既盛則必溢而瀉矣故老子云未知牝
牡之合而朘作精之至也即此義耳少壯男子不得泄偶因而遂
精者未由虛證也此一用陽莖輒即疏泄者以其慾機生氣有所
合而生病者陰陽和也多所合爲之病者不待五藏之盛而寫竭之
腎精衰則他藏之精亦衰矣上文云天癸至精氣溢寫雖盛故溢

溢滿也滿則瀉瀉之氣雲此天地自然之生氣也

天氣清淨光明者也藏德不止故不下也

兩儀既判之後清陽爲天濁陰爲地而天又包乎地所謂天形如鷄子地如鷄子黃也惟清故淨惟清淨故光明德天生物之德也德至則明故大學曰在明明德書曰克明峻德易繫詞曰天地之大德曰生內經之地曰太虛之氣蒼蒼也天地一氣而已清者爲天濁者爲地地在下天在上也德不止猶易象天行健也下文云天明則日月不明此即人身君相二火也君火以位相火以明以日月較燭火則燭火無光以天明較日月則日月猶未明也經云陽氣者若天與日失其所則折壽而不彰天與日之明俱生于陽氣故也與下文故云陽氣者閉塞地氣者冒明

服天氣而通神明

天氣者陽氣也生物之氣也天氣日不生物不但春生夏生即夏長之生也秋收冬藏亦是生機也道家有服氣法春東夏南秋西冬北即此篇所謂蒼天之氣清淨則志意治順之則陽氣固獨言蒼天者天蒼蒼在上者也詩云彼蒼者天春蒼天夏昊天秋閔天冬上天色非氣也道家曰玄穹穹高也元青之極也易曰天玄而地黃孟子言人心在日平旦之氣平旦之時陰氣未動陽氣未散正清而靜者也服天氣者其人精而明故通乎神也人能清早即起必主清明而壽精神亦康强也

陽氣者若天與日失其所則折壽而不彰故天運當以日光明

太極未分之先，元氣渾渾淪淪，無可名狀者也。既分而後，則清者為陽，濁者為陰；升者為陽，降者為陰；明者為陽，暗者為陰；生者為陽，死者為陰；動者為陽，靜者為陰；春者為陽，秋者為陰。陽主氣也，陰亦肅殺之氣。陽氣者，生氣也，及其生氣即藏之陰也。故天為陽，地為陰；日為陽，月為陰；火為陽，水為陰；熱為陽，寒為陰。經云若天與日者，言人身之陽氣也。本篇名生氣通天論，言人之生氣通于天也。太極之陽氣為天，天之陽氣為日，天無日則晦冒閉塞，如人之無陽氣則死也。陽氣附于陰者也，陽離陰，命將亡之根，所失其所附，孤陽散越，在人為折壽工壽而無歲下壽字折壽短折也。彰，明也。不彰，言其昏昏也，即不折壽，亦昏昏如醉，所氣多而陽氣少也，精神不能振作，即若不彰。天運行不息者也，全賴此陽氣也。云當以日光明者日為天之陽氣也周易以火在天上為大有大有光明之象也言以日光明不及月在月晦象也月之明遠不及日麻家之月無光借日之光以為光則無月明材日明也荀中言陽氣者煩勞則張又云陽氣者大怒則形氣絕而血菀于上皆言之夫此之陽氣也經又云陰氣者靜則神藏躁則消亡言陰氣宜能合而受也陽氣無日不除淪于天地之間人物得之而生機暢遂此即所謂無形之火也周易同人卦為天與火象即此可類推矣人全賴此陽氣也

壯火之氣衰少火之氣壯壯火食氣氣食少火壯火散氣少火生氣

此明火之與氣氣之與火一而二二而一者也壯火火太過也火太過則氣衰也火微過（少火火微過也）則氣亦壯壯火何以氣衰火能食氣也少火何以氣壯氣能食火也火壯則氣反散散則氣衰矣火過則氣漸生生則氣壯故壽少陽能生物至夏

則又充陽矣，青少火也，夏壯火也，火有形之氣也，氣無形之火也。假如燒酒益氣之盛在此，此氣中之火也。及其既燒之後，則氣盡出而火不復燃矣。知此即明火之與氣，氣之與火亦相為用也。譬若雨而有火者，氣相搏也。人之陽氣微溫則生生不息，若其鬱而為熱，則反傷人，如傷寒病之發熱，津液內竭矣，五志之火沸騰，則焚身如反掌，豈非諸壯火也。

水穀入口，則胃實而腸虛，食下則腸實而胃虛。

此言水穀之在胃在腸也。對文言之，故謂食入則胃實而腸虛也，食下則腸實而胃虛也。其實則平人之常胃中常留穀二斗，水一斗五升，可知食未入時，胃非空虛，氣以水穀也。其泌別糟粕以穀腐化之後，下于大腸，胃固虛矣，而腸實亦附未必即泄也。人之氣盛者，往往數日一大便，腸固不常虛也，即氣虛人亦未必朝食而暮泄暮合而朝泄也其朝食暮泄暮合朝泄甚即是飧泄病也此人乃胃寒而腸虛矣至於積合不化之病常有胃寒而腸寒者不可執一論也讀者要在不以辭害志可也

膀胱者州都之官津液藏焉氣化則能出矣

足太陽膀胱爲身之氣之統會其形如魚膘在人身腹中大小二腸交界處水道道自胃傳入小腸小腸下口近陰處有膀胱所以主氣之出入者也穀道自胃傳入大腸下至肛門與膀胱相鄰穀道塞則膀胱癃閉穀道開則膀胱轉利故人溺時可以不便使時莫有不溺也其氣虛人則尿屎併出者膀胱之氣不收攝也經文明云津液藏焉津液水之精者也後溺水之

溺者也以膀胱近在小腸故俗謂之尿脬自來著明堂者不
知膀胱並不藏溲溺也故創為膀胱有上口無下口有下口
無上口之說與三焦有形無形同一謬論觀此篇言津液藏
焉可知大腸乃清廁之府也至膀胱中何嘗有渣穢豬羊牛
尿脬內何嘗有臭穢耶此可知人之膀胱主一身之氣所云化
氣能出者則指溲溺言耶云中氣不足溲便為之變即氣化之
病也津液外走腠理（竅）則為汗為涎津液內蓄臟府則為氣為
精皆由水穀之氣所化也予嘗謂人之有膀胱是氣脬不是尿
脬膀與胞古同一字如援枹鼓之一作援枹鼓之也州都之官者
位居下焦自為一地之家也上十一官俱言某之出焉而此獨言津

液藏于藏則不出也下文又申言其出之之用歸之于氣化此為腎者主水受五藏六府之精而藏之故五藏盛乃能寫數而遂之相對膀胱主氣腎主精腎受五藏六府之精藏而能為膀胱流通五藏六府之氣化而能出其陰陽合闢之理一也

脾胃者倉廩之官五味出焉

靈蘭秘典論十二藏之相使貴賤凡十二官十二官中以脾胃合為一官但以為倉廩也及考內經遺篇刺法論中有脾者諫議之官知周出焉其倉廩之司則專屬之胃府此可以補十二之官也蓋從之脾藏意故為知周脾能分別五味試為諫議之官

二陽之病發心脾有不得隱曲女子不月

二陽陽明也陽明主潤宗筋主任衝脈陽明既病則宗筋不用而衝任不通在男子爲不得隱曲女子爲不月而不得隱曲在男女重言之有因不得隱曲而陽明生氣反自戕者有因作強太過耗損真陰而不得隱曲者其因不得而生病者及得之而病出矣無因病而不得者必先遠色而後可以遷延久則未有不消爍津液而失血喘逆者矣此即下文所謂風消息賁也

陰陽

古人但言陰陽不言陽陰也陰陽之義如地天之爲泰水火之爲既濟也殷易首坤乾即是此義卦爻自下畫上亦其義也故禽則曰雌雄獸則曰牝牡皆陰先而陽後也如天地父母男女夫婦表裏

上下焦皆貴陽而絶陰矣

魄門亦為五藏使水穀不得久藏

魄門在二陰交會處上通肺之呼吸大腸有燥屎結於肛門未能即下者其人皆上如癡如迷內經云婦人臟燥證是也古方用大麥湯然多不應治之之法虛者潤之實者可下之下之之中必用潤劑此病先陽人孤陰人及愆期之女甚欲不遂之男子常有之治之以涼潤可也其之病氣急面赤坐立不安情鬱者能思而易睡易忘甚者必便血或患痔漏乃精道穀道俱病也經云無精而出入者謂之魄知魄門即在玉門精能出人所知也精能入人所不知也千金御女法曰之

腦髓骨脈膽女子胞此六者地氣所生也

腦為髓海在頭骨內頭骨即天靈蓋也人之知愚俱由于此腦不滿者其人靈而夭腦滿者其人愚而壽此得之先天相家視蔭茫之美惡不外乎此此理不難明也人之初生得父母之精氣父母富貴則怡養充裕氣體即不壯實而精神有餘故胎元往之頭圓而方父母貧賤則憔悴拂鬱而骨不勝勞頓而精神亦弱故胎元往之頭狹而小相家以倉庫豐而太陽為其腦門也其中靈氣之異則又迥殊不必精不足者便愚魯而精足者便聰慧也蓋由氣之有清濁耳氣清而厚者有靈性有悟性而且有記性氣濁者則反是氣濁者多昏昧多癡呆濁而厚者雖老而益健濁而薄者自幼而衰弱矣看腦之清濁厚薄但視其眼之精神思過半矣

腦即髓也上至頭顱頂下至尾閭以及周身之骨骨中之血液養
不流根于此腦合于心而以周流百骸如環無端是血之府也膽五臟
之清汁浮于其中不附于肝葉主一身之決斷膽汁而滲于外如黃
疸及口苦及府毒者黃濁膽汁病膽汁能滲于他府通于一身
也豬馬罷則傷膽矣果決則膽用事矣六府之中膽爲最壞但看
魚鳥獸畜死後即爲肉苦苦在肝上必膽汁外滲也人亦如此女子胞
與男子迥然不同男子命門之下有形如腰營者此即胞女子則自
通人道後其胞上連脊骨下連產門俗所謂子宮也初懷子則自
小至大故胞絡不甚動及既懷妊後自然寬然而舒矣故懷子即
動而產後爲緊縮并然榮氣矣新產之兒枕痛胞中痛也老婦

之膀胱膀挺胞中病也腸覃石瘕亦皆非此中之病婦女為迴胞脬而不受胎女子胞中胎孕故也知女子胞之義但以母雞內子作比例之可也

冰復

診要經終論篇十月十一月冰復地氣合冰復之復字當是腹字月令冰澤腹堅甚且饒也注以為陽氣深復未見其以為冰益壯解之亦通

藏真高于肺以行營衛陰陽也

素問平人氣象論脈以胃氣為本其春脈云藏真散于肝肝藏筋膜之氣也夏脈云藏真通于心心藏血脈之氣長夏脈云藏真濡于脾脾藏肌肉之氣也冬脈云藏真下于腎腎藏骨髓之氣也惟於肺脈獨云藏真高于肺以行營衛陰陽也不言肺藏某之氣而曰行營衛陰陽可見肺主氣氣行則血行血行則五脈流通呼吸定息行而不藏者也營陰而衛陽營行脈中衛行脈外晝行衛陽夜行營陰此氣之常從五藏肺為華蓋居最高之分故曰高于肺

素問奇病論

素問十三奇病論全元起本在第五卷今王氏次在第四十七篇論中如重身九月而瘖息積伏梁疹筋頭痛口甘口苦之甚奇也以世人事目睹要術多端往往有意料所不及者如夏子益奇疾方所載三十八證雖不經見未免炫異而究之亦實有其人其事也夏子益奇疾卅八證外尚有奇人奇事非此書所載不能以常理準測者以予所見尚有十證右右益之以所聞異事者更難屈指矣甚哉世風之不古也

人生而有病巔疾者病名曰胎病此得之在母腹中時其母有所大驚氣上而不下精氣并居故令子發為巔疾也

母有所大驚駭生子而巔此由母氣驚傷肝也凡人自少至長時有巔疾病證者率由于此豈惟母有大驚能令兒病也凡肝膽病皆能致胎疾如瘰癧禿瘡狐臭疳氣奶刺丹疷腫爛其父母有是病

者子亦者主其亦與生俱來者雖治之亦復之之益也大約在童年者而亦交接至長成以後則又必遺之子孫矣不獨廣瘡一證也予嘗聞某醫治小兒之七者章脫瘺以男之之病詢其父乃吸烟者於是每日令人噴烟則此兒之之病詛此為烟飲更甚於吸食者因悟及小兒之七者章脫軟視其體質者壯與五臟五輸相似而不同者乃令其母每日以酒與之飲之久而漸能行走矣客或見而問故予曰此亦其父醉以入房所生之子詢之果然凡治遇一男一女一男俱以此獲效小兒往往有之

由父母耽於色慾

歃血而受

三部九候論云黃帝曰余聞九鍼云云藏之肝肺歃血而受不敢妄泄歃血黃帝時事也禮記涖牲曰盟盟必歃杜註歃血也故左傳歃而忘檀弓云殷人作誓周人作會誓會因必盟也盟字從明從血血所以歃血也此三

卅

代以後事耳焉可概蔑棄耶之合本雖載之而不敢典籍是且不
其因之而泥于古者乎此以知周語多偽託也

尺裏以候腹中附上　吾病論注中引經亦作尺裏以候腹中爲內

此之內依內經原文應讀作尺裡以候腹為內與上文尺外以候胃相對
胃在內而腹在外者也本條上為內與下文上附上相對也及檢新校
正本則以腹中為內其意與下文胸中膻中相配也於文義不甚差別
而後文附上之實脈不成句其注中則云季脇之間則腹之內也並不云腹中
、蓋為之讀按脈宗金鑑訛誤經文則添一中字與之意上下皆不協矣惜
不得見真之古本奈何一校訂之耶前論脈亦添一中字

右外以候胃內以候脾

脈要精微論尺內兩旁則季脇也一段經文後人據以為診脈部位之

祖柯韵伯於此節[illegible]發明大旨以訂脈訣之謬士材稱其千古隻眼是也習見宗金鑑據此右外以候胃內以候脾尚因以為此段經文內外兩字多傳寫之誤惟脾胃二脈適合外府內藏之診故即謂二部俱外腑內臟并云尺外之外字當是裏字尺裏之裏字當是外字中附上左之內外字上附上左右之內外字皆當改之于理近是然經文本未候及六腑也六腑根於胃之外總不及者其故以胃為水穀之海脾胃為倉廩之本故獨分于右中內外候也依本篇經文前有膊堅而長脈一段五藏之外獨有胃脈且胃脈搏堅而長一節在肝之後脾之前與此段須序又適相合其意以胃脈為人身之元氣故專候之其腹及胸中膻中乃候腑氣可依藏府內景神而觀之要正為無兩兩配合經之脈訣柯韵伯以脈之內外為人身內景之內外相應於理或是惜乎金鑑未之取也內經言人身內景部位云肝生

卅

12

于左肺藏于右心部于表腎治于裏脾為之使胃為之市鬲肓之上中有父母七節之旁中有小心不言他府部位也内經論痓五藏外又有胃瘡而見胃之在人身中不但為主宗氣而又自為一部也

人一呼脉四動以上曰死

呼氣之出也孔子吮氣曰呼孔則氣隨出故氣即隨入經因人一呼脉再動一吸脉再動為平人以一呼脉一動一吸脉一動為少氣以一呼脉三動一吸脉三動為風温則有呼脱者吸也而獨至四動以上之脉但言之一呼不言一吸可知將死之脉出氣多而入氣少并不能以常人調息法候之也

胃之大絡名曰虚里出於左乳下其動應衣脉宗氣也

平人氣象論曰平人之常氣稟于胃胃者平人之常氣也人无胃氣曰逆逆者死此後論從胃氣中分出四時之平脉病脉死脉緒以

胃氣為之主而五藏自各有專氣如肝藏而脈之弦之類而脈必有胃之大絡一段此一段文正發明脈之有胃氣也胃之虛里脈之宗氣宗氣者氣之宗派出于此也五藏之氣皆宗于胃故凡卒倒暴厥者必診其虛里出動者猶有可救此脈不動則死即經文所謂絕不至曰死是其云盛喘數絕者則病在中結而橫有積矣乃又言於虛里脈之法乳之下其動應衣宗氣泄也按全元起本無此十一字甲乙經亦無之似為衍文然至虛里脈跳動衣外可見者則其宗氣外泄也必矣與上文其動應衣向法雖相似而意義自是不同

大骨枯槁大肉陷下肩髓內消動作益衰真藏來見期一歲死見其真藏乃予之期日

此節爲腎藏病。大骨枯槁，大肉陷下，與他藏同。眉隨園清吉注謂缺盆深也，未至於骨枯肉陷，其缺盆出骨，不解之理。此眉字當是骨髓之誤。人至瘦極之瘦，則骨髓亦因而乾枯絕滅矣。故云內消。內消其外不可見，腎主骨髓，故不止缺盆骨也。心脾肺藏於大骨枯槁大肉陷下後，俱有胸中氣滿，喘息不便，而此獨無之者，腎主精，即不胸中氣滿而出，腹脹墜自不待言矣。其云動作益衰，即喘息不便之甚者也。真藏脈來見未字，依經中法作未字，詔字形之誤。全元起本、甲乙經俱作未字也。他藏一見真藏，即予期日，此即真藏未見，亦可期一歲死也。腎見真藏死在有內，腎主生機之原，有不能久持者，故云見其真藏，乃予之期日。予期日者，如見勉賊夏脈則死在冬，見所勝陰脈則死在春時之類，可以意推測而知之也。

不澤毛折

真藏脉見形必見其真藏色也色必不澤澤者光澤也潤澤也肝色青青蒼金色也金尅木故色赤黑黑水色也水尅火肺色白赤赤火色也火刑金胃色黄黄黄土色土尅腎水脾色黄青青木色也木尅土凡此卯不必待骨枯肉陷而但見尅賊之色又加毛折肺主皮毛悴色矣則氣血俱壞矣故俱主死候也

今夫熱病者皆傷寒之類也

傷寒本非熱病也邪氣與正氣相搏擊而為熱耳故俗呼為熱病嘗嘗稱外感溫疫者曰傷寒又於熱病外另出數傷寒據素問熱論篇稱今夫熱病者皆傷寒之類也釋其詳意明以凡患熱病者皆傷寒之類耳故論溫又云先夏至日為病溫後夏至日為病暑溫暑二病相應傷寒

病自仲師著論以後紛紛聚訟實知淵源皆出於經也紬繹經文一語括人千百即此而使時熱病之與傷寒傷寒之為熱病一而二二而一大旨明白曉暢矣因皆曰類同而不同不同而同故治其病者必以傷寒為法即治溫熱病亦從此傷寒為法也

凡病傷寒而成溫者先夏至日者為病溫後夏至日者為病暑暑當與汗皆出勿止

新校正云此數句全元起本在奇病論中王氏移於熱論篇後引楊上善云冬傷於寒輕者夏至以前發為溫病冬傷於寒甚者夏至以後發為暑病此說未是邪之中人也由淺入深輕者

後而重者急如溫夏至以前病者從傷乎寒之輕者然則其所以正
傷乎寒其受之而即病者較而又輕矣何以至乎死如溫夏至以
後病者從傷乎寒之重者然則凡傷乎寒者愈重則愈遲發
而感邪深者反得引年矣假如夏至以後又不病而秋為瘧痢
者必其受傷乎寒之至重且亟矣者是理乎揭說輕重二字哉
宜倒易然後經旨不合從以為病傷寒者傳寒之熱耳實
傷乎寒之者必病溫特春溫也夏至以前溫病之名因而謂春
溫又不同矣夏至以後並不再名為溫但名之曰病暑者也故下文申
言暑病之當汗出也此亦補如經令之者正傷寒而亦有冬溫乎冬傷
于寒者春必病溫等語即所謂逆之則傷腎春為痿厥奉生者
少之類是也而以病溫為非以病痿厥乃元氣之受傷非邪氣之

能伏于内踰時而發者也如邪能伏于内踰時而發則凡受邪者皆能遷延歲月矣吾恐夭枉者惟患其不伏邪之深也熱論篇王注中所引病名曰傷寒邪即病者寒毒藏于肌膚至夏至前變為溫病夏至後變為熱病然其發起皆為傷寒致之仲景傷寒論云至春變為溫病至夏變為暑病與王注不同王冰系素問為說傷寒論本陰陽大論為說故不同此新校正之論蓋總由溫暑皆傷寒之類向未曾明晰故也

渾渾革至如涌泉

原注云渾渾言脉氣濁亂革至者謂脉來弦大實而長也如涌泉者言脉汩汩出而不返也新校正云甲乙經及脉經作渾渾革革至如

上

涌泉二者名曰按革急也詩如鳥斯革注急也禮記夫子之病革矣革同亟即急也革至急至也至數急疾如涌泉也注以弦大實長之革脈當之非是

以春應中規夏應中矩秋應中衡冬應中權

陰陽應象大論云觀權衡規矩而知病所主注云權謂秤權衡謂星衡規謂圓形矩謂方象權以察中外衡以定高卑規以表柔虛矩以明強盛又引此篇云中規之陽氣柔軟中矩之陽氣強盛中衡言陰升陽降氣有高下中權謂陽氣居下也及脈要精微論則云春脈柔弱輕虛而滑如規之象中外皆然故春中規夏脈洪大兼之滑數如矩之象可正平之故以夏應中矩秋脈浮毛輕清而散如秤衡之象高下必平故以秋應中衡冬脈如石兼沉而

滑如秤權，權之為體，下達于衡，故以應肺。權也，以秋中衡為中權，言
脉之高下異處，亦按規矩權衡，生于律度。黃帝使伶倫截
嶰谷之竹以作律，黃鐘之長九寸，以應規矩權衡之數，皆
起于黃鐘之數，故四時應之。春脉弦，弦者直也，直為方，宜為矩，而
往作應規。古人規亦用之方也，禮記以規方千里以為甸服也。夏脉鉤，
又名鉤，洪大也，滿也，為圓滿也，宜為規，而往作矩者，規之裡即矩之
表也。圓者四角，三角為之，即為矩。法正如鉤形，鉤為曲折，一矩為也。故
日中鐘矩衡為天，主肆，而高在上，為肺脉主秋之浮也。浮脉又謂之
毛脉，毛輕虛而上浮也。權為地，地在下而沉重，為胃脉之沉也。沉脉
又謂之石脉，故以應冬權。

按尺寸，觀浮沉滑濇，而知病所生，以治無過，以診則不失矣。

依注中云而知病之所生以治之也則以以治難內難下內注之云有遇无過
者以診知則所主治无誤失也新校正云按甲乙經作知病所在以治
則无過矣灑治之病下內讀以治則无過與以診則不失相對知病所在
與上文知病所生亦相對林億本誤也

故天之邪氣感則害人五藏水穀之寒熱感則害於六
腑地之溼氣感則害皮肉筋脈

身半以上天氣主之身半以下地氣主之此人身之上下陰陽也此
言乃人身之三才天之邪氣但指風邪而言此語蓋舉邪也上文
所謂由皮毛而至五藏也風邪上受也而類手風邪在如暑邪寒邪
從陽化在皆從上受之溼邪下受也而類手溼在如寒邪君邪
從陰化在皆從下受之至于飲食之內傷寒傷熱傷俱由人
事則中受之自口鼻而入以至腸胃皆六腑受邪也

年四十而陰氣自半也

陰氣自半者，兩解皆可通。一解陰為陰精之陰，言人年至四十則精氣衰半矣。一解為陰陽之陰，言人身之陽氣至四十時衰耗，而陰氣未乘之矣。二說未嘗不合也。蓋（乃指氣衰生之始而言）據下文有年四十陰氣大衰而則此陰氣乃胃陰，外為宗筋，內為天癸也。陰氣自半者，漸萎漸衰之兆耳。四十第成數而言，男子四十當五八之數，女子四十過五七之數，陽數初趨五八，陰數已過五七，五為十數之半，故曰自半。上文云能知七損八益，則二者可調。七損者陰，陰道宜虛；八益者陽，陽道宜實。陽貴而陰賤，故七損八益，知之則強，不知用此則早衰矣。故自四十至六十而老也。如其知之，則不但不衰，而且不老，此其至道，惟丈夫能之，而女子不能也。天癸之竭時有多少，則陰氣之盛之衰亦有微甚。陰

氣之字當主胃氣解也

陰道虛七積陰也常不足

女	注	男
女子七歲 腎氣盛 齒更髮長	此腎氣乃得之先天	丈夫八歲 腎氣實 髮長齒更
二七而天癸至 任脈通 太衝脈盛 月事以時下 故有子	腎氣至二八而天癸至 [illegible]	二八而天癸至 腎氣盛 精氣溢寫 陰陽和 故能有子
三七 腎氣平均 故真牙生而長極	腎氣至此平均極矣	三八 腎氣平均 筋骨勁強 故真牙生而長極
四七 筋骨堅 髮長極 身體盛壯	腎氣生筋骨 此陰陽俱壯時	四八 筋骨隆盛 肌肉滿壯
五七 陽明脈衰 面始焦 髮始墮	女子主血故主脈 男子主氣故主腎 [illegible]	五八 腎氣衰 髮墮齒槁
六七 三陽脈衰于上 面皆焦 髮始白	上衰面焦髮白	六八 陽氣衰竭于上 面焦 髮鬢頒白
七七 任脈虛 太衝脈衰少 天癸竭 地道不通 故形壞而無子	天癸竭時	七八 肝氣衰 筋不能動 天癸竭 精少 腎藏衰 形體皆極
女盡		八八 則齒髮去 筋骨懈惰 天癸盡矣 故髮鬢白 身體重 行步不正 而無子 男盡

陽道已實八盈陽常有餘

次

18

按女子體陰而用陽，男子體陽而用陰。內經此節明男子之道者，子之道始于天癸，天癸資始于腎氣，男女之腎一也，而氣有陰陽之不同。陰中有陽，故以七爲數，少陽從于七也；陽中有陰，故以八爲數，少陰從于八也。

其曰腎氣者，腎氣稟于父母，生化之以長以養者此也。其氣始于下，達于上，通于內外，自尾閭而至泥丸，以及內而臟腑，外而肌肉血脈、骨髮齒，皆此真一之氣所通貫者也。女子七歲腎氣盛，丈夫宜相同，而獨曰腎氣實，盛與實同而不同者也。齒，骨之餘也；髮，血之餘也。肝主血，腎主骨，肝爲木，腎爲水，草木之枝葉賴水以養，爲骨髓之精液，本生于水，水先生木，故言齒更髮則肌肉筋骨不待言女子腎氣自外而之內故先齒更而後髮長男子腎氣自內而之外故先髮長而後齒更女子腎氣盛在二七二七以後漸由壯而衰矣男子腎氣實在二八三八以後始由壯而衰也故男子天癸謂精遲九年九年亦陽數也

腎氣一也男女無異也然女子腎氣從陰化陰主血血生脈故二七而任脈通太衝脈盛脈盛則血盛月事血之流行應于月行者也男子腎氣從陽化陽主氣氣生水故二八而精氣溢寫氣行應日男子于鷄鳴日升時則陽道興也

腎氣足則生精精之至者為天癸天癸水天一生水萬物胚胎之始皆生于一點真水雖陰水而實純陽合精氣與神而一之者得之先從天生之化下之氣故曰天癸至者如期而至也未至而至者為實實者有餘為熱當至而不至者為虛虛者不足為寒

陽施陰受陽資陰虛陽先陰後生生之道雖由乎陽而實賴乎陰成之也蓋女子則曰故能有子而不如天癸至月事以時下使月事不以時雖天癸不至則仍無子于丈夫則曰陰陽和故能有子可見陰陽和為貴不和則雖精氣溢寫天癸至而仍無子也

真牙腎根牙也女子三七腎氣平均丈夫三八腎氣平均平均言適得其平也當此之時形體充足骨脈堅強故主真牙生長極者言其身之充實也

四七四八男女方壯三十內外是謂壯年壯則筋骨成矣女曰堅男曰隆盛陰主內陽主外也故女子云髮長極身體盛壯髮乃血餘長

極則血之充足可知丈夫云肌肉滿壯在腎氣之外充也
過此以往則漸衰之時矣女子五七陽明脉衰面始焦髮始墮陽
明脉為衝脉任脉之源也其陽明脉既衰則面不華矣故云始
焦髮始墮女氣不足以榮之也丈夫始從衰于腎腎氣至此而
漸衰而髮墮齒槁蓋血少而髓減也然此所謂衰者不過衰
于下耳
至其衰見于上者則先在于面繼在于髮女子主脉故三陽脉
脉衰于上三陽衰則不止陽明矣三陽脉俱上于面今皆衰
故面皆焦而髮白髮白由于血少也若丈夫則陽氣衰竭于
上則無以營之衰也故女子氣以營面丈夫由于營也面亦焦者氣
不上潤也髮以鬢頒白者黑白雜見也

至于七七八則在女子爲數窮在男子亦爲陰陽將盡之時矣先脈衰而後天癸竭女明之氣至此不能生血地道不通言月事至此不行也月地象也血地屬也曰地道不通言血脈皆任衝血海枯涸矣形壞無子猶言陰萎無子也丈夫復言腎氣衰者腎主筋氣衰則筋弛緩而不能作强腎力不足矣天癸竭天一之真水之化生之源復加以精少二字者言腎藏既衰五藏六府之精氣無以之衰也故曰形體皆極与形壞二字相對此時女子已不能有子而丈夫猶可以有子者天癸未盡淨也

丈夫至八八六十四歲齒髮脫去筋骨不能作用由其天癸盡

也自能重行，若不正則閉月之血亦淤滯矣，故不能有子也。以丈夫較女子，凡男子十五年長何也？男子胃氣生發遲緩。丹溪又曰陽常有餘陰常不足，其行也緩。

冬至重病

四氣調神大論：夏令逆之則傷心，秋為痎瘧，奉收者少，冬至重病。病四字當與他三令不同，其何也？蓋陽生之後，夏令發洩太過，至陽生之候不能生發，不免于病，此所以冬不藏精，春必病溫，生之主理既定，則發病之由亦在是也。

察九候

察九候獨疾者病，獨遲者病，獨大者病，獨小者病，獨寒者病，獨熱者病，獨陷下者病。

此所謂九候，乃人身上中下之九候也。上部在頭，中部在手，下部在足脛有九處動脈，何處獨見脈異，即知何藏之病。假如上部天兩額之動脈，診得兩額脈大，即知頭角之氣熱也，其病主頭痛。如此數者，可以隅反。假如中部天手太陰脈見獨遲獨緩，即知其為寒為熱矣。假如下部天足厥陰脈見獨大獨小，即知其為盛為虛實矣。此七診者病能，不指寸口一部而言。寸口脈自分三部之浮中沉，有九候之名，而必非經之說三部九候也。寸口脈祇一條，既不分而截，遲則俱遲，數則俱數。脈自尺澤而來，至魚際而回，一氣貫通，何至有彼此三界之別？不過以此候藏氣，其間大小疾遲，稍有微甚也。界分六未，始非獨見之一端，一日以區別。若謂右寸脈遲而左寸

獨不見遲右關脈數而左關獨不見數哉右寸脈大而右關

獨不見大左關脈小而左寸獨不見來是也其人之氣分左右兩

關或分上下兩截而取可不但其脈之隧道須作兩截看也

此誌如李時珍尚未明白其故見注文首此七診九候篇

獨之法可遂行成口編成歌訣以為寸主某病關主某病

至薛一宋吉文從而分為左右六部權診候未之定合寸尺而

類持此者通論則大謬不然矣和六部之氣與此數内沒讀通篇

注文而因之以此知讀經不可囫圇也

此妄為常

妄即罔也妄欺也詐也罔不直也　欺詐即不直也死曰罔之

生也幸而免罔非天生之德也天地之大德曰生吉德字從直心之
直者也仰孔子所謂人之生也直人生之初本無不直至其後以後
慾後取之故習而為欺詐則安矣其始猶偶一為之積而深焉則於
者只矣習與性成矣其繼也僻以安為常矣此安字雖非本安作
勞而不究之安作弊者不過借力至於安想安念深之自勞之則
至謝先安之生擾之行此而斷滅殘害既謂作偽心勞日拙夫
至此勞日拙而欲其延年也難必不然孔子曰仁者壽仁知不安

以酒為漿

儀狄作酒止當黃帝時酒未有也内經多漢人偽託非軒岐手筆
故往之有此種論句

心脈滿大病瘛瘲筋攣肝脈小急癇瘛筋攣

病瘛瘲筋攣也而心脈滿大主之肝脈小急亦主之此經旨也心脈滿大則肝氣下流熱氣內蕩而乾血涸故病瘛瘲而筋攣肝者而內藏血肝氣受寒故病瘛瘲而筋攣肝脈小急也此經旨以病瘛筋攣之熱證脈見心脈滿大癇瘛筋攣之寒證脈見肝脈小急截然為二病故截然為二脈本無可疑故心脈滿大其肝脈亦未滿大不遠滿大者今之洪脈經謂洪脈其狀滔滿大即洪脈也肝脈小急其心脈亦未小急不遠小急者今之細數脈也然無心脈滿大亦肝脈小急之理亦無肝脈小急而心脈滿大之理脈止一條也脈生于氣氣止一候世人以為某部應某部數此欺人之談皆由讀書不明理之故脈書所以為診法詳細不知此正軒岐之罪人也靈樞經曰熱即而

緩寒即筋急之脈滑大何以熱之所以寒卷拘急故寒乾燥者亦令人
拘急也

有尺脈數甚筋急而見此爲何病岐伯曰此所謂疹筋是人腹必
急白色黑色見則病甚

素問論黃帝岐伯問答如此言病名而無治法亦不言其病原按註
云筋急謂掌後尺中兩筋急也脈要精微論曰尺外以候腎尺裏以候腹
中今尺脈數急脈數爲熱熱當筋緩反尺中筋急而見腹中筋當急故
問爲病耳王冰注曰熱即筋緩寒即筋急其岐伯曰一段註云腹急謂俠
臍腎而俱急以尺裏候腹中故見尺中筋急則必腹中拘急矣色
見謂見于面也夫相五色者白爲寒黑爲寒故二色見病彌甚也今
按疹筋之病内經有之而後世亦不詳其爲何病尺脈數甚則主
熱經云脈急者尺之皮膚亦急數脈即熱脈脈急則尺膚急尺急

則尺內之病亦急而可見矣此可以互參也瘧病皮人雖無此病名而
岐伯對黃帝云此診瘧病可診得診之字則屬手此者必有診及之
素矣瘧病也言痛病急者也若人腹必急即注此診尺裏以經腹中
尺急則腹必急從上附下因外知內也腹色本白故知此診色白身於面
色而言白為寒黑亦為寒白為寒淺黑為寒深國寔痛甚也
此與脈數甚不對脈數為熱白黑為寒以病總亦為寒原情度
理此乃寒擊日久之單腹脹也凡單腹脹腹必急脈必亦見
單腹脹治法為鼓脹見腹中論治以雞矢醴在是也其病腹急而有
亦見此段疑是腹中論之錯簡也據全元起本腹中論與舉痛論錯
在第五卷舉痛論此段（經文相同其中）之上則伏梁病伏梁有二腹中論與舉痛論
風根之伏梁彼此互有錯簡據腹中論注稱云自帝曰人有身體髀股䯒
皆腫環臍而痛此為何病岐伯曰病名伏梁此二十字錯簡在舉痛論中

則此二十六字乃自王注移置之也。腹中論本缺，此注家因此風杼也。以下文義與奇病論中俱同，故作者移此數廿六字以補腹中論之缺。乃出細按經中文義，則其錯簡處亦多矣。即如此奇病論篇首為九月而瘖一節，岐伯對黃帝說云無治也，當十月復矣，何以下文又有刺法曰一段？今據刺法曰無損不足文義細繹之，其云無損不足益有餘以成其疹也，則指瘖病說，亦何以謂之成疹？下句忽又突出此段謂之四字殘也。云無治也，又何必此段謂之？下文又云所謂無損不足者身羸瘦，無用鑱石也。若指妊娠之婦，則妊婦之身必自然無云羸瘦。王注說胞絡脈絕，則其人之壯實可知，何至云無羸瘦耶？下文又云是為其身有餘者，腹中有形而泄之，泄之則精出而病獨擅中，故曰疹成也。如九月而瘖為腹中有形而泄之，則其人豈不知其六名姑嫁而用鍼所故此段文義當上九月而瘖全然不存矣隨文詮釋語多迂謬依愚讀改靜思其曰試瘖曰喜瘂瘦曰腹中有形也此段後文所以明瘖之所由也若是岐伯既對瘖之所云云因引刺法以證其病所以其論僅有故曰瘖成也五字王氏未及改訂但移伏梁病于腹中論而此不及焉腹中論篇黃帝問有病心腹滿旦食則不能暮食此為何病及名為鼓脹云云與下節所云病狀詳略雖殊其實則一此尺中數甚之所急而見者在前合之下此所謂瘖之所云云者在病氣所在于腹也下其中錯簡處注家人添補岐伯對曰人有等字並彼此不相脗合腹中論合奇病論略為順敘以待世之博古者改訂之

黄帝問曰有病心腹滿旦食則不能暮食此人民中數甚多
急而見此為何病岐伯對曰此所謂瘀而病名為鼓脹並
入腹必發白色黑色見則病甚帝曰治之奈何岐伯曰治之以雞
矢醴一劑知二劑已帝曰其時有復發者何也岐伯曰此飲食不節
故時有病也雖然其病且已時故當病氣聚于腹也然後調之刺
法曰氣損不足益有餘此謂成其瘀所謂氣損不足益有餘瘀無用
鏡者也二氣過其中有餘於腹中有形不附之泄之灼桂出而二病獨
搜中故曰瘀成也如此則彼此上下文義通順病所病原治法
俱全矣留以俟後之知靈素者

治在陰陽十二官相使下

此言病脹痹俟後上內云治並以腹募合下內云治在所當十二官相

使下王注云言陰法其子彼篇今佳已也及校宋本素問有遺篇
二篇古刺法論論中有十二官相使其文卑歟抑或後人偽托歟
王太僕不引彼注此亦可疑也
欲令脾實氣無滯飽無久坐食無太酸無食一切生物
宜甘宜淡
此段句支離素問遺篇刺法中論實脾法極妙不剛不柔不
寒不熱日爲不易之法氣滯飽則脾爲之壅久坐則脾不運
酸木味木能伐土酸能克土性一切生物難于消化脾弱不
不能運故甘淡土之本味故不用苦燥又不用辛溫惟和且平
補脾陰之能物從可也注中删氣久坐三字云氣滯坐食
久卧雖割裁未是經義而措詞頗圓而有理

不能持滿不時御神

皆謂之虛邪賊風

衝任之脈不榮口唇故鬚不生

宦者去其宗筋

陽生陰長陽殺陰藏

壯火之氣衰　少火之氣壯　壯火食氣　氣食少火　壯火散氣

少火生氣

脾胃者倉廩之官五味出焉

膀胱者州都之官津液藏焉氣化則能出矣

心者生之本神之所安也
少陽屬腎腎上連肺故將兩藏
春夏者神悴精而不藏

右仿宋太醫院程文一卷是 家大人在京時所約解内經者
家大人嘗云庚辛申以前家藏書多自兵燹後無一存積即從前
見過之注内經凡十餘種非特無力再購即購亦無復當年之佳
本矣此文之有合於前人注釋者乃意見偶同並非摭拾其與前
人異者亦識解各别更非攻訐文沖蓋目覩 家大人之隨解隨
書非以獺祭爲能也
光緒癸己正月下旬有四日男文沖恭記

汪仲伊雜病論輯逸抄本

傷寒雜病論合編　弢盧子醫學第一種

雜病論輯逸卷之一

歙縣汪宗沂仲伊學

天行時氣温熱病沂按天行時氣輕則為温重則為疫温疫異治宜詳辨之

夫天行時氣病者是此以上據巢氏病源所引為定叔和序例改作凡時行者春時應暖而反序例作復大寒夏時應熱而反大冷千金外臺同序例作涼秋時應涼而反大熱冬時應寒而反大温者序例無者此非其時而有其氣是以一歲之中病無長少千金同序例作長幼之病率多相似者此序例多時行之氣也巢氏病源外臺引小品及千金均同可證為仲景逸論之一

仲伊棨此即俗所謂感證實即溫疫也而吳又可
辨之以為所感不離本氣不得指為溫疫豈知非
時之氣固皆雜氣素問所謂四時不節則生大疫
是也月令孟春行秋令季春行夏令仲夏行秋令
皆主疫疾可知非時之氣正溫疫之徵又吳又可
不信冬溫劉松峯謂冬時不但有溫證亦有熱疫
又云冬過於溫來年春夏多發溫疫病當時病者
郤少此則徵實之論也或云時氣者乃天行暴厲
之氣不因寒而得治法當解
散疫氣扶正氣為主

從立春（今本序例作秋誤）節後其中無暴大寒又不冰雪而
有人壯熱為病者此屬春時陽氣（新受外邪）發於冬時伏
寒（內伏之邪）變為溫疫也（外邪引動內邪為春溫俗謂之晚發傷寒）從春分
以後至秋分節前天有暴寒者皆為時行寒疫也（寒疫）

〻輕而疫重且有內熱治宜芳香解穢法與冬〻令感冒風寒之重用發汗者殊不同也三月四月或有暴〻寒其時陽氣尚弱為寒所折病熱猶小序例作輕也序例無也下同按此溫病也醫方中通稱溫熱五月六月陽氣已盛為寒所折病熱則重也熱病即夏疫方書中沿稱暑溫俗亦稱晚發傷寒七月八月陽氣已衰而為寒所折病熱亦微俗稱伏暑已任篇謂之秋時晚發以內伏暑濕邪也其證與溫及暑病相似但治有殊耳巢氏病源引此直接時行之氣正仲景方論之伏者其後則雜引華陀論溫治法耳外臺以華氏蔡蘆丸吐法治溫為未善不載其方茲故畧之

仲伊棠自宋元以後傷寒溫疫往往并為一談自吳又可出而疫始明。自吳鞠通出而溫始定。二吳之書誠畢世所共宗者，然又可誤以溫為即瘟疫。鞠通又辨溫疫，於治溫法中。皆於溫疫未能剖析。且溫與疫外，又有風溫、濕溫、寒疫、伏疫、暑之不能同。惟此論具言之。褚氏遺書云：春溫夏疫，內證先出，謂溫疫之病，由於伏氣。溫感於春者多。疫感於夏者重。蓋冬不藏陽，人感寒邪，內藏肌骨，至春而發，其蘊毒尚淺；經夏始發，則化熱愈深。故春之溫病，夏之熱病，俗皆稱晚發傷寒。其實非傷寒。乃溫疫也。褚氏宋齊間人。所言自係仲景餘緒。張子和曰：春之溫病，夏之熱病，皆四時不正之氣也。人之傷於寒也，熱鬱於內，淺則發早為春溫，若春不發而重感於暑，則夏為熱病。葉香巖曰：春夏溫熱之病，必自內而及外。皆近褚氏說，正與本論互相表裏。至寒疫一證，昔人多與感冒並稱，其實乃是溫熱天氣感寒之疫。凡疫有表證無表邪，惟寒疫治當兼達表，初起宜藿香正氣、香蘇散之屬，芳香解穢為法，至已化熱入裏。即當從疫治。吳又可以為與冬時感冒相同，何不思之甚耶！

又案風温亦稱春温其發多在春時。故或以為即冬温之見於春時者至濕温則春分後秋分前皆有之。暑近寒疫而不可以汗解近似伏暑而不宜於運潤劑其證詳見後

凡得時氣病至五六日而渴欲飲水飲不能多不當與也所以爾千金外臺同序例作何者以腹中熱尚少不能消之便更為序例作與人作病矣序例作也或喘或作也噦或心下悸若至七八日大渴欲飲水者猶當依證而與之與之序例下加常令不足四字非依證之義勿令極意也言能序例作欲飲一斗者序例無者與五斗若飲而腹滿小便澀序例作不作若喘若噦不可與之飲而外臺引仲景傷寒論有此二字千金同序例無之語不備忽然大汗出者巳愈

也序例作是為自愈也凡人序例無人得病序例下有及字能飲水者序例無者下有此為欲愈也序例無也增之病二字以下乃禁人飲水之辭今醫悋遵序例以禁飲為不刊之序定論豈知孫氏王氏。所引本論初無其語。乃出叔和所增加者哉以上見千金方及王燾外臺所引傷寒論

仲伊案果係疫證必當飲涼水劉松峯說疫曰向曾見一小兒患疫熱邪深重棄衣而走晝夜不息偶尋得涼水一甕且浴且飲一日後隨熱退身涼而愈又明人醫案云有某婦病疫用綿被覆之置火盤牀下而人不得汗且面赤聲斷不能言急與以水。始能言。又索水飲畢。汗出如洗而愈。蓋以火燃枯鼎雖赤而氣不升。注之以水則氣自來矣況用涼藥以救水。水生而汗有不出者乎。予嘗病瘧寒時尚爽熱即昏沈服湯藥即吐時正溽暑雖六一散亦不能受卧舟中渴甚取河水一壺飲之。汗出而瘧遂不作。蓋水能解毒。不但清熱已也

以上三條皆仲景逸論而叔和綴入序例者

厥陰渴欲飲水與水飲之即愈本論在厥陰篇此乃千金方所引脉經七亦作與飲之即愈知本論少少云者後人所改也

仲伊案溫疫之邪内陷必入厥陰此非傷寒應有之證也得水可活則知入心包證之當涼飲矣

病有虛煩熱者因内有伏邪故陰分先虛與傷寒相似溫病初起本近傷寒然不惡寒身不疼痛故知非傷寒也不可發汗溫病忌汗案仲景辨證之審如此就孰謂其專精傷寒善用桂枝哉頭不痛無太陽證可用石膏脉不數故知非裏實也不可攻下案習溫疫論者當知此義如此内外皆不可攻而師强爭攻之誤汗誤下皆傷陰必遂損竭多死

矣四損不可正治當顧元氣諸虛煩但當行竹葉湯若嘔者飲橘
皮湯外臺一引仲景逸論注云仲景千金方同千金引在華陀論後下云一劑不愈者可重愈也此
法宮泰數用甚效傷寒後虛煩。亦宜用此湯。可證此
為溫病初起無太陽證之方法其以之治傷寒虛煩
乃後人增加
之治法也
夫天行病陰氣少陽氣多多一作勝見外臺二煩渴故身熱而煩
可見虛煩熱
熱是天行其毒氣在於心腑而煩者則令人悶而
欲嘔毒在心腑乃邪欲入裏之候載元禮曰嘔乃病 戴
漸入內三陽二陽合病多見之當投冷劑忌煖
劑或云嘔乃外邪則是傷寒若其人胃內有燥糞而
之嘔非屬溫疫之證也
煩者則譫語時繞臍痛腹滿此陽明胃腑實而舌苔
黃厚實乃下證竹葉

不中與天行表無表邪不可汗裏伏氣傷陰虛煩不
與也　與　或誤汗轉傷表邪在心胃
可攻者但當與竹葉湯外臺三引張文仲注云是仲
景方又見巢氏病源知亦仲
景方論與上節互相發皆治溫之法也
仲伊棠王氏脈經二云寸口脈實即生熱在脾肺
嘔逆氣塞宜服竹葉湯葛根渴湯是以此湯與葛
根茅根並用非傷寒太陽篇之葛根湯也

本論　竹葉湯傷寒六作竹葉石膏湯治傷寒
解後虛羸少氣氣逆欲嘔者

竹葉二把　石膏四兩　半夏一兩　人參九錢　甘草二兩炙　麥冬二兩
粳米一杯集驗方加生薑治嘔千金同人參當用味苦色白之黨參
右以水三升先煮六味取一升半去滓內粳米
煮米熟湯成去米溫服半升日三張文仲作分
五服粳米加倍分
兩準今制下同

仲伊崇此元氣不足勝熱邪未去而正已虛之治乃溫病和劑也張路玉謂於化熱生津藥中加半夏滌除肺胃痰飲千金又有竹葉湯治胃熱本方去粳米加小麥黃芩茯苓栝蔞根生薑蓋亦溫病陽明熱甚之治也孫生生治灼熱頭痛如破便澀口渴鼻乾不得眠胸前腹飢不能食六脈弦數用本方加知母枳殼葛根青蒿愈之葉香巖治伏邪發熱煩渴知飢無寐乃胃津受傷本方加花粉又治溫邪發熱津傷口糜氣穢皆用此甘寒法也肘後用此方去麥冬人參半夏甘草半加小麥治時疾發黃亦仲景法也

王孟英用此方治暑瘧極妙。

徐靈胎謂大病之後必有留熱治宜清養此方主之

深師療傷寒病啘不止兼主天行此

肘後

後橘皮湯　仲景逸方之存於肘後而未注明者

甘草九錢（炙）　橘皮九錢

水三升煮取一升去滓頓服之日三四服取差

仲伊案此外台三天行病啘之方也注云崔氏同則此方之傳已久仲景金匱治乾嘔噦有橘皮生薑湯因有手足厥冷證故用薑以通陽氣外台收入傷寒門深師大橘皮湯乃於仲景前方加甘草人參人參尤啘之所忌薑亦非溫病所宜。文仲方有升麻無人參亦犯升提之禁。惟本方確係治溫或以方出仲景所逸而更名甘草湯耶

附方

深師治啘俗云呃逆方

甘竹茹一兩二錢　生白米一杯　水三升煑米熟湯成去滓分服徐徐服療

溫病

太陽病溫無表邪而有表證故見頭痛此伏邪浮越太陽也發熱而渴邪由少陰不惡寒者邪在陽明為溫病今在本論太陽篇

仲伊案此條本仲景論溫病其後必有方叔和但見有太陽病三字而採入傷寒中故取論而佚方

耳下同夫伏氣常在少陰而發病必在陽明蓋外邪先受引動伏熱熱甚於陽明而邪浮越於太陽此恒候也前賢如周禹載、葉香巖章虛谷、劉松峯。皆知温病發熱而渴。為温熱伏邪自内達外。與風寒不同。大忌誤汗。而不惡寒之屬陽明。則尚未察及。故不能考定此證之方治也

凡膚熱其脈甚躁者病温也其脈盛而滑者汗且出也巢氏病源引仲景逸論

仲伊案此正言温病之脈。沈堯封謂上條雖不言脈其尺部必浮乃臆論非徵實也

温病有熱飲水暴冷泠熱相激初起非宜噦古今錄驗作啘胃熱上衝肺也茅根湯主之外臺四温病引小品凡傷寒初起多嘔温病初起多啘。嘔寒氣。啘熱氣也。

仲伊案後人以傷寒論中但有温病之名而無方。輙疑仲景不立方喻嘉言誤認此證為寒毒藏肌

膚欲用解肌法主治不知肌膚非藏病之所喻氏已暢言之。考古本作肌骨膚乃骨之誤字。千金方所引可證。惟其在骨故為伏熱。病從內發豈可汗解且少陰伏熱既在陽明不因飲冷亦自發哉。此方但調肺胃而不傷少陰之陰故主治溫病也若服藥後太陽證罷即當與竹葉湯

小品茅根湯　文選注引經方小品倉公對黃帝曰大豆多食令人身重據此知小品方多出仲景

鮮茅根　葛根各切半升得今一合
半約各一兩五錢

水四升煮取三升稍溫飲之古今錄驗無茅根有生枇杷葉。宋龐安常用之亦效

仲伊案凡溫病乃因少陰伏邪合陽明熱邪而成渴與不惡寒即其見證蓋少陰液被熱爍則渴欲飲水。陽明內熱衝逆則激而為喘。故用茅根以清少陰血分伏熱、用葛根以清陽明氣分鬱熱溫熱得解則浮越太陽之熱亦自除乃溫病輕劑也惟茅根專清伏熱故以之為主藥、肘後葛根豉湯與錄驗

茅

之易枇杷葉同、一則主表散、一則主清肺、後之醫者尚知葛根為治溫之本品而茅根之用則隱而不彰若小品又有茅根橘皮湯以茅根加橘皮桂心為治。則專主於胃冷變啘乃通治啘之方。非若本方之專治溫病有熱也、

又案昔人於溫病初起不辨其是否傷寒者每用葱豉湯探之以為兼治其實仍是傷寒法。王孟英謂葉氏春溫篇於新邪引動宿邪亦主此方為溫熱初病開手必用之劑不知葱白表汗溫病所忌果認準是溫病自有茅根何暇葱豉吳鞠通銀翹散治溫病初起亦是輕劑然於春月偶感溫邪者宜之。於伏邪無涉也。

形作傷寒喻氏云似傷寒也其脈不弦緊而弱喻氏云非傷寒也弱者必渴熱傷陰故脈弱液耗故渴被火者必讝語弱者發熱浮脈

伏邪發熱解之當汗出愈（太陽篇）故弱而浮

仲伊按云當汗出愈不云汗之愈明溫病不可發汗也所謂汗出者溫熱內熾得涼解則汗透而自愈也發熱脈弱而渴乃竹葉湯證石膏味澹氣薄能解肌熱體沉性降能泄實熱入清補藥中清解內外溫邪最為正治喻氏取傷寒解肌法程效倩擬小青龍湯陳修園擬小柴胡桂枝加減仍是取傷寒法治溫非法也由拘泥於汗出之文不知溫病非清解不能致汗也誤汗之害與被火同

本論竹葉湯見前病有虛煩熱者條下

又案本論中凡無方者皆叔和取其論而遺其方非仲景之本不出方也此例惟溫熱溫病為多

脈浮熱甚反灸之此為實實以虛治因火而動必咽燥吐血同上

仲伊案此言温病之忌灸也温病本熱邪又用火灸以灸於外則少陰液虧損而咽燥吐血。之證見與誤發少陰汗同科。咽燥即少之陰傷之徵據喻氏謂不止咽燥不與冬不藏精一例何耶

凡服桂枝湯而吐者其後必吐膿血也同上

仲伊案此與上條同例蓋用桂枝之燥與用火之灸皆傷血分也温熱病不受熱藥。兩熱衝激。傷及陽絡而動其血。必致病劇。然此猶屬温病尚可以一味茅根煎湯或阿膠雞子黃湯等法救之若疫證誤投桂枝必至立至不救。所謂桂枝下咽陽盛則斃。斃指治疫誤用而言也

服桂枝湯大汗出後大煩渴不解外臺引仲景小品作渴不止欲飲水二斗脈洪大小品作洪大無倫者白虎加人參湯主之同上

仲伊案此因温證誤服桂枝傷液增熱而出方法以救之也温邪初發邪未入胃本不必即用白虎

惟以熱濟熱，驟益其勢，遂燎而莫可遏，非白虎人參甘涼大劑，不足以遏其熱、救其陰，否則閉脫之患立至矣。尤拙吾謂温邪非發散可愈，桂枝湯為傷寒表病而裏和者設，温病邪從裏發，伏寒化熱，少陰之精已被刦奪，更用辛熱，是絶其本而資之脫也。

又案：此救熱藥傷少陰液，而不用膠黄法者，蓋本邪雖由少陰，而標熱正在陽明，不清胃熱而投臓補，反致蘊熱而阻氣機，故用白虎清以清肺胃內蒸之熱，即佐人參以清救少陰既傷之液，液充則煩渴自解，熱祛則表裏自和矣。

論本白虎加人參湯 外臺一引小品同

知母一兩八錢　石膏三兩碎綿裹　甘草六錢炙　粳米一杯　人參九錢

近時人參難得，上黨參味兼甘苦、質硬色白者可用，閩濟甯市中尚有之，或隨證加沙參亦可

高麗山參即須看證熱盛忌投。市中洋參廣黨皆不可用

水三升半煮米熟內藥湯成去滓溫服三合日三服小品千金翼同

仲伊按此清劑兼補之治也溫病初起忌汗。止宜茅根湯、誤投桂枝以至病劇幸其不吐而汗熱在陽明故可用清補大劑救之使陰中之氣化為津不化為火若單用白虎則煩渴終不盡解而餘邪仍逗留陰分矣製方之妙如此、小品亦有是方見外臺注知仲景治溫方法多存於小品。而茅根湯萎蕤湯之同出仲景尤有明徵矣。

以上溫邪之盛於陽明者

若發汗已此自汗耳如誤汗則必云表不解矣張隱菴以為誤用辛溫發汗非是身灼熱者方中行注云自汗出、衛受傷也、灼熱謂熱轉加甚也程扶生曰、風溫內外交熱、名曰風溫謂內伏溫邪復重感風邪溫傷足少陰腎風傷手太[illegible]陰肺故治法以養陰滌熱輔正祛邪、兼參以

腎腎主內邪而肺主外邪內邪重外邪輕也、

喻嘉言曰此冬不藏精之溫證也、凡外感之邪發汗則多熱退、乃風溫發汗身始灼熱、明明熱在骨髓發汗已然後透出肌表也、始發之時多兼微寒、其後則不惡寒而惡渴、方與第一例合、

按喻氏所謂第一例、謂冬傷於寒以例溫病、適合、

風溫為病脈陰（尺腎少陰）陽（寸肺太陰）俱浮（因感春風輒動內熱而始發故俱浮）

自汗出（陰虛熱盛）身重（熱傷氣）多眠睡（熱入陰分神昏）鼻息必鼾（熱邪壅肺氣滯）語言難出（腎脈上連心肺伏寒積久化熱上壅肺氣已傷漸入心包矣）

楊素園曰此證最易出汗。故條中有自汗之文。不必辛溫誤汗而然也。汪謝城曰自誤固不由於誤表。然誤表致成此候者、亦有之、

仲伊案此乃溫傷腎風傷肺之兼證王孟英謂冬溫春溫邪犯手太陰為吸受溫風迎感之溫病仲聖未論詳見葉氏此伏邪內發誤汗致逆乃內動

汗

虛風之風温，未免沿風温爲汗後壞病之説，而强分爲二證。然其以白虎加人參湯救風温誤汗，宗内經風淫熱淫治以甘寒，則猶未違仲景法度也。

若被下者，小便不利，直視失溲。

仲伊按：熱邪在上焦，初未入胃，胃尚未實，遽下之，徒傷胃氣，愈奪陰液，津液下竭，少陰將絶，膀胱不約，目系緊急，其危可立俟也。此爲風温初起妄下之戒。

若被火者，微發黄色，胃液傷也。非時黄證，宜以茅根小麥救之。劇則如驚癎，時瘛瘲，熱甚生風，其邪内陷入厥陰心包，將成痙厥，乃候危候也。若火熏之，一逆尚引日，再逆促命期。火熏若肘後之丹砂塗身取汗，外臺之蒸桃枝取汗，張景岳之葱薑蘿蔔罨熨取汗，皆傷寒汗法。用之治温，焉有不促其生哉。而况用於自汗出之風温哉。

仲伊案、溫病風溫本非一證、注傷寒者因其連綴、動云溫病誤治成風溫、非也、春溫即夏至以前之溫病、亦不必與風溫混。所同者皆爲冬令伏邪耳、但溫病初起邪在中焦。風溫初起邪在上焦、治者當明別求之

小品萎蕤湯治風溫之病、脈陰陽俱浮、汗出體重、其息必喘、其形狀不仁、嘿嘿但欲眠、以上見千金方、蓋引仲景方論而爲小品所未詳者兼療冬溫及春月中風傷寒、則發熱頭眩、千金作腦痛、喉咽乾、舌強、胸千金作骨內痛、心胸痞結、滿腰背強方、

外臺二傷寒、引小品、千金九傷寒、辟溫門亦有之、蓋千金方溫病本附在傷寒中耳、原方九味、今攷定止存四味、爲仲景方所應有者、若麻獨芎薇木香、則由後人因兼治證加入、非溫所宜。其加減有朴硝大黃、亦非風溫初起所宜。又外臺注云無木香用麝香代、又注云一方有葛根、皆先後增加之明證、蓋原方本

專治風温、因散佚已久、轉為兼治外感之方、增入風温所無之證。致論者疑風温重仲景無方、孫真人始補萎蕤湯而未純、不知本方又見古今錄驗孫真人第仍成方而初非自定也、其四味之出仲景、詳見下文

小四味萎蕤湯　古今錄驗千金同
品　今弦定止四味

萎蕤二兩得今六錢　石膏末三分古二錢半為一分得今二錢五分　杏仁二兩得今六錢去皮尖兩仁　甘草二兩得今六錢炙

水八升得今二升半煮取三升得今一升分三服案白虎加人參五味用水一斗茅根湯二味用水四升而外臺引本方九味用水八升以此乘除、知原方固當止四味矣、又案分三服下原注有取汗二字、蓋亦因方加麻獨而贅、此乃傷寒治法、風温已自汗、何又取汗乎。

仲伊案此乃仲景增損麻杏石甘湯法。以玉竹易麻黄、而治風温。蓋風温忌汗。仲景本懸為厲禁、故

不用麻黃。玉竹內化厥陰大熱，外通少陽風氣。古方治發熱口乾，小便澀，用萎蕤一味濔汁飲之。其增液之力量最大，故以之為君藥。輔以石膏清肺熱，杏仁宣肺氣，甘草緩肺急。其用石膏最少，以陰虛熱微，不令寒涼過劑也。柯韻伯謂溫病風溫仲景無方，疑即麻杏石甘湯，說亦有見。但麻黃治傷寒不治溫病，易以萎蕤，既不致發少陰汗，又何以養少陰液。由此愈知向傳萎蕤湯中之麻黃、獨活顯出後人增加耳。葉香巖治春溫外邪，重用石膏、甘草；治冬溫陰不充，用玉竹、甘草，與此正合。邵新甫曰：此證驟變則為痙厥，緩變則為虛勞。主治之方，總以甘藥為主。

附方

汪廣期風溫方　春月如傷風證，發熱而多汗多，不可妄散，宜風溫湯

萎蕤五錢　俗名玉竹　料豆五錢　甘草一錢

程觀泉云：藥簡功專，頗有深意。予治此證，每宗此方範圍而擴充之，往往獲驗。若春溫兩感，既傷於

寒、又不藏精。脈虛浮舌乾、本方加熟地黃一兩效。沂案近時刊方本汪氏方遺此為小兒傷風方有之分兩亦更動。茲從程氏醫案所引、補錄於此、因其立方正得仲景心法。是以列入附方、

醫律曰傷寒有五、皆熱病之類也、按難經云傷寒中風風溫熱病濕溫凡有五名仲景撰用八十一難由此同病異名、同脈異經、病雖俱傷於風、外邪其人素有錮疾、伏邪則不得同法、此節律統言之喻氏以為仲景之遺書是也

其人素傷於風、因復傷於熱、風熱相薄、則發風溫、四肢不收、頭痛身熱、常汗出不解、治在少陰腎厥陰心包

沂案近人謂風溫上受、首先犯手太陰肺、不知乃少陰之伏邪浮越外合新邪、客於肺家也、逆則入手厥

陰心不可發汗、汗出譫語、獨語、內煩、躁擾不得卧、善驚、目亂無精、治之復發其汗、如此者醫殺之也。脈經七引醫律。按此亦以不可誤汗為說、知必出仲景、惜所存止風温濕温兩條耳、

色、

三陽合病、脈浮大、上關上、但欲眠睡、目合則汗、傷寒論

仲伊案本論所言合病多六經傷寒、兼證惟三陽合病當屬温病、所以然者以温邪內熾、彌漫三焦、三陽俱見證、而無一為專屬三陽之證、但當直折其熱、但温邪則用白虎、雜疫熱則宜承氣、其欲眠近少陰本證、盜汗近少陽本證、而究由熱灼陰分使然、非真陰虛證、繆氏擬治法以百合一兩為君、專重補陰、其實百合自有主證之方。此實彼虛、不可一例。脈浮大上者、謂脈浮大而溢直過關上也、非三焦蘊熱之明徵哉、此與前文風温病證畧同。風温初起在肺、此則入胃。楊素園謂初起為此病

汗後為風温、則仍泥于向來風温為汗後譫之誤
説病於病情前後不無淩次矣、
三陽合病腹滿胸同身重濕因於難難以轉側必濕在病由絡口不
仁脾蘊濕熱而面垢鬱濕譫語遺溺濕温溺阻乃輕則重以譫遺溺濕甚不隨小便去也
發汗則譫語王士雄按此下似脫一甚字下有脫文此變痙厥之象。下之則額
上生汗、手足逆冷、湿遏胃陽經絡阻又兼苦寒傷寒胃救以理中生脈十可壹二得效
若自汗出者白虎湯主之尤在涇曰此頂腹滿身重四句來
仲伊棠凡三陽合病皆温邪蔓延三焦上文乃風
温、此條則謂濕温也。濕温脈寸耎弱尺小急此不
必言脈直以外之見證為温濕葉氏云風温濕温皆
邪在氣分、知三焦固為邪氣所彌漫邪氣盛則元
氣傷、證雖兼三陽熱則聚陽明。故從陽明熱証主
治、導邪順行濕熱以陽明為出路、蓋手陽明屬大

澀

腸與肺為表裏，足陽明屬胃，與脾為內外。邪氣之入，必從口鼻。故顯陽明證者獨多。既見三陽熱內熾，法宜速達。緩則胃爛發斑。或傳入裏，今陰水枯竭，皆不及治也。

王孟英又以白虎加人參救誤汗，然濕溫忌參。尚當酌之。或大用麥冬、小麥為穩。

葉氏曰：濕溫四支不煖，亦手厥陰見證。

又曰：溫邪吸受，由募原分布三焦，身病胸悶，亦三焦病。邪阻上竅空虛之所，非苦寒直入胃中可以治病。病名溫濕，不能自解，即有昏痙之變。醫莫之稱時症而已

本論白虎湯千金翼云兼療天行之病

生石膏四兩　知母一兩八錢　甘草六錢炙　粳米一茶杯

右四味，以水一斗，煮米熟，去米，內藥，煮取二升，湯成去滓，溫服一盞，日三服。

馬元儀曰：此證發汗則偏於陽，而津液傷；攻下則偏於陰，而真氣損。惟有白虎湯一法，能解熱而不礙表裏。

痛

許叔微本事方治濕温多汗、白虎加蒼术湯用蒼术九錢某推官季夏得病胸項多汗兩足逆冷譫語其脈關前濡關後數當作濕温治、投以是方症漸同三日愈此病名賊邪心先受暑而濕邪勝之、是水克火、從所不勝斯謂賊邪此五邪之中最逆也、故經曰暑濕相搏名曰濕温是謂賊邪。仲伊桀自許學士申明濕温之治用蒼术白虎、後賢咸宗之蓋得仲景法、而益之以祛濕免寒涼之偏勝、因之松峯説疫、治軟脚温讝便清泄白足腫、難移用此方、金鑑治温病後感於濕其證兩腫（脛）逆冷妄言多汗頭痛身重胸滿用此方葉氏治寒熱如瘧、邪熱阻遏募原、募者三焦之門戶也亦用此方、皆濕温之見證也、又条濕温可加蒼术、温病則有白虎加麥冬滑石之一法、凡三陽合病乃浮越之邪、在胃陽明合病（自有）半表半裏、明孫生生（子）誤兼表裏為少陽陽明合病、每用小柴白虎並治、創名小白湯、由傳派不清、誤以此為傷寒熱病、不知合病并病、皆傷寒、惟此證則屬温、治温宜石膏忌柴胡、宜甘寒、忌苦寒、不宜幷二方為一也、況顯犯誤汗之禁哉、吳鞠通以三仁湯治濕温於秋令輕証為宜、其雜用甘温辛熱方法、由誤認葉氏治濕証為濕温也、薛生白濕熱篇雜論暑濕二氣受病間及寒濕方法亦屬界限不清、喻氏謂濕温一證即藏疫癘在内、則又指濕疫而言也、

又案濕温與寒疫秋時晚發諸証最易牽混。濕温在三陽合病中、夏令為多。

醫律曰傷寒濕温其人常傷於濕、因而中暍、濕熱相薄、則發濕温、病若苦兩脛逆冷腹滿叉胸頭目痛苦妄言、治在足太陰、脾不可發汗、汗出、必不能言、耳聾、不知痛所在、身青面色變名曰重暍、如此者、醫殺之

也

脈經七引。沂案治在足太陰以濕阻脾陽也而其邪則在三焦開解陽明。正所以治太陰也。

濕溫忌汗不諸名論

喻嘉言曰濕溫發汗則令兩邪混合為一熱濕之焰安有熄時

吳鞠通曰邪在心包胃兩處不先開心包徒攻陽明下後仍然昏惑讝語必不救

吳又可書有下後奪氣不語一條其證神思不清惟白裏睡似寐似寤呼之不應以為氣血俱虛忌攻宜補沂案此即邪在心包胃兩經。徒攻陽明邪乃入心包以至斯候也再下固謬峻補亦非。當於濕溫邪入心包治法參之

夫實則讝語虛則鄭聲鄭聲重語也鄭重之謂非鄭之聲直視邪入心包目必呆喘滿者死元氣從下上脫下利者亦死元氣從下脫。傷寒陽明篇

仲伊案讝語邪在胃。鄭聲邪入心包。溫邪內陷而

虛乃邪氣實元氣虛也吴又可謂邪去元神未復神靈譫語即鄭聲也宜養營法加辰砂治之此則邪並未去而反深入厥陰兩難即投以牛黄至寶、亦不過盡人盡事而已、

發汗多、即風温濕温證若重發汗者亡其陽、陰竭讝語脈等故也

短者死、脈自和者亦死、同上。按脈自和似病轉而竟死乃人將死而元氣暫回也、俗謂之鐙盞復明盞曉鐙將滅必倏然而明、即此候也、

若渴欲飲水口乾舌燥者白虎加人參湯主之同上方見前

仲伊案濕温渴不欲飲水欲飲水者乃温熱故可加人參夫風温由伏邪者多濕温由外感者多風温非無外感乃因外來風邪引動在裏伏熱耳若在夏秋之交而見熱渴乃伏暑證暑近濕温皆當以白虎加減為主方其邪彌蔓三焦亦三陽合病之類也、

附

伏暑治法

此証東南濕鄉最多、故仲景未立治法、今採葉香巖三案於後、

伏暑阻氣分、煩渴咳嘔、喘急、二便不爽、宜治上焦、

伏暑至深秋而發、頭痛煩渴、少寐、同上二方均以石膏為主藥、

伏暑入心包、舌絳縮、小便忽閉、鼻煤裂血、口瘡、耳聾、神呆、氣分熱邪蔓延血分矣、津液被刦、必漸昏寐、此為內閉外脫、用清裏熱法、

仲伊案、伏暑之治、過溫則胸悶口瘡、過清則肢冷嘔惡、熱盛寒凝、反冰伏也、劉松峯謂有病發於夏秋之間、近似溫疫而不受涼藥。未能一汗即解。纏綿多日而始愈。即此伏暑之候。惟石膏主治為宜。以辛涼性開、不至冰伏、又無滋膩之虞、

附寒疫治法 按寒疫病名見仲景書而未詳，方治今采古今治法於後，

集驗阮河南療天行七八日熱盛不解艾湯方 除熱解毒

生艾取汁一茶杯 無生艾熟艾亦可用 無艾可用艾根搗取汁

葶藶子二錢熬搗 苦酒三杯 用無灰酒

右三味煎湯一盞頓服愈若有牛黃用之尤良，

仲伊案艾性溫熱傷陰非溫病所宜，然能逐寒濕用鬱結則此正主治寒疫之方也，寒疫惟感疫邪開故熱亦盛，河南尹原注謂宜療內有大熱者以此艾能祛邪，佐葶藶以開解，加苦酒以通行，汪加牛黃者為寒疫入心包設也，阮尹在仲景前，精經方，傷寒論之中小青龍湯桃華湯等多出阮氏，則此方必在仲景疫門中也，

附方

局方藿香正氣散

藿香三兩 紫蘇 白芷 茯苓 檳榔同 大腹皮同徐加

厚樸二兩 桔梗 陳皮 半夏同 甘草一兩

右十味水煎服可加薑棗、徐洄溪云此方可治時疫、葉氏專治穢濕邪吸受由募原治三焦升降失司、脘腹脹悶、吳鞠通加減法見中焦濕溫門、濕阻便不爽、加杏仁神麯麥芽茵陳茯苓皮、便溏身痛舌白脈微、加防己豆卷通草苡仁、舌黄脘悶久則化熱、加杏仁滑石、邪阻氣分脈緩加草果查肉神麯、洩泄加穀芽蒼朮、始終不用紫蘇白芷桔梗、寒溫不受表也、不用甘草以熱濕熱忌甘緩也、

附方 香蘇散

香附去皮 紫蘇各四兩 陳皮 甘草各一兩炙

右四味共為末每用二錢水一盞煎八分去滓熱服日三一方加蒼朮四兩

仲伊案此亦治寒疫之方相傳疫年有富室合此普送多愈人疾蓋藥少而效捷也琢生生云治疫用香附蒼朮以散鬱也為為寒疫言之也

附方

神朮散　治時行發熱胸滿嘔吐能解穢散邪

蒼朮　神皮（陳橘）　厚樸各三兩　炙甘草一兩二錢　藿香八錢

白蔻仁四錢

共為末　凡六味用法同上本係砂仁仲伊改用蔻仁

程山齡云予嘗合此普送藥到病除

仲伊案宋元醫者治疫止知以上三方法大抵芳香解穢於疫為宜其實乃治寒疫初起方之方若已入胃化胃熱仍當從溫疫治香燥非可多用也

蔻仁性溫不如砂仁

夫寒疫之初起也，大抵暑同感冒，然感冒一汗可愈，如金匱雜病方四時加減柴胡湯，治感冒之方也。寒疫則來路有二條：在天之疫從經絡而入者，宜分寒熱以祛邪；在人之疫從口鼻而入者，宜飲芳香以解穢。阮尹艾湯亦芳香法，而正氣三方同焉。若五積散之有薑桂，治寒非治疫；達原飲之有芩知，治疫非治寒，固與寒疫無關。而蘇東坡之聖散子，則雖寒疫亦不相宜。朱肱活人敗毒散，即本之業已，雖易其名，務遠熱藥，而仍偏於散，於疫證究乖。乃喻嘉言推為治疫之良方，亦偏見也。蓋寒疫之輕者為感冒，雖沿門排戶，亦近天行，而可從汗解。凡用敗毒散而效者，皆此證，非寒疫也。寒疫之於感冒，猶濕疫之於傷寒熱證也。夫春溫者，伏寒之因感溫而發；夏熱者，伏寒因感熱而發；寒疫者，伏寒因感寒而發。本係伏寒而又感寒，究意竟熱少寒多，但用芳香解穢，不必如熱疫之清涼解毒也。若見為熱疫而徒用芳香解穢法以冀一效，豈可得哉！世人但知傷寒溫疫之異治，安知治疫之必分寒熱哉。如痧證亦分寒熱。古名霍亂，其近霍亂者，內有陰凝惡毒，以鍼法外治為急，倘用寒疫門方法，必以黃土水為引，方可收效，即水地漿也。孫生生謂寒疫內傷外感，合于藿香正氣者，亦三陽合病，知傷寒無此証，惟溫疫有之。

吳鞠通云：世多言寒疫者，其病狀則增寒壯熱，頭痛骨節煩疼，發熱不甚渴，時行則里巷之中病俱相類，非若溫病之不甚頭痛骨痛而湯渴甚。徵以園曰：寒疫頗類傷寒，但脈不甚緊，亦不數而緩，間亦有口渴便秘耳聾者。以上寒疫非正疫

師曰：伏氣之病，以意候之，今月之內，欲有伏氣，四時不節之邪氣。假令舊有伏氣，冬傷於寒。當須脈之，若脈微弱者，是熱爍少陰。楊栗山璿寒溫條辨，謂熱鬱少陰，脈沉伏欲絕，非陰脈也，陽邪閉脈也，知微弱非虛矣。當喉中痛似傷，非喉痺也。病人云：實咽中痛，少陰咽痛屬溫

證者其痛必緩、雖爾、今復欲下利、仲景辨脈篇疑辨且外形不露、證之譌、案此下似尚有闕文、喉痛而兼下利、其利必甚、利甚則喉痛劇、蓋溫病由內達外、從血分出少陰之脈循喉嚨、伏熱濁邪循經脈而上灼、久留必病變、近人所謂奇恒之痢最為惡候、

少陰病脈沈數、病為在裏不可發汗、脈經引傷寒論少陰篇有甚字

又見脈經七。○沂案此條程扶生汪苓有鄭重光注俱以邪熱傳裏而言、夫傳經已至少陰、即庸工亦不至發汗、既非傳經、則初起即見、豈非伏氣為病乎、況溫病脈必見數乎、若少陰節篇又有咽痛吐利亡陽之證、其脈陰陽俱緊、反汗出、乃少陰傷寒本經之證、故見緊脈、而兼汗吐、與此證迥不相同、

溫病 少陰二三日咽痛者、可與甘草湯、不差者、與桔梗湯、同上

本論甘草湯千金翼用此方名曰溫液湯王孟英謂仲景治小兒有此方當攷

甘草六錢

右一味，水一升，煮取二盞，去滓，溫服，日二服。

本論桔梗湯

桔梗三錢　甘草六錢千金翼作九錢

右二味，水一升，煮取二盞，去滓，分服，再服。

張路玉曰：甘草味甘性緩，仲景因取以治少陰伏氣發溫之最急者。

鄒潤安曰：肺竅不利，氣不宣泄，則以桔梗開之，肺竅通，熱自達。

章虛谷曰：風寒外閉少陰而咽痛者，仲景用半夏散辛溫開泄之法。此少陰伏熱內發，循經上灼而咽痛，雖不合用辛溫，亦不可用涼藥以遏，以其外

出之勢、故宜甘桔、

仲伊景用甘草一味為湯、即是以解毒為主、非但和中瀉火、以桔梗通竅、俾熱毒得解、從大腸出、亦非上通其氣、升載其邪也、宋人治疫腫、有黑豆炙甘草湯、吾鄉汪廣期氏從道藏中采出乾一老人湯、即是以甘豆加銀花、黃土、一意解毒、使溫邪不至復陷少入少陰、正得仲景心法、詳見後世以甘桔為通治咽痛之方、而不知其為溫邪方治不宜妄用也、

溫病

少陰病下利咽痛下胸滿心煩者、猪膚湯主之、同上

肘後方少陰病例不發熱、而腹滿下利最難治之也

正謂少陰溫病

本論

豬膚湯

豬膚四兩 王孟英云、以豬皮去其肉肥、刮如紙薄、杭人能造、名曰肉鮓、可充饌、用白皮

右一味水三升煮取升半去滓加白蜜一盞白米粉一盞熬香和令相得温分六服

喻嘉言曰少陰熱邪充斥上下寒下之藥不可用故立猪膚湯以潤燥與用黑驢皮之意同

王晉三曰腎液下泄不能上蒸于肺致絡燥而為咽痛又非甘草所能解當以猪膚潤肺腎之燥解虛煩之熱白粉白蜜緩中俾猪膚比類而致津液從腎入肺從肺注胸而上中下燥邪解矣

仲伊案温邪内伏本由陰虧發向為熱熱留不解還傷腎陰二竭則死經所謂病温虛甚死也此證之下利乃陰陽隔絕陽挾熱以上騰則增咽痛陰因利不而下竭則為漏底攻補兩難故用猪膚之潤而有微毒者以救液而祛邪又以蜜粉和中解毒今之宗景岳者遇此等證惟知有熟地理陰之法間亦得效而此方遂高閣矣宜張令韶以交合水火通套語釋豬膚而不辨其為治何病也

攻

温病熱氣入腎藏腎藏惡燥熱氣盛則腎燥腎燥則

渴引飲也巢氏病源卷十其卷七傷寒煩渴引仲景少陰論云傷寒渴者由熱氣入於藏流於少陰之經少陰主腎腎惡燥故渴而引飲可知傷寒之渴由熱氣流入少陰經溫病之渴乃熱氣內爍少陰液見證不同其為腎惡燥則同也楊栗山謂傷寒自外之內邪從氣分溫病自內之外邪在血分信矣

少陰病得之二三日以上心中煩不得臥黃連阿膠湯主之同上

喻嘉言曰少陰本欲寐今反煩不得寐熱甚而裏不和也仲伊案即此可知非傷寒乃溫邪內伏也而喻氏以可為風邪客裏楊栗山亦因之由不知傷寒中有溫病逸方故疑屬風邪耳

本論黃連阿膠湯

黃連一兩二錢 黃芩三錢 芍藥六錢 阿膠九錢 雞子黃二枚

右五味以水三升先煮三物取升半去滓内膠烊盡小冷内雞子黄攪令相得温服三盞分三服

仲伊案治温病少用苦寒此因温邪逗留血分消耗陰液故用苦味以堅陰始即心煩為陰虚纔乃心煩由邪熾苦寒逆折其邪而鹹寒急救真陰凡伏邪以熱斬而熱哉不尋了

風温脈陰自汗身重多眠若被火者微則發黄劇則如驚癇時瘛瘲

豬苓去皮　茯苓　澤瀉　滑石　阿膠各三錢

右五味水二升先煮四味取一升去滓内阿膠烊消温服一盞日二

仲伊棨溫證必渴渴必飲水以飲水過多熱邪不得上升而為咽痛留滯中焦不解下注為利逆肺為欬乘心為煩故用此湯使挾飲之邪隨利而去則水道清而邪熱解也

此以上皆溫病之邈在少陰者傷寒少陰篇中屬溫證者止此數方喻氏取傷寒少陰之剳推演為治溫溫而反取麻附細辛則大謬也

熱病

少陰病得之二三日口燥咽乾者急下之宜大承氣湯

按脈經卷七引云咽乾燥者不可發汗可與此條互參

喻嘉言曰病始發便有腎水枯渴之患不急治將何救耶

張路玉曰伏氣之發於少陰其勢最急與傷寒之傳經熱證不同得病纔三二日即口燥咽乾延至五六日始下必枯槁難為矣故宜急下以救腎水之燔灼也

右五味以水三升先煮三物取升半去滓内膠烊盡小冷内雞子黄攪令相得温服三盞分三服

仲伊案治温病少用苦寒此因温邪逗留血分消耗陰液故用苦味以堅陰始即心煩為陰虛纔乃心煩由邪熾苦寒逆折其邪而鹹寒急救真陰凡伏邪以熱漸而熱熾不得初起非屬熱也

温病少陰病下利六七日欬而嘔渴邪在藏也心煩不得眠者豬苓湯主之

陽明病脈浮發熱渴欲飲水小便不利者主之

本論豬苓湯

豬苓去皮　茯苓　澤瀉　滑石　阿膠各三錢

右五味水二升先煮四味取一升去滓内阿膠烊消温服一盞日二

仲伊棠溫證必渴渴必飲水以飲水過多熱邪不得上升而為咽痛留滯中焦不解下注為利逆肺為欬乘心為煩故用此湯使挾飲之邪隨利而去則水道清而邪熱解也

此以上皆溫病之邃在少陰者傷寒少陰篇中屬溫證者止此數方喻氏取傷寒少陰之剳推演為治溫溫而反取麻附細辛則大謬也

熱病

少陰病得之二三日口燥咽乾者急下之宜大承氣湯 按脈經卷七引云咽乾噪者不可發汗可與此條互參

喻嘉言曰病始發便有腎水枯渴之患不急治將何救耶

張路玉曰伏氣之發於少陰其勢最急與傷寒之傳經熱證不同得病纔三二日即口燥咽乾延至五六日始下必枯槁難為矣故宜急下以救腎水之燔灼也

熱病　少陰病自利清水色絶青心下必痛口乾燥者急下之宜大承氣湯此真熱假寒熱病反見寒象内熱必更甚故宜急下惟疫症有之

少陰證六七日腹脹不大便者急下之宜大承氣湯

同上。喻氏曰此熱邪轉入陽明而為腎實之證胃土勝則腎水涸所以宜於急下也

本論大承氣湯

厚樸去皮三錢炙　枳實一兩五錢炙　大黃酒洗一兩二錢　芒硝八錢

右四味水三升先煮二味取升半去滓内大黃復煮取一升去滓内硝更上微火一二沸適寒溫分再服得下餘勿動服

仲伊案外台卷三引必効方療天行十日以上腹微滿譫語或汗出而不暢身體重短氣腹滿而喘不大便繞臍痛大便乍難乍數或見鬼神者用大

承氣乃宗仲景法治疫也

以上三急下法皆為治疫法非傷寒與陽明同

熱病

熱毒氣乘心心下痞滿胃在心下此乃胃有熱非心包有熱心包熱忌急下此為有實宜速下之巢氏病源引仲景熱病逸文

吳又可曰邪已入景胃非承氣不愈誤用白虎既無逐邪之能徒以剛悍而伐胃氣反抑邪熱致脈不行因而細小當急投承氣緩緩下之六脈自復

熱病

傷寒溫病乃傷寒之一故亦稱傷寒目中不了了睛不和由邪在胃絡將入心包絡也無表裏證即非六經傷寒見證大便難身微熱者熱在絡故徵此為實也將內陷急下之宜大承氣湯陽明篇○喻氏曰此以目中不了了睛不和為急蓋陽明之脈絡於目絡中熱邪正盛惟有急下免致津枯於中也

仲伊案此言疫病邪實宜急下不可拘傷寒陽明經病小便利而後下之恒法也陳修園曰此證初看卻不甚重至八九日必至若拘濕補者從中作主其死定矣

熱病陽明病發熱汗多者心液傷邪易内陷急下之宜大承氣湯

熱病病人不大便五六日繞臍痛煩燥（躁）疫邪内擾發作有時者此有燥屎故使不大便也傷寒間有宿食此（不）必兼有食積熱入胃即結也

發汗不解疫證腹滿痛者急下之宜大承氣湯尚有腹滿不減減不足言之証屬傷寒溫寒邪無減理傷寒有減時

仲伊案陽明三急下法皆熱病非傷寒也何以言之傷寒下不嫌遲溫疫急證當急攻忌拘日數

吳鞠通曰陽明溫病火極似水熱極而厥目赤小

便赤腹滿堅喜涼飲者宜大承氣通胃結救胃陰乃係承胃府本來下降之氣也

熱病　陽明病不吐不下心煩者可與調胃承氣湯

本論　調胃承氣湯

大黃一兩二錢去皮清酒浸　甘草六錢炙　芒硝四錢半

右三味水三升先煮大黃甘草取一升去滓內硝更上火微煮令沸少少溫服之

吴鞠通曰陽明溫病純利稀水無糞者謂之熱結旁流主以調胃承氣蓋熱結非氣之不通故獨取芒消入陰以解熱結反以甘草緩芒消急趨之性使之留中解結不然結不下而水獨行徒使藥性傷人也

熱病　陽明病其人多汗以津液外出胃中燥大便必鞕

鞕

鞕則譫語此之譫語乃胃熱不解濁氣上蒸心包耳小承氣湯主之若一

服譫語止更莫復服同上

本論小承氣湯

大黃一兩 厚樸六錢炙去皮 枳實大者一枚炙 二錢

右三味水升半煮取一升去滓分温二服初服湯當更衣不爾者盡服之若更衣者勿服之

許叔微治大便不利日晡發潮熱手循衣縫兩手撮空直視喘予曰此誠惡候仲景雖有證而無治法已經吐下難於用藥與小承氣湯一服而大便利諸証漸退脈且微弦弦者生脈也半月愈

吳鞠通曰陽明温病汗多譫語舌苔老黃而乾者宜小承氣汗多津液散而大便結苔乾黃而譫語因結糞而然

仲伊案吳又可治時疫善用下法即以上諸證也

小品療天行若已五六日不解頭痛壯熱四支煩疼不

得飲食大黄湯備急張文仲同金匱倍大黄名瀉心湯

大黄一錢五分　黄連一錢五分去毛　黄蘗一錢五分　梔子一錢五分劈

右四味，水三升煮六七沸，内豉三錢，葱白七莖，煮取三升，去滓，分三服。外台三引集驗去梔柏加黄芩，治身體面目皆黄。

徐洄溪曰：此三黄湯之變，能除六經之熱。大黄除胃熱，黄連除心肝熱，黄柏除腎熱，梔子除肺熱。

仲伊業張路玉千金方衍義謂伊尹三黄為湯液之祖，則此方本自伊尹法而推，當為仲景之所取。外台注云此許推然方，神良。蓋許氏乃傳方之人。汪燕亭云：温疫之狀如寒疫，知此小品方專治濕疫，苦勝濕也。

以上濕疫

疫毒

宋靖康二年春，京師大疫，有異人書一方，凡因疫發腫者，取服之無不效。陳氏三因方取之又見解毒方

附方　甘豆湯

黑豆二合合炒香熟　甘草二寸炙黃

右二味以水二盞煎其半時時呷之

仲伊案汪廣期乾一老人湯治疫初起似瘧非瘧用解毒攻把守少陰門戶即此法也

附方　乾一老人湯

銀花四錢　甘草生四錢　黑豆八錢　黃土生三兩

右四味以黃土澄水二盞煎藥日三亦可加十倍為丸汗出為度

疫毒　李東垣治大頭天行頭目腫由邪熱客於心肺之間上攻頭目用普濟消毒飲為末半用湯調半用密丸

附方 普濟消毒飲

連翹 馬勃 元參 桔梗 牛蒡 甘草生

黄芩 黄連 柴胡 升麻 人參 白芷各一錢

藍根二錢 殭蠶七分炒

右十四味水煎服原注云如大便傾加酒蒸大黄一二錢以利之腫甚加薄荷防風芎歸

陶節菴去人參升麻白芷倍加殭蠶藍根是也乃并去元參馬勃既加射干竹瀝又用芎防羌荊薑皆謬

孫生生去連用芩去升用柴加葛根薄荷貫衆花粉赤芍石膏又加黑豆四十九粒得宋人法最妙

尤在涇去白芷加陳皮

劉松峯加大黄石膏荊防羌活嫵夾雜

程山齡加貝母人中黄荷葉

葉香岩加滑石夏枯草銀花露金汁以治疫解毒吴鞠通宗其法去升柴及芩連通治諸腫謂穢濁因少陽之氣而上升春夏地氣發泄此症較多皆由少陽陰素虛不能上濟少陽東垣法妙在以涼膈散加化清氣之馬勃殭蠶銀花元參牛蒡藍根輕去實清敗毒最為合法茲去升柴三四日方加芩連引用葦根煎加減法視諸家為善若宋人甘豆法亦重解毒兼之為宜

附方

吴氏治外腫方　用水仙花根剝去老赤皮與根鬚入石臼搗如膏敷腫處中留一孔出熱乾則易之以脂肌膚上生黍半大小黄瘡為度

又種福堂二方　馬藍頭搗汁鵞毛搽上日五六次熱氣頓出

鮮扁柏葉搗爛鷄子清調敷

仲伊案此證全因天行癘氣壅遏上焦世謂風邪閉塞而成故雜風藥不如甘豆之專功也

集驗

治傷寒時氣温疫頭痛壯熱案頭痛必眩惑壯熱必不退過壯烙手即防内陷脈盛脈必弦急數而右甚始得一二日方此證初起即勢急誤治即内犯心包厥陰入營分為逆○外台一引

真丹砂五錢生用

右一味水三升煮取一升頓服之覆取汗忌生冷物及一切血有謂硃砂不宜入煎劑者王孟英曰硃砂但忌火煉不忌湯煎整塊而煎止取其氣較研服者尤無弊

肘後方加旨兌根葉合擣汁三升許和之云得吐便差若重一升盡服厚覆取汁差

千金方亦取此方

仲仲伊案此乃專治暑疫之方也暑為清邪中上

疫為濁邪中下二邪合併其毒最盛疫防內陷暑
善入心在婦女質弱多欝者感之其內犯心包尤
捷捷稍延即逆入以散藥激之更速非若暑風之
邪易入亦易出解暑開竅即可白愈即暑厥中暑
皆然以其但感暑邪而無疫邪間雜也向來名家
苦無治法此方重用丹砂一味清無形之熱解不
正之邪預杜暑疫入厥陰心包之路熱折邪微病
機外達自可得汗而愈非丹砂為發汗劑乃因暑
疫勢減正氣同毛孔開而汗自出也肘後有塗丹
砂於周身向火取汗法說疫有以丹砂及開竅藥
物點眼角取汗法皆由此推測而得者本經云丹
砂味甘微寒主五藏病故能瀉心經血分邪熱止
渴解毒而本草從新謂其獨用多用令人呆悶乃
肌說也即張路玉千金衍義謂時氣始得一二日
乃無形之受病用之乃効若日久有所留着恐無
濟於用由不知其為治暑疫正治無形之熱也時
醫乍見此證認為暑風以祛風滌暑入後邪陷厥
陰手足厥陰本相連絡見有肢掣又認為肝風痙

厥以平肝息風皆與証不對即喻氏芳香解穢香藥多近燥寒疫則宜熱疫則否故至寶丹牛黃丸風温濕温邪入心包尚可收效至暑入心包則不能收全功以其中兼香燥開竅也紫雪即相宜以其中用石膏為君也又至寶牛黃同用砂雄以癘毒非金石之品不足袪熱攷雄黃硃砂同為解毒同入心包而雄黃性温丹砂性涼究以丹砂為安此則獨用丹砂直入厥陰鎮安中宮允為黃全無弊非仲景之明為能有此神方哉集驗存之真寸珪尺璧也世醫但言暑入心包為古人所畧豈知古方具在人自不求耳然集驗所述方詳論畧始得一二日下千金多一者字疑有闕文蓋已非復仲景之舊爰詳攷諸書而暢論之將俾古法復明於今日也或疑辰砂非常用之品不知暑令用辰砂益元散即是以硃砂為君河間辰砂四苓散亦係引心熱出小便但去桂耳松峯說疫云温疫兼暑最難分析暑亦有頭痛發燥肌體大熱浮氣喘口乾面垢諸証暑厥暑風中暑皆與疫混今為

備述數徵庶治者之預知
而決於用丹砂成方耳

一徵目中赤脈多及睛不慧本論
吳鞠通以顴赤目睛赤為手少陰証
楊素園云凡疫証目睛必不了了
程觀泉云二三日間視病者神識微呆即是邪
入之徵謂目定神微呆也

一徵舌上白胎本論
楊素園云津液外竭則穢邪上蒸
葉香岩曰若舌白如粉而滑四邊色紫絳者溫
疫病初入膜原未歸胃府急急透解莫待傳陷
而入為險惡之病
程觀泉續醫案暑入心包有初起舌胎白膩四
朝尖絳起刺之説

一徵脈厥厥者脈初來大漸漸小更來漸漸大本論

楊素園曰疫病及乃穢邪彌漫其脈揔糢糊不清　程觀泉醫案有脈弦急數及脈細等語

一徵口中勃勃氣出或唇口乾燥本論

戴麟郊續温疫論云疫從外蒸病初起作尸氣

一徵煩燥本論

楊素園曰熱盛於内

戴麟郊曰疫証一起即神情擾亂

一徵微汗出發汗則不識人本論

楊素園曰邪熱重蒸非在表也

仲伊案此証初起惡寒發熱又惡寒寒熱不清似瘧非瘧即是暑疫凡傷寒感冒得汗即解汗出不識人疫熱内伏也豈可誤用散汗之品

比証初起在肺則惡寒在胃則惡嘔惡在心包在舌伸不前至於舌伸不前則為内陷乃危候

犀角屑 桔梗 甘草炙各五錢 葛根六錢 桑數徵即宜依律戒用散藥不
[illegible]散亦不相宜

附方

暑瘦入心包舌白膩或灰黃脉右大左小用辟邪解穢法吳氏三石湯加丹砂主之

滑石三錢 石膏五錢 寒水石三錢 杏仁三錢 竹茹二錢 木通一錢

銀花三錢或用銀露 金汁一酒杯如無則用人中黃三錢

右八味水五杯煮成二杯分二次温服原方治暑温此加塊丹砂三錢治神呆邪入心包

仲伊案三石乃紫雪中之君藥取其清熱利竅兼走肺胃杏仁達肺通草達膀胱金汁銀花露乾解毒更加丹砂生用塊煎所以通心包之邪也吳鞠通於熱入心包之候每用清宮湯王孟英每用神犀丹中有犀角即爊其引邪入心且暑疫之邪穢涉芳香通竅可解方中無通竅石菖蔲難袪癘氣流行

此丹砂所以為主治暑疫之上品也紫雪丹有丹
砂而無雄黃其製方之意不亦善乎
又案中暑者取地漿水飲之即愈暑入心包似當
用大塊生黃土澄水煎藥

附方

療溫病天行疫毒及酒客熱傷中吐血不止面黃
乾嘔心煩蒲黃湯主之外台二引古今錄驗
右六味水三升煮一升分三服徐徐服之寄生
蒲千金有括蔞根五錢⺀
六右六味水三升煮一升分三服徐徐服之
錢千金有括蔞根五錢無桔梗
仲伊案此暑疫血證也暑喜傷心心主血疫又專
走血分故釀成斯候見證亦重惟血既外吐似入
心包稍緩如從解毒清熱立方則善矣尤在經金
匱翼有暑毒失血脈大氣喘多汗煩渴引千金方
其實方出古今錄驗葉天士醫重證案中亦有斯證曰
暑邪寒熱舌白不渴此名暑瘵方用竹葉心荷葉

也臨証者見有此數徵即宜依律戒用散藥不但燥（散）即清散亦不相宜

附方

暑疫入心包舌白膩或灰黃脉右大左小用（辟）邪解穢法吳氏三石湯加丹砂主之

滑石三錢　石膏五錢　寒水石三錢　杏仁三錢　竹茹二錢　木通一錢

銀花三銀錢或用露　金汁一酒杯如無則用人中黃三錢

右八味水五杯煮成二杯分二次溫服原方治暑溫此加塊丹砂三錢治神呆邪入心包

仲伊桀三石乃紫雪中之君藥取其清熱利竅兼走肺胃杏仁達肺通草達膀胱金汁銀花露乾（解）毒更加丹砂生用塊煎所以通心包之邪也吳鞠通於熱入心包之候每用清宮湯王孟英每用神犀丹中有犀角即燻其引邪入心且暑疫之邪穢非芳香通竅可解方中無通竅石藥難祛癘氣流行

此丹砂所以為主治暑疫之上品也紫雪丹有丹砂而無雄黃其製方之意不亦善乎

又案中暑者取地漿水飲之即愈暑入心包似當用大塊生黃土澄水煎藥

附方

瘵溫病天行疫毒及酒客熱傷中吐血不止面黃乾嘔心煩蒲黃湯主之外台二引古今錄驗

蒲 右六味水三升煮一升分三服徐徐服之 千金有括蔞根五錢二 寄生

六錢 右六味水三升煮一升分三服徐徐服之 千金有括蔞根五錢無桔梗

仲伊案此暑疫血證也暑喜傷心心主血疫又專走血分故釀成斯候見證亦重惟血既外吐似入心包稍緩如從解毒清熱立方則善矣尤在經金匱翼有暑毒失血脈大氣喘多汗煩渴引千金方其實方出古今錄驗葉天士醫案中亦有斯證曰暑邪寒熱舌白不渴此名暑瘵重證方用竹葉心荷葉

汁杏仁滑石苡仁西瓜翠衣吳鞠通加鮮銀花鮮扁豆花絲瓜皮列入暑温條下實即暑瘵也

風温邪由肺絡入心包三石湯加丹砂主之

方見前　按此証可加入元參麥冬玉竹以風温宜兼增液法也

附方

濕温邪由胃絡入心包薛生白雄黃牙硝散主之

雄黃透明者研細一兩　芒硝取真牙硝研提淨六錢

右二味先以雄黃末入大銅勺内取淨消漫火鎔化急傾入大銅芍勻内用桃枝攪轉即成水矣再傾入磁盤中盤側其盤則清者聚於一邊俟凝定刮取清者研細去粗者不用

仲伊案薛生白温熱書云出丹竈秘製游宦紀聞亦載有煉雄黃法乃薛氏所本然雄黃見火即飛

法薛氏鎔消以化雄黄不令見火此最善

走為焰而世南所紀乃云用雄黄不拘多少研細乾鍋火內煅令通紅取出入焰消化為水云云恐或別有所本王孟英乃謂專本之紀聞者非是

薛生白云凡遇温（濕）邪入心包用陳雪水十碗內取出一碗煎本通一錢通草二錢傾入九碗冷水內又磨犀角三錢勻分九碗再將製雄桃少許入碗冷服時時進之能二三日服完必吐清痰而愈仲伊案熱邪彌漫蒙住心胸攻之不及補之為害香藥雖開邪而助燥涼藥雖解邪而冰伏其邪犀角牛黄雖治平時心熱則可若熱邪在心包左近用之反引邪內陷惟此法最易妥不但可製雄黄即暑疫入心包之証似亦可依此法以製辰砂也

又按心包經夜半當令故入心包之証多在夜半治者夜宜預防之開解之方法急救於黄昏方宜若拘案日診視必致誤事

心包絡心上漫脂之外有細筋如絲與心肺相連其經自膻中散布繞于三焦三焦氣通十二經絡與心包絡配合為表裏上焦在心下膈在胃上口

治在膻中苦寒反過病所甘寒爲宜

此外尚有寒證疫入心包三証一兼痰二兼濕三兼邪氣皆疫也陰柔隱伏之毒初起不甚顯一發而莫可禦矣

痰疫者初得之頭微痛身微覺拘急心眼微覺滿三兩日内忽然妄見神鬼直視流涎手足躁擾此疫夾痰急證先鍼少商穴并十指再用竹瀝解疫煎治之

附方

竹瀝解疫煎松風說疫

黄連　黄芩　梔子　瓜蔞皮　殭蠶　白蒺藜

川貝　橘紅　半夏

右九味流水煎竹瀝一盌兑服少滴薑汁

仲伊案重用竹瀝防其入心包也非痰疫不必用

温疫内陷厥陰足麻腹痛吐瀉交作近霍亂（俗名麻脚温）朝發夕死用硃砂雄黃藿香薄荷玉金降香貫衆為末每用三分二分水調服一分吹鼻取嚏

邪疫者其人無故欲自縊（俗云扣頸傷寒）乃邪氣乘隙結於手足厥陰用香附玉金雄黃陳皮半夏青蒿藿香鬼箭羽丹參赤小豆以開膈痰通心包泄火逐邪生薑煎服服後頭痛發熱身痛而疫證乃具再進芳香解穢而汗解

仲伊案凡寒疫入心包之証玉樞丹皆可主治徐洄溪亦以為治寒疫内陷之方此藥較紫雪易得

冬月天時温暖人感乖候之氣未即發病病源卷十外台二引小品作冬温未即病至春又小品無又字被積寒所折毒氣不得泄至夏遇小品無毒氣二字泄作發小品作得熱其春寒解冬温毒始發出小品同下無於字於肌膚小品作中斑爛隱疹如錦文也小品同無也字下有壯熱而欬心悶嘔但吐清汁古今錄驗同無小品下多眼赤口瘡下部亦生瘡等語乃方家臨時製方之見證惟此以上所云三書畧同正仲景逸方論也

仲伊案小品葛根橘皮湯同時沿用惟方中用麻黃解肌非治疫所宜又無大青解毒之君藥則胃中熱解毒恐非知母黃芩所能青解古今錄驗於麻黃外一方加枳實之燥一方加甘遂之下均不如集驗大青湯之萬全無弊蓋疫毒發斑邪在血分而小品錄驗徒清氣分不中病所觀於肘後黑

膏癘温毒發斑大疫難救重用生地黄與此方用阿膠同意知製方誠非仲景不能也

集驗癘熱病十日以上發汗不解及吐下後諸熱不除及下利不止邪由陽明還於少陰斑出皆治之三字見千金方

集驗大青湯方

大青一兩二錢 甘草炙六錢 阿膠三錢炙 豆豉一杯綿裹

右四味水三升煮二味取升半去滓內豉煮之沸去滓乃內膠令溶分温三服欲盡更作當使有餘渴者當飲但除熱止吐下無毒服

朱肱活人書用之治赤色斑煩痛効一方去阿膠加犀角治內陷

肘後云此治約至七八日發汗不解及吐下大熱甚佳

仲伊案熱病下利無止法肘後一方加赤石脂三

兩非法知集驗正錄仲景原方也附後卷二陰陽毒甘草湯後即次此方非仲景逸方之明證乎張路玉曰大青乃藍之壹種善解陷伏至陰之邪豆豉專搜不正之氣阿膠潤燥甘草解毒也

附方

刪繁療天行三日外至七日不歇內熱令人更相染着此所謂一方之疫証也大青消毒湯外台三引

大青一兩二錢　香豉一兩二錢　乾葛一兩二錢　梔子一兩二錢　生地一兩二錢　芒消九錢一方有石膏二兩四錢

右六味水三升煮取一升去滓下消分三服又

仲伊案肘後治發斑大疫難救即用生地好豉又華陀香豉湯亦用大青豆豉加石膏梔子升麻芒消諸藥知此方亦必出仲景無疑

附方

說疫元砂散治發狂

元明粉二錢　硃砂一錢研

右二味共為散新汲水調服

仲伊案此方即用芒消佐硃砂以瀉心包及胃熱愈知暑入心包之可用此法也惟硃砂忌近火似仍以生用為宜

附方

古今錄驗療天行壯熱狂言謬語五六日者方

雞子三枚　芒消方寸匕　井華水一杯

右三味合攪盡服之心煩下則愈

仲伊案此治心煩亦用芒消去疫毒也愈知疫家邪實之內陷之宜用消也

傷寒噦而腹滿視其前後知何部不利利之則愈傷寒論

集驗療天行病腹脹滿大小便不通滑石湯方

滑石九錢研　葶藶子一合紙上熬令紫色搗　大黃一錢五分

右三味以水一大碗煎取二盞乘熱頓服兼搗兼敷小腹乾即易之效外台注云肘後崔氏同無大黃

疫癘救急天行病若大困患人舌燥如鋸極渴不能服藥者宜服乾糞湯解大熱方

陳久乾人糞一杯如無以金汁代之或用人中黃五錢

製法以淨黃土新汲水攪和此糞一食久澄清瀝取一合頓服如渴不止者又依前頓服外台三引古今錄驗云若六七日熱盛火心煩狂言見鬼者絞人糞汁飲數合

松峯說疫引昔人云疫氣邪正混合倘邪勝正衰則危藥之苦寒者傷胃溫補者助邪如人中黃之類最為合法孫生生亦云人中黃療時行熱毒為君

又一法壯年人身汗泥丸藥豆大七粒水吞之發温疫汗最

附方

唐崔元亮療時疾發黄心狂煩熱悶不識人者取大括蔞一枚黄者以新汲水九合浸淘取汁下蜜半合朴硝八分合攪令消盡分再服便差

劉松峯治温疫發黄兼呃用鮮花粉擣爛少加水濾汁數盌兑入橘皮柿蒂湯中服後漸止二三日始愈凡疫呃皆熱証丁香回逆斷不可用

集驗

天行病毒熱攻手足踵痛欲絶外台二引苑汪肘後同濃煎虎杖根適寒温以浸手足入至踝上一尺

又方酒煮苦參以漬之范汪千金同

王孟英曰此因病後時飲冷過度而致俗所謂脱脚傷寒是也愈後手指足縫出水速投苡仁茯苓白术車前子桂心煎服十劑可免脚趾脱落若飲冷雖多而汗出亦多必無此患

附方

天行虛煩不可攻交接勞復卵腫腹中絞痛便絕欲死又療傷寒病差語言書疏坐起行步勞復竹皮湯外台三引張文仲范汪同亦治大便後勞復外台三引

青竹皮刮二升約得今二兩即竹茹

右一味以水升半煮五六沸絞汁去滓頓服立愈肘後同又云多多煮之令厚濃服三升汁則愈分温五服徐徐服之千金用之治瘴氣一方勞復食復用生蘆根煮濃汁飲之

熱病此依脈經叙例作凡脈四損三日死平人四息病人脈一

至名曰四損熱病脉五損一日死平人五息病人脉一至名曰五損熱病脉六損一時死平人六息病人脉一至名曰六損或絶不至或久乃至立死脈經七引熱病

敘例同此條亦仲景方論而叔和綴入敘例者

吳又可四損不可正治謂凡人大勞大慾及大病久病之後氣血兩虛又加温疫以正氣先虧邪氣易陷氣不勝者反無脹滿痞塞之証血不足者面目反無陽色真陽不足或四肢厥逆或下利清而肢體惡寒恒多泄瀉至夜益甚反無燥渴胎刺真陰不足者應汗無汗應厥不厥皆不可以治疫常法治之誤用承氣攻下必死當從其損而調之仲伊寀隨證調治止可七分留此三分為邪出路再一擊而去之否則反留邪不出矣

雜病論輯逸一卷同年汪仲伊宗沂所箸也庚辰夏仲伊以大令分省出京之先留交文沖質疑於　家君後　家君於八月到京十一月動身旬留時少莫之攷訂因攜之湘仲伊函索者再文沖亦遂上稟　家大人辛巳秋輾轉寄到　家大人諭云其所輯頗有功於仲景論斷亦有見地惟原抄訛字太多已一一注於下我以未見友人輒為評注我心不安另抄一本兒可歸之此本汝收藏可也文沖乃問仲伊行蹤於洪良士姊丈蓋以仲伊品高不屑

為百里俟到省後即繳憑飄然遠引洪故其表親亦屬同鄉宜知其迹乃良士回音亦罔所知後聞其在津因託友帶去乃書到而人已行原件賫回此則仲伊無第三次信來之故也癸巳文沖裱醫書因取　家大人所評過本裱收之其抄本仍留歸汪幷記顛末他日晤仲伊此心固可摘示也文沖素笑竊人之書以為己名者肯尤效耶

光緒十九年正月二十有一日連文沖手記

三

脈訣訂真全冊

右寸肺胸。右寸心膻。右關脾胃。左肝膈膽。三部三也

兩尺兩腎。左小膀胱。右大腸𦙶。去聲　遵金鑑

經文寸候膻中，內下原有上竟上者胸喉中事也（前以候前，後以候後），下竟下者少腹腰股膝脛足中事也。

內經云：尺內兩旁則季脇也，尺外以候腎，尺裏以候腹中，附上左外以候肝，內以候膈；右外以候胃，內以候脾；上附上右外以候肺，內以候胸中；左外以候心，內以候膻中。

李士材因此內經之三部候法也，不及膽者寄于肝也，不及大小腸膀胱者統于腹中也。寸主上焦，以候胸中；關主中焦，以候膈中；尺主下焦，以候腹中。此人身之定位。滑伯仁以左尺主小腸膀胱前陰之病，右尺主大腸後陰之病，可稱千古隻眼。手厥陰心包絡經，從是呢？論按靈蘭秘典論十二官之相使，貴賤何如。膻中者，臣使之官，喜樂出焉。多此節經文，膻中相合，則手厥陰者實膻中也。靈樞叙經脈者包絡而無膻中，其曰動則喜笑不休，正與喜樂出焉相相合。五部營衛云：諸邪之在心者，皆在心之包絡，益知包絡即為膻中，然虛而無膻中以配心藏，日者耀壞

三焦○靈樞營衛生會篇云上焦出于胃上口並咽以上貫膈而布胸中走腋循太陰之分而行還至陽明上至舌
下足陽明常與營俱行于陽二十五度行于陰亦二十五度一周也故五十度而復會于手太陰矣　中焦亦並胃中
出上焦之後此所受氣者泌糟粕蒸津液化其精微上注于肺脈乃化而為血以奉生身莫貴于此故獨得
行于經隧命曰營氣　下焦者別迴腸注于膀胱而滲入焉故水穀者常并居于胃中成糟粕而俱下于大腸
而成下焦滲而俱下濟泌別汁循下焦而滲入膀胱焉　上焦如霧中焦如漚下焦如瀆

人生天地。萬物之靈。胎息父母。二五之精。三元一氣。三才一身。百脈流行。無形之形。一息通神。雖名血府派繼。隨氣轉運。分應九野。象十二經。吸入腎肝。呼出肺心。息歸脾元。胃陽化生。合先後天。降濁升清。流陰陽上。外衛內營。坎離既濟。動靜互根。太過不及。中應權衡。增

惟天地萬物父母，惟人萬物之靈，見書泰誓。有天地然後萬物生焉，見序卦傳。天地之性人為貴，見孝經。胎字从月从始省，人始生謂之胎。胚道家有胎息法，曰胎息父母者，胎中之息，根本父母也。兒在胎中與母氣相通，在臍帶及墜地時剪斷以棄，子通氣而臍不通氣矣，故臍帶又謂之坎炁。素問繆刺篇脈度人

三元一氣○素問其氣三注云氣應三元以成三詔天氣地氣運氣也

十二經脉應十二經水　靈樞經水篇云經脉十二者外合于十二經水足太陽外合清水內屬膀胱而通水道焉足
少陽外合于渭水內屬于膽足陽明外合于海水內屬于胃足太陰外合于湖水內屬于脾足少陰外合于汝
水內屬于腎足厥陰外合于澠水內屬于肝手太陽外合淮水內屬小腸而水道出焉手少陽外合于漯水
內屬于三焦手陽明外合江水內屬于大腸手太陰外合河水內屬于肺手少陰外合濟水內屬于心手
心主外合于漳水內屬于心包故海以北為陰湖以北為陰中之陰漳以南為陽河以北至漳為陽中之陰
漯以南至江為陽中之太陽

靈樞邪客篇地有十二經水人有十二經脉

太陰經絡
脉為血府，百骸經脉貫通。氣口成寸，大會朝宗。　陳士材

經云：脉者血之府也。又云：氣口成寸，以決死生。氣口又謂之寸口，又謂之脉口。經云：五藏六府之氣味，皆出于胃，變見于氣口。經又云：肺朝百脉。經云：經脉者常不可見也，其虛實也，以氣口知之。

難經曰：十二經中皆有動脉，獨取寸口以決死生。寸口者，手太陰肺經動脉也。

內經：肺手太陰之脉，起于中焦，下絡大腸，還循胃口，上膈屬肺，從肺系橫出腋下，下循臑內，行少陰心主之前，下肘中，循臂內上骨下廉，入寸口，上魚，循魚際，出大指之端；其支者，從腕後直出次指內廉，出其端。接魚際穴，在手大指本節後內側散脉中。

靈樞本輸篇云：肺出于少商，少商者，手大指端內側也，為井木；溜于魚際，魚際者，手魚也，為滎；注于太淵，太淵者，魚後一寸陷者中也，為腧；行于經渠，經渠，寸口中也，動而不居，為經；入于尺澤，尺澤，肘中之動脉也，為合，手太陰經也。

初持脈時令人仰掌掌後高骨是名關上　段士樹

夫人察脈非獨手也今世惟守寸關尺之法內經祇言寸口及尺未嘗有關名也

因部位內經及脈訣即歧語人迎氣口也脈訣本非王叔和書惟其以指掌後繞

骨是名關上為二寸[illegible][illegible]徽[illegible]氏脈經已言之矣內經言持脈有道持脈無[illegible]即今之診

法令病人仰其手掌後高骨掌後關前關後而尺寸定矣先下中指于關上次按尺次按寸

分

關界寸尺，量中指中節，長短疏密，依人為則。施

關脈界乎寸尺之間，先將中指曲取定關部，方下前後二指于尺寸之上。其尺寸之數即依本人中指中節為定，古人所謂本指同身寸也。故病人長則下指宜疏，病人短則排指宜密。內經注中凡刺法穴道皆云同身寸者，如此寸尺之取，名亦然。叔和脈訣又曰：瘦人當淺持之，勿重；肥人當深持，毋切輕。

至魚一寸。至澤一尺。陽上陰下。先後切脉。　改士材

行高骨上至魚際長一寸因名為寸行高骨下至尺澤長一尺因名曰尺故曰關界即寸為陽關後即尺為陰經曰月半以上同天之陽月半以下同地之陰先後依內經診法先尺後關後寸依三部之浮中沈診法先寸後關後尺各有先後也診男脉先左而後右診女脉先右而後左皆依很先後也曰切脉經云切而知之謂之巧何以謂之切以指尖正按其脉上如以刀切物而以指尖而切之也

尺澤穴在肘後紋中

右寸肺胸。左寸心膻。右關脾胃。左肝膈膽。三部三焦。兩尺兩腎。

左小膀胱。右大腸。本誤字今改為分沿大腸部分

右寸浮以候胸中，沉以候肺。左寸浮以候膻中，沉以候心。右關浮以候胃，沉以候脾。左關浮以候膈膽，沉以候肝。兩尺沉俱候腎。左尺浮以候小腸膀胱。右尺浮以候大腸。此依內經三部脉位也。內經本文，尺內兩旁則季脇也。尺外以候腎，尺裡以候腹中。附上左，外以候肝，內以候膈。右外以候胃，內以候脾。上附上，右外以候肺，內以候胸中。左外以候心，內以候膻中。前以候前，後以候後。此諸家解說互有參同，總以內外二字詮釋未明之故。

御纂醫宗金鑑，始援右關外以候胃，內以候脾，高訛正外內二字之義，皆為浮為外候，沉為內候，外候主府，內候主藏，不必改經文而于部位亦脗合，當從之。原注云：內外二字，前人多誤。尺部一脉前半部後半部為訓，更者以內側曰內，外側為外，為說皆非也。蓋脉之形渾淪一綫，並不兩條，亦不兩截。若以前半部後半部為言，則視脉為兩截矣。若以尺內側、尺外側為言，則視脉為兩條矣。故知之說皆非也。細玩通章經文，自知其為傳寫之訛。當若論于脾胃，則曰右外以候胃，內以候脾，于脾蓋外以候府，內以

候藏，內經脈要，確也。曰考，故當外以候胃，內以候脾之內為正。其
尺外之外字，當是裏字；尺裏之裏字，當是外字。中附上左右之
內外字，皆當從之，故不循舊圖所列，以符
外候府、內候藏之義也。前以候前，謂關之前寸也；後以候後，謂
關之後尺也。上竟上者，謂上盡魚際也；下竟下者，謂下盡尺澤也。
按此候脈部位，依李時珍脈訣云：心肝居左，肺脾居右，腎與
命門居兩尺部。此四句之義，以心為左寸，肝為左關，肺為右寸，脾為
右關，部位自是不易之論。惟不及候腑，其義以為腑氣統于藏也。又候
又分腎與命門各居左右，似不若兩尺兩腎之說為的也。依
全錄此文，則臟腑各有所配，而於部位上下又不相隣，亂其可
信也。似較李士材原文又簡而易矣。故以此為[illegible]
肺在人胸中，部位最高，肺氣偏右，故于右寸候之。肺下即心，心在胸
之膈中。心外有胞絡，胞絡包在心上，其下有膈。膈以膜與心相連者，又謂之
膻中。經云膻中者，臣使之官，喜樂出焉。李士材以胞絡屬右寸，不知以
膻中候之也。且經文明云膻中也。右寸肺外即是胸中，都會胸膺也。在肺
下心上。凡人五藏，肺在心上，脾在心下，俗語亦云心在肝上，言心不[illegible]
所用也。大學云人之視己，如見其肺肝然，猶言不止見其心也，肺肝且見矣。

何況手心乎。訣云：自看肺腸，六者此義。肺居其在上右，腸言其所在下者，即膀與肺為表裏。兩臟寄附，故肝上，肺葉偏右大，肝葉偏左大，其中葉為大支，即腕此寄，肝上有膈，係在脊骨，其膈即胸膈也，前為胸，後為腰。分子其中為膻中，此分肺心肝五部位也。右關脾胃，脾胃主中州，胃為水穀之海，上接咽嗌，下連腸腑，皆水穀之道路，故候在右關。三焦之論諸說紛紛，今分候三部，亦仍合藏府而候其氣所。兩尺兩腎，腎本為牝藏，有兩枚，在脊骨兩旁，貼膜內，其亦在脊背中，而上通腦髓，下通尾閭，即謂之命門，乃受之父母者，先後天化之原，皆出于此，其命所謂元陰元陽也。此道以前，說謂坎離之根也。右左分屬之，則右為陽，主氣，主火；左為陰，主血，主水。此所以為兩尺兩腎也。左小腸膀胱，右大腸給其，即從文說謂尺內兩旁，則季脇也。季脇旁脇下軟肉處，屬腹之說所謂尺裏，以候腹也。季脇分屬尺內，則左尺內屬左季脇，右季脇屬腹，皆小腸膀胱部位也。右尺內屬右季脇及腹，則皆大腸部位也。依人身藏腑部位，大腸自左盤至右，其接小腸自右盤至左，三焦道膀胱在二腸之中，偏左邊，故以此候之也。

男左大順女右大正男尺恒虛女尺恒盛　攷士材

秦越人云男子生于寅寅木陽女子生于申申金陰故男脉在關上女脉在關下是以男子尺脉恒弱女子尺脉恒盛

尺膚曰靈樞邪氣藏府病形篇曰脉急者尺之皮膚亦急脉緩者尺之皮膚亦緩脉小者尺之皮膚亦減而少氣脉大者尺之皮膚亦賁而起脉滑者尺之皮膚亦滑脉澁者尺之皮膚亦澁　又尺熱曰病温尺不熱脉滑曰病風此所言尺亦謂尺膚也

關前一分右合左風 金鑑原改二李本文

應作右義不同

氣口人迎右義各不同 改二李文

氣口人迎 靈樞終始篇云不病者脈口人迎應四時也又云少氣者脈口人迎俱少而不稱尺寸也如是者則陰陽俱不足補陽則陰竭瀉陰則陽脫如是者可將以甘藥不可飲以至劑又云人迎一盛病在足少陽一盛而躁病在手少陽人迎二盛病在足太陽二盛而躁病在手太陽人迎三盛病在足陽明三盛而躁病在手陽明人迎四盛且大且數名曰溢陽溢陽為外格脈口一盛病在足厥陰厥陰一盛而躁在手心主脈口二盛病在足少陰二盛而躁在手少陰脈口三盛病在足太陰三盛而躁在手太陰脈口四盛且大且數者名曰溢陰溢陰為內關又云人迎與太陰脈口俱盛四倍以上命曰關格關格者與之短期 靈樞四時氣篇云氣口候陰人迎候陽

上三

神門命門生生根，原元氣窟宅，尺沉勿失。删改

瀕湖此節：神門決斷兩在關後，人無二脉病死不愈。

士材作：神門屬腎兩在關後，人無二脉必死不救。

金鑑：命門屬腎生氣之原，人無兩尺必死不痊。

神門者心經之動脉，王氏又訛神門決斷兩在關後，並指尺中腎脉而言。蓋神門者之也，神門決斷之在兩關後，即其命門之三焦主于大中抑之謂。人云人之有尺，譬如樹之有根，水為天一之元，先天之命根也。其小隆動脉之神門，即氣交論中有神門絕死不治。其以在掌後銳骨之端，乃人心氣之出，主關者一身，其穴原在腕之內旁，乃手少陽脉之動脉也，而不係于手關也。故神門為命門係之手字死也。

脈有七診。曰浮中沉。上竟下竟。左右推尋。金鑑改二字

浮者指輕下在皮毛之間探腑脈也表也中者略重指按于肌肉之間候其胃氣也半表半裏也沉者重下指于筋骨之間察其藏氣也裏也上竟下竟者尺為下寸為上由寸而上之至魚際由尺而下之盡寸口也但又曰竟者盡也注文上竟上者胸喉中事也下竟下者少腹腰股膝脛足中事也左右推尋者即注文左外內右外內訣謂推而外之內而不外者有心腹積也推而內之外而不內者身有熱也注文又云推而上之上而不下者腰足清也推而下之下而不上者頭項痛也按之至骨脈氣少者腰脊痛而身有痺也此皆推尋之道七診之法盡是文中也

文

疾遲小大寒熱陷下，九候察獨七診相參　增　此宜移至所謂脉胃之後

三部九候論云：察九候獨小者病，獨大者病，獨疾者病，獨遲者病，獨熱者病，獨寒者病，獨陷下者病，此因上文七診之病而推類及之也，然名七診。靈樞邪氣藏府病形篇云：諸急者多寒，緩者多熱，大者多氣少血，小者血氣皆少，滑者陽氣盛，微有熱，澀者多血少氣，微有寒。

三部九候。各浮中沉。每候五十。方合于經。李士材

寸為上部主天，關為中部主人，尺為下部主地。以三部各有高下，則寸為浮候，關為中候，尺為沉候。三部各三候，是謂九候。內經所謂三而三之，合則為九也。每候五十者，出自難經，合大衍之數也。脈五十動始一周于身，不滿其動而止者，是氣之絕也。此經脈之常，臟腑之準也。此就手太陰脈而分三部九候脈法也。依經文三部九候法，則寸口脈只為中部天一候耳。故中部之候雖獨損，與眾藏相失者死；中部之候相減者死。其所云中部者，乃手太陰寸口脈也。

別有動脈，指導神形。曰上中下，分天地人。增

顴頰耳前。經渠歧骨。下足三陰。肝腎脾胃。從金鑑

此明三部九候之別脈，不僅在寸口也，故曰別有動脈。注云：所謂三部者，上部、中部、下部。部各有三候，三候者，有天、有地、有人也。必指而導之，乃以為所質神形者。經文云：故形藏四，神藏五，合為九藏。形藏四者，一頭角，二耳目，三口齒，四胸中。合之心神、肺魄、肝魂、脾意、腎志也。

素問三部九候論云：上部天，兩額之動脈；上部地，兩頰之動脈；上部人，耳前之動脈。故云顴頰耳前也。又云：中部天，手太陰也；中部地，手陽明也；中部人，手少陰也。註：以手太陰肺脈在掌後寸口中，是謂經渠；手陽明大腸脈在手大指次指歧骨合谷之分；手少陰心脈在掌後銳骨之端神門之分。故云經渠歧骨也。經云：下部天，足厥陰也；下部地，足少陰也；下部人，足太陰也。故下部之天以候肝，地以候腎，人以候脾胃之氣。註：謂肝脈在毛際外羊矢下一寸半陷中五里之分，臥而取之，女子取太衝，在足大指本節後二寸陷中。足少陰腎脈在足內踝後跟骨上陷中太谿之分。足太陰脾脈在魚腹上趨筋間直五里下箕門之分，寬鞏足單衣沈取乃得之，而動應于手。候胃氣者，當取足跗之上衝陽之分，穴中動脈乃應手也。注文：是上部[illegible]脈，是天以候頭角之氣，地以候口齒之氣，人以候耳目之氣。

五藏本脈。先審形象。左寸心部。浮大略散。右寸肺位。浮濇而短。肝脾兩關。弦長而緩。腎尺沉候。滑實以濡。

濡讀為耎即軟字　跋李士材

頷頰耳前。經渠岐銳。下足三陰。肝腎脾胃。　接上分天地人段

經文云、上部天、兩額之動脈、注、在額兩旁、足少陽脈氣所行、上部地、兩頰之動脈、注云在鼻孔下兩傍、近于巨髎之分、足陽明脈氣所行、按鼻孔下挾並外字之訛、鼻孔下非頰也、上部人、耳前之動脈、注云在耳前陷中、手少陽脈氣所行、中部天、注云、手太陰肺脈也、在掌後寸口中、是謂經渠、動應于手、中部地、注云、手陽明大腸脈也、在手大指次指岐骨間合谷之分、動應于手也、中部人、注、手少陰心脈也、在掌後銳骨之端、神門之分、動應于手也、靈樞持鍼縱捨論、黃帝曰、手少陰無輸、心不病乎、對曰、其外經病而藏不病、故獨取其經於掌後銳骨之端、正謂此也、故此云、額頰耳前經渠岐銳也、腎字全訛、本云寸口岐銳、今作經渠、依經文也、下足三陰、肝腎脾胃、依經文云、下部天、足厥陰也、下部地、足少陰也、下部人、足太陰也、故下部之天以候肝、地以候腎、人以候脾胃之氣、依經中云、脾脈在魚腹上趨筋間、直五里下、箕門之分、寬鞏足單衣、沉取乃得之、而動應于手也、候胃氣者、當取足跗上衝陽之分、穴中動脈乃應手也、足少陰腎動脈、注、在足內踝後跟骨上陷中、大谿之分、足厥陰肝動脈、注云、在毛際外羊矢下一寸半陷中、五里之分、臥而取之、動應于手也、女子取太衝、在足大指本節後二寸陷中是也、

12

胃陽生氣中州流，命门相火兩腎審。此五臟外最要之脈，即言脾胃也

瀕湖於此只有脾胃中州浮流之句，又有脾胃屬土脈宜和緩，命為相火左寸同斷。士材此節有右尺相火與心同斷，心火之右天部位，即故刪改存之。金鑑無此二義，殆以本節但言五藏也，茲五藏脈神全賴胃陽胃陽也

四时平脉。緩而和匀。春弦夏洪。秋毛冬沉。並金匱

瀕湖 春弦夏洪秋毛冬石 四季和緩 是謂平脈

士材 春弦夏洪秋毛冬石 四季之末 和緩不忒

脈要精微論曰 春應中規 夏應中矩 秋應中衡 冬應中權

に

太過實強，病生于外；不及虛微，病生于內。瀕湖內篇　內經文

注文只言在外在內也　此節士材全須同

脈逆四（反）時命羅兩殯。五邪四塞。理由生魁。

厥涸，譬如節段刃，春得秋脈，死在金日云云。土材刪之，所以爲未至應驗也。其實五行生尅之理，萬物莫能逃其數。人生天地間，豈反不驗？內經于脈理言之再三，四時五行之論，後人實不得其元妙，其精之及數理，誠似易失之，鑿而不知非也。故特得取經文附此，金匱亦未及之，求其文義易曉故耳。

內經：脈得四時之順，曰病無他；脈反四時及不間藏，曰難已。脈有逆從四時，未有藏形，春夏而脈瘦，秋冬而脈浮大，命曰逆四時。風熱而脈靜，泄而脫血脈實，病在中脈虛，病在外脈濇堅者，皆難治，命曰反四時。平人氣象論

五邪所見：春得秋脈，夏得冬脈，長夏得春脈，秋得夏脈，冬得長夏脈，名曰陰出之陽，病善怒不治是。宣明五氣篇

春不沉，夏不弦，冬不濇，秋不數，是謂四塞。見至真要論

脈弱以滑，穀徐而和。精[脈]神胃[脈]氣，司命無訛。故士材

瀕湖作四時百病胃氣為本，平脈貴有神，不可不審。士材云：其下

之句全經其關之

平脈往來從容同等，浮大而濡，名曰緩也。

平人氣象論云：平人之常氣稟於胃，胃者平人之常氣也，人無胃氣曰逆，逆者死。

注云：脈弱以滑，是有胃氣。又云：穀氣之來也，徐而和。又云：脈以胃氣為本。又云：人

水穀為本。

凡診病脉。平旦為準。虛靜調息。形色同審。改李士材

𢿥湖作調停自氣呼吸定息四至五至平和之則下簡意賅惟不及平旦

士材作凡診病脉平旦為準虛靜寧神調息細審

金鑑則字改作審再字未安

脉要精微論：診法常以平旦，陰氣未動，陽氣未散，飲食未進，經脉未盛，絡脉調勻，氣血未亂，故乃可診有過之脉。切脉動靜而視精明，察五色，觀五藏有餘不足，六府強弱，形之盛衰，以此參伍，決死生之分。　又持脉有道，虛靜為保。春日浮，如魚之游在波；夏日在膚，泛泛乎萬物有餘；秋日下膚，蟄蟲將去；冬日在骨，蟄蟲周密，君子居室。　又云：能合脉色，可以萬全。以赤脉為心，白脉為肺，青脉為肝，黃脉為脾，黑脉為腎。　又云：形盛脉細，少氣不足以息者危；形瘦脉大，胸中多氣者死；形氣相得者生，參伍不調者病。　又云：形肉已脫，九候雖調，猶死。見三部九候論。　靈樞邪氣臟腑病形篇云：夫色脉與尺之相應也，如桴鼓影響之相應也，不得相失也。此亦本末根葉之出候也，故根死則葉枯矣。色脉形肉不得相失也。又色青者其脉弦，赤者其脉鉤，黃者其脉代，白者其脉毛，黑者其脉石。見其色而不得其脉，反得其相勝之脉則死矣，得其相生之脉則病已矣。又云：先定其五色五脉之應，其病乃可別也。調其脉之緩急、小大、滑澀，而病變定矣。　又平人而氣勝形者壽，病而形肉脫，氣勝形者死，形勝氣者危矣。

脈合度數。氣行可量。一呼一吸。六寸相當。一十六丈。二尺以長。呼一吸。六寸相當。晝夜八百。十丈為常。

脈行一日。漏下百刻。一周數息一萬。三千五百。氣周五十。畢大會。準則以長候息。二百七十。改瀕湖一周循環。水下二刻。

此二條見瀕湖論平脈法中云水下二刻一周循環

一呼再動。一吸再動。呼吸之中。定息五動。閏以太息。合五十動。一周於身。身生是奉。不滿其動。臟氣必空。四十動內。短期計歲。十動以內。短期日候。無病有病。持此推究。怒鬱悲憂。太息時有。詐病飲倦。常兼欠瘷。瘷即嗽字增約改士材原文

平人氣象論云人一呼脉再動一吸脉亦再動呼吸定息脉五動閏以太息命曰平人平人者不病也常以不病調病人醫不病故為病人平息以調之為法

浮循皮脈○沉按筋骨○中候肌肉○輕重如菽○增

此由浮沉中三候而先定脈之浮沉也

揔要曰持脈之道有三輕手循之曰舉重手取之曰按不輕不重委曲求之曰尋

此即浮中沉三候法也

菽譬傷寒論平脈篇云脈有人以指按之如三菽之重者肺氣也如六菽之重者心氣也如九菽之重者脾氣也如十二菽之重者肝氣也按之至骨者腎氣也注云以菽衡脈較指力輕重不衡[illegible]較辟力也五臟在軀殼裡有高下不定用指力按之有輕重[illegible]按菽大豆也即今黄豆

三至為遲遲則為冷（以寒論）六至為數數即熱（多火）證轉遲轉冷轉數轉熱（合瀕湖原文全改）

遲數既明。浮沉既別。兩兩合較。內外因得。外因于天。
內因于人。天有陰陽。風雨晦明。人喜怒憂思悲恐
驚。改二字

不內之內。飢飽勞倦。診在勞倦右關。虛實證斷。

不外之外。跌仆悶亂。兩尺未散。形神合看。增

二李于內外因數內後無不內外因一層似三因者缺也據金鑑有飲食勞倦診在右關有力爲實無力虛看四句注云爲不內外因也不內外因不特此二者也故補此句也以取不外乎內外越以爲不內之內不外之外

浮陽法天。輕清秋月。厭厭聶聶。如循榆莢。舉手有餘。按
指不足。如風吹毛。如水漂木。有力洪大。來盛去悠。
無力虛大。遲而且柔。虛極則散。渙漫不收。有邊無中。
其名曰芤。浮細為濡。綿浮水面。濡甚則微。不任尋
按。革按鼓皮。芤弦合看。

陂士材

沉陰位地。冬營名別。又謂之石。如水投石。筋骨乃得。尺腎主脈。沉極為伏。推筋着骨。有力為牢。大而弦長。牢甚則實。浮沉剛強。無力為弱。柔小如綿。細直而軟。如蛛絲然。陂士材

汝

遲脈藏寒。一息三至。緩駛于遲。春風柳如。遲細為濇。往來蹇滯。結則來緩。止而復來。代亦來緩。止不能回。陽微危殆。二損一敗。

汝士材

數脈搏疾。六至一息。陽脫陰絕。七疾八極。往來流利。滑珠應指。急數為緊。切須極似。數時止。其名為促。數兼豆搖。動脈無惑。

李士材

弦與短長。寸口是量。弦直以長。挺指弦張。真藏胃氣。勿柔勿剛。短不滿部。縮縮傍徨。長過本位。迢迢備詳。閱者診短。强長其常。

按士材以部位定長短法也

一脉一形。各有主病。候必相兼。氣常互應。改士材

診法大綱。一脉一形。各有主病。原兼通情。外審形癥。内凝心神。二十九道。次第推尋。擬改

三

長爲氣治，短爲氣病。長宜見尺，短宜於寸。長具候闊，短要不論，實牢弦緊。多驚長癰，滑微動結。少氣短空，浮長風病，沉短痞塞。增

經云：寸口脉中手短者，曰頭痛；寸口脉中手長者，曰足脛痛。

素問玉版論要論：脉短氣絕死。

長爲氣治，此經旨也。而脉要精微論又有心脉搏堅而長主病，及肺肝脾胃皆有搏堅而長之脉，此長脉之爲邪也，其爲病在搏堅，不獨在長耳。然肺氣往滿來往，右寸長，脾大中逆在往，左寸長，人身氣血此盈彼亦盈，不必拘二寸部位。胃脉本宜不長，理而尺於候，惟首浮長、洪長、沉而長，宜爲無病。脉若浮而長，則胃氣不浮，主喘逆，主腰腳痛。然此尺爲長脉，其人性躁急，尺部首見横理不微，寒者不待按指而見其經無驗，按其尺鋒，推而上之，則莫能究其數，視其尺澤，當跳動也，亦爲大厥，又六如此

遲主藏寒。陽衰陰干。有力為痛。無力虛痛。益火消翳。毋伐胃肝。汝士材

118

數陽主腑狂煩躁，吐有力，氣力虛火，實大瘡瘍附鬼兇

產而數 汝士材 常

滑爲妊娠。主痰主食。尺滑蓄血。寸滑吐逆。非數非動形象迥別。

汪士材　婦人體肥者往往脈滑易於作妊　脈看男子酒家痰飲脈亦多滑滑爲氣病不滑爲病　蓋滑主流利氣行之兆也

注云陰陽相遇曰滑滑即濇也

注

女子脈滑而調爲妊子之兆男子見之非痰飲即停食也如尺見之爲蓄血而寸見之主吐逆滑數相似滑如珠而數六至滑脈如珠動脈搖搖在關上如豆矣經云婦人手少陰脈動甚者妊子也並與滑不遠然究有區別

卅

濇少精血，氣滯寒淫，反胃結腸，自汗津竭，女子不月，孕婦胎病（改去材），輕刀刮竹，病蠶食葉，參伍不調，止散，格格（今增）

注　尺中見濇，男子為少精或吐血，女子為少血閉也。若見濇脉，多由肝脾氣滯，寒淫在中，血津液衰少，則上為反胃，下為結腸矣。兩寸見濇，則為自汗，汗乃心液，由皮毛出，故肺亦常病候也。女子見濇脉，必月事不調；若孕婦見濇脉，非漏胎即多腹痛脹痛，主胎病。皆濇病難。輕刀刮竹，脉挾之濇之形狀，言其難也；病蠶食葉，慢而艱見。李時珍濇脉形狀詩：素問云三五不調者病，此言濇脉也。李氏又云：散止依稀應指間，格格不通之意也。

豁豁然空。久按全無力。遲大而寬。隱指虛脈。愊愊而強。浮沉皆得。長大微弦。應指實脈。沉實陰實。寒實虛熱實。虛正氣虛。實邪氣實。內因多虛。外因多實。脈虛血虛。脈實血實。實常有餘。虛常不及。寸虛失榮心肺諸疾。尺虛腰疼。主傷精血。左關見虛。陽衰氣弱。右關見虛。常飢難化。實是陽鬱。痰火食積。狂煩昏亂。二便閉結。實在寸中。風熱面紅。實在關中。痞悶結胸。實在尺中。腸腑不通。伏實壽考。數實兇重。虛虛實實。實知方六七七痛。虛微好脫。虛損藥中。元氣未復。候其脈。

增

北

東南沉浮虛脉澀死沉虛浮博弦毒痛

長短脈體。尺寸（部位）先就。遲數脈度。氣息次候。
滑濇脈象。心指中會。虛實脈情。形神外究。
此八脈者。各相反對。不主時令。先為一類。

此承上文八脈之名也。長短為脈之形，以部位求之者也。遲數為脈之度，
以氣之宜，以息之慢遲而候之者也。脈之滑濇由于轉節之難易，指
下與心中相合，便能知其滑濇。脈之虛實由于其情，于盛衰合
形氣精神于外而推究之也。凡此長短、遲數、滑濇、虛實之脈，兩
兩自相反對，不如春夏秋冬之各主時之令，故列之于先，以自
為一類。以下言脈之主時者。

浮

浮陽主表。風淫外邪。有力表實。無力表虛。浮遲風虛。浮數風熱。浮緊風寒。浮緩風濕。浮虛傷暑。浮芤失血。浮洪虛熱。浮微勞極。浮濡陰虛。浮散陽越。浮弦痰飲。浮滑痰熱。浮細氣少。浮濇血瘀。　改士材

注曰浮脉教長為瞬作註：浮不躁者皆在陽則為熱　寸口脉浮而盛者曰病在外　陽明脉至浮大而短　是肺脉。肺脉來如物之浮如風吹毛曰肺死　秋肺如浮　秋脉者肺也其氣輕虛以浮來急去散故曰浮　其氣來毛而中央堅兩傍虛　此謂太過病在外　其氣來毛而微　此謂不及病在中　秋脉而脉浮大者曰逆四時　秋得肺脉者曰逆　陽脉不浮濇脉浮者死　胃脉并浮為風痹　白脉之至也喘而浮

沉隱裡病。七情氣鬱。有力痰積。無力鬱結。沉遲虛寒。沉數熱極。沉深冷痛。沉緩水痰。沉牢痼冷。沉弱寒熱。沉弦飲痛。沉細虛濕。沉伏吐利。沉滑痰食。改材

弦脈浮上。按如琴弦急。春應肝膽，皆氣無失。木怒鬱熱。土傷魁賊。主痰主飲。脾寒生濕，渴泛頭痛。脅脹腹疼。雙弦冷痛，單弦飲癖。弦遲陰寒，弦數燥熱。弦大虛煩，弦小拘急。

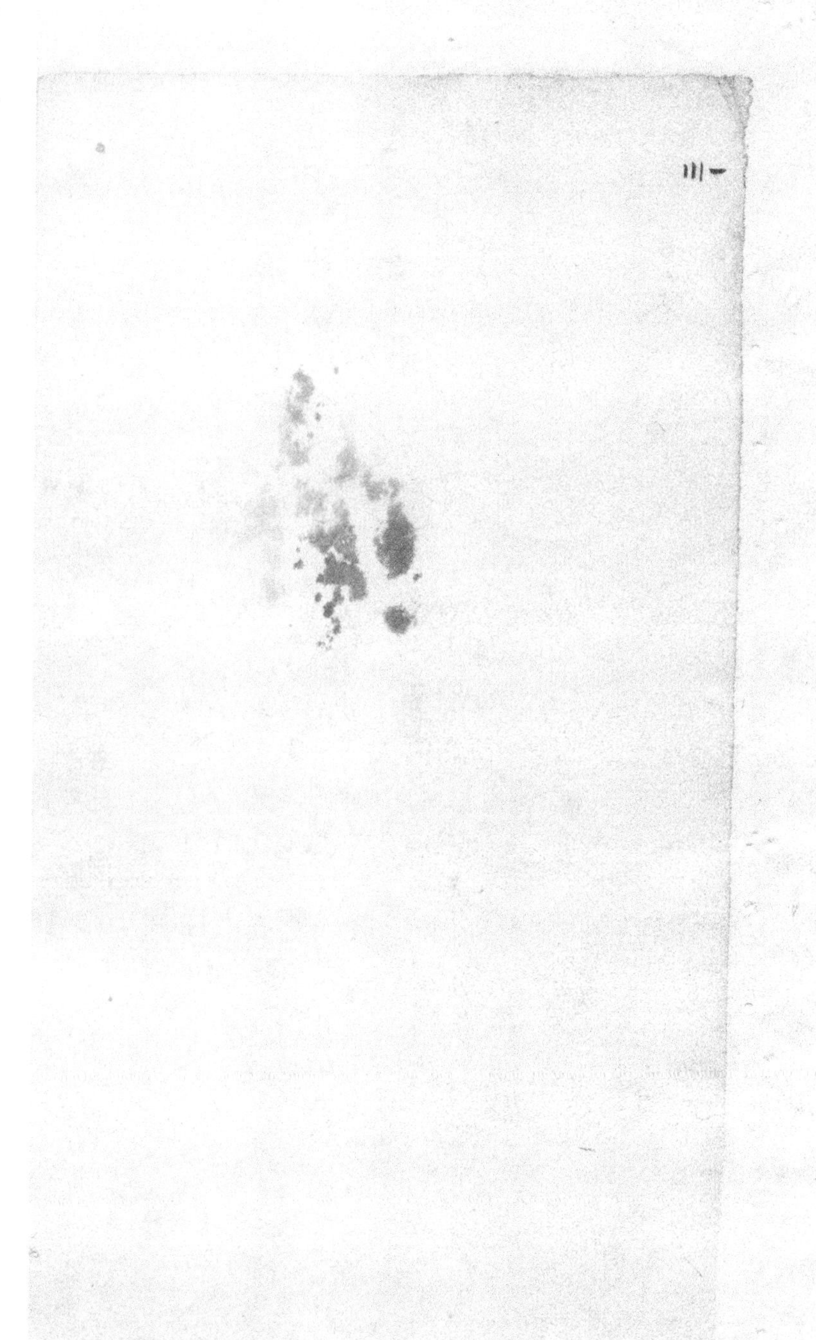

洪為清陽。浮滑弦長。應指滔滔。至若波瀾。夏令心脈。鉤形同觀。實而無力。大病進看。去衰來盛。君相相干。升陽散火。秋冬亦忌。久嗽失血。肺金不堪。脹滿泄利。脾土受戕。相火炎炎。熱在胃脾。關洪胃[illegible]。肝[illegible]酸。尺洪[illegible]溺。陽亢嗌乾。寸洪多氣。形瘦[illegible]。

素問曰大脈而長曰洪脈洪即大也夏脈如鉤鉤即洪也大脈鉤脈俱歸洪脈

按即洪脈此注大脈古洪大二字通用內經云大則病進獨大者病寸口脈大堅以濇者脹脈大者寒熱在中肺盛脈大不得偃臥

緩因附脾。脾五土居。浮沉與俱。遲數回真。〔無集〕神氣和平。臟與相須。不大不小。不疾不徐。春主運病。過便脾虛。陽風陰濕。或衝其飾。緩澀血少。緩弱氣虛。緩滑內熱。緩大痹疼。

緩脈注云：陽脈浮大而濡，陰脈浮大而濡，陰脈與陽脈同等者，名曰緩也。注云：緩論有力無力？又論其浮其沉，如陽脈陰脈左右脉之俱浮而大也，則有力可知；其見濡也，則有力而和柔可知。

卅三

診詐病法　仰面不驚起而睡視　三言三止　脈之咽唾　持脈病人欠

向壁臥　口含血謂則吐血盈碗盛盆　以荷葉湯洗面則晦滯色如時犯

火礶打肉上則起泡色紫津津流水作痛　背伏磚上腹上則腫皮皮起泡

偃臥鼻息以烟薰之　不言語以火炙之　辛鹽跌作瘀手如欲泡　口吐白沫

項强　作狂言　言語多古怪不避親疏禁之愈甚　不食　跌仆鬭毆者假傷法

脉名見于素問者　脉要精微論　長　短　數　大　上盛　下盛　代　細　革　搏堅而長　實而滑　急

疾　徐　虛　實　沉細數散　浮散　躁　數動一代　滑　濇　弦　鉤　石　毛　弱

從上擊　以而堅　浮而盛　沉而弱　沉而橫　沉而喘　盛滑堅　小實而堅　小弱以濇

滑浮而疾　濇而滑盛而緊　濇濇　尺麤　動　濇大而長　乍數乍疏乍短乍長

浮大而短　一候後二候後三候後　沉細懸絶　盛躁喘數

春弦 陽中陰 肝右關中脉 端直以長如張弓弦按之不移綽綽如按琴瑟弦 狀若箏弦 從中直過挺然指下

弦陽中陰 數弦 革弦而芤如按鼓皮

革陰 動陽 弦反 結 往來緩時一止復來 累累如循長竿曰結 促 往來數時一止復來 動乃數脉見于關上下無頭尾如豆大厥厥動搖

弦太過 緊 往來有力左右彈人手如轉索無常 數如切繩

細陰 弦不及 微 極細而軟按之如欲絕若有若無 細而稍長 細 如絲

少年 無根 細而直而軟若絲綫之應指

陽中陰

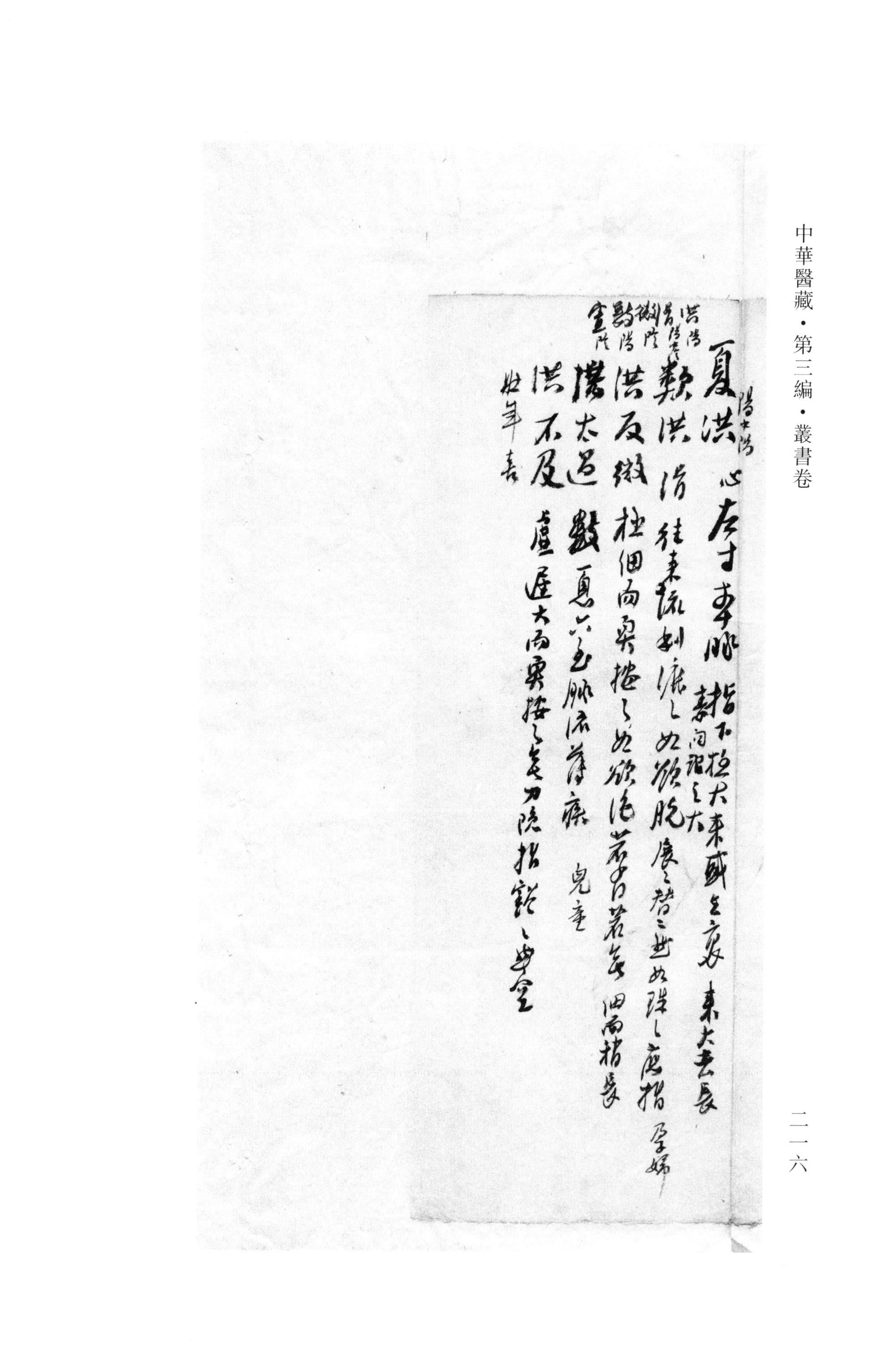

陽中陽
夏洪 心 左寸來脉 指下極大來盛去衰 來大去長

數洪 滑 往來流利 漉漉如欲脫 展展替替 如珠之應指 孕婦

洪反微 極細而更軟 按之如欲絕 若有若無 細而指長

濡太過 數 夏見六至 脉流薄疾 兒童

洪不及 虛 遲大而更按之無力 隐指豁豁然空

壯年者

浮陽　芤陽中陰　散陰　軟陰

秋浮（陰中陽）肺右寸本脉　舉則有餘按不足 微風吹鳥背上毛 厭厭聶聶如循榆莢　如水漂木 如捻葱葉 素問又謂之毛 胃者

數浮芤　浮大而耎 中央空 兩邊實 中空外實 狀如慈葱　三部脉芤見長病得之生 卒病得之死

浮反沉

浮表過散　散脉大而散 有表無裏 渙漫不收 無統紀無拘束　至數不齊 或來多去少 或去多來少 渙散不收 如楊花散漫之象

浮不及濡　輕手相得 按之無有 如水上浮漚　極軟而浮 如帛在

中氣一悲（小中）

沉陰 伏陰 牢陰中陰 弱

冬沉（陰中陰） 腎兩尺本脉 左尺尤宜沉 重手按之而骨乃得 如綿裹[illegible]而 内剛外柔 如石投水 按之果然

數沉 伏重按著骨 指下裁動 脉行而[illegible] 間又沮之 [illegible]

沉反浮

沉太過 寒[illegible]

沉不及 弱[illegible]而沉細 按之乃得[illegible]者

老年[illegible]

緩陰　濇陰　促陽　結陰　代陰

陰陽和平

中央緩　脾右關本脈　緩脈去來小駛于遲，一息四至，如絲在經，不卷其軸，應指和緩，往來甚勻，如初春楊柳舞風之象，如微風輕颭柳梢。胃氣為本

對緩　濇細而遲，往來難，短且散，或一止復來，參伍不調，如輕刀刮竹，如雨沾沙，如病蠶食葉

緩反　促來去數，時一止復來

緩太過　遲一息三至，去來極慢

緩不及　結往來緩，時一止復來

~~代動而中止，不能自還，因而復動~~

無病時　夏忌

短長 陰陽
實 陰陽
緒 陰

長（陰陽有相）

而圓本脈 右尺亦宜長 不大不小遲遲自若如循長竿末梢爲平

長爲氣治 如引繩如循長竿爲病

數長

長反短 不及本位過指而迴不能滿部

長太過 實強洪緊弦牽大而長微弦 過指悄悄而動

長不及 牽似伏似伏實大而長微弦

壽徵脈

爲 [illegible] 如不中止不離自然過圓而復動

浮沉遲數滑濇虛實長短洪微緊緩芤弦
革牢濡弱散細伏動促結代

以上李瀕湖脉學二十七道脉

浮沉遲數滑濇虛實長短洪微細濡弱緊緩弦
動促結代革牢散芤伏疾

以上出診家正眼二十八字較李氏多一疾脉

浮洪虛芤革散微沉伏實遲緩數結促代弦
緊長短細濡弱濇滑動

以上七表八裏之脈雖以革歸芤下牢歸伏下仍當丹上脈也

遲數浮沉滑濇弦牢革實虛微散芤伏濡弱
結促代細緊洪動長短

以上共廿七脈

傷寒論仲景論脈曰縱橫逆順反覆高章綱惵卑損

內經論脈曰鼓曰搏曰堅曰横曰急曰喘曰躁曰疎曰格曰關

右脈訣訂真一卷　家大人己巳年命沖輩學醫時所詳加攷訂務求其真者也　家君之言曰臨症不多不知病之變化即使偶肰中病依然死方讀書不多不知脈之真諦所以率爾操觚無非影響故命沖詳玩所批脈訣規正外又合取醫宗金鑑脈訣李瀕湖脈訣李士材診家正眼是者遵之非者改之缺者補之冗者刪之凡三易稿而成此本授沖誦之迄今一展卷猶仿佛侍讀時也

光緒癸巳正月二十四日男文沖恭記

望診補一卷

五二
十五一五

髮

髮色黑根青不卷曲不枯直如漆之光明如墨之潤澤其人必性情和平氣血充足天庭高厰玉枕平正鬢角潔白主吉

髮長主壽髮短主夭髮潔主貴髮濁主賤

髮根青白明淨長而應稍不粗不細不曲不直其人必聰明

髮根黑暗如目垢帶天庭枯眉尖粗黑或曲如藤蘿或破如縷然者其人必愚蠢或濁富

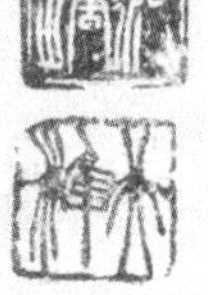

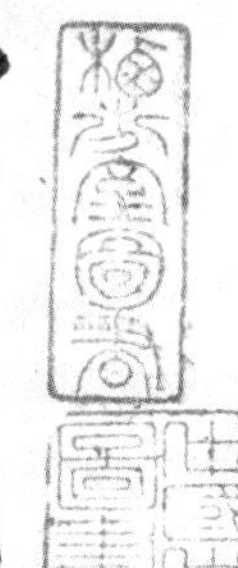

髮白如羊毛俗名羊白頭為杜日此髮色如金絲者吉若白如麻皮絲者主賤遇月蝕亦白

髮紅如西人紅毛者主肺氣虛其人常有嗆咳痰

髮頂大，其辨瘦精者吉，不瘦精者主賤，侵侄常撫辨大頂

髮禿，痔小兒主脾病，大人年枝髮禿，必有大病。若病後

髮光或禿，後復生，血氣之如細且長，氣血衰也。女子新婚後

髮禿及產後髮禿，俱主氣血交虧，脫陳如草木之根枯

葉也。落生瘡後髮禿，不生，以生薑擦之。

髮細如絲，撥之癢，少而黯長，氣衰血少也。

髮長血餘之人，病雖剃，每日不長，髮長乃其生氣尚存也。若

髮根枯白不生者，病必死，生氣已絕耳。髮以火燒之，則融化如血餘，故益

髮根上生白屑者，此小時未難服。髮結至其內，皆如裹，排不結髮

上，動之則痛不可忍者，曾用輕粉、烏梅二味為末，入之病人

蒼髮根上熱氣而結。

髮生歧枝者，其人多勞心，俗語云麿的頭髮生丫枝也。或又云頭髮多丫枝者，其人必犯雷霆死，有一丫者，有二三丫者。

髮中汗出者，胃熱病，有胃脘病，胃熱病者，食入胃後消氣蒸蒸，頭面皆汗，其人必肥胖多痰，脾氣虛使然，此其人不病則已，病則必重，胃火過甚，病情常顛倒，不与平人同也。至于胃脘，髮中汗出如油者，則鼻糊，必胃冷汗，而鼻脚亦冷，死在頃刻間矣。又有並勞攝其汗出时，髮亦常潤，亦不假。

髮根有稀有密，此由禀氣不同之故，小兒初生时，視其胎髮柔密而黑者，主順主壽，主易長養，若黑而稀密及粗硬而黃者，其母氣血必虧，又有一種，東鬆西稀者，俗名雀兒頭，又有近頂一圈獨稀露根者，俗名紫楓頭，主夭，多病者難于長養。

髮生禿瘡，有燥濕二種。燥者多由先天胎毒，或其母氣肝火太旺，或其父因宿娼後，梅毒未淨而交合成胎者，為難治。男子八歲以上起者，必十六歲始愈；女子七歲以上者，必十四歲始愈。又有一種因風濕起者，謂之肥瘡，肥瘡積久，生出髮禿，亦是燥者，難治。濕者可治，至髮禿瘡之濕者，或瘡瘍流水，或結痂出膿，流血搔癢者，有出證者，有血熱證者，有風燥濕證者，又有陽虛腦髓不足之證者。當息其病源而治之。此病多起于病後，或貧孤無依者往往有之。又有先天稟熱使然，及風土相沿傳染者，如其父禿，其子亦禿者，謂之先天稟氣。然此生禿瘡，久久延及他人者乃

風土相沿傳染者概謂之一路病多癩子癩子即痲瘋也亦由
人亦不少或云雞頭刀有以傳染與說亦有理
髮有脆者翻者翻者主壽脆者主夭主凶亦有生熱病日久而髮
髮脆者不可因其髮脆從治不治
髮中生虱其虱如墨其生起時人不見也秋天最易生于髮根
墨墨如條貫珠雞虱出後其殼其粘連髮根也治法多用
用水銀同油茶葉拌碎擦之次日即死蟣則死後從生矣此
水銀有毒須之中其毒者口中腐爛臭穢當禁牙齦因而潰
爲妙者之次治之之法桃葉搗爛拌樟腦少許擦入數
中立能蕪死虱蟣而于人無傷凡生虱者常面黃肌瘦頂中
結核
髮一名頭毛人身之毛在頭爲髮在口爲鬚在頰爲髯及內經

所言毛悴色夭時者，實黄毛髮向上不為指爪毛也。

髮長在女子由二七，在男子為二八時，此亦不必定也，大約年數之大小不必過於此，壯實者常不及時而長，虛羸者雖過時亦未長也。

髮與齒異體同類，齒根乾枯者其髮亦乾枯。

髮際高于天庭，髮角方圓稱之，不論男女皆主清貴。

髮根多垢膩者，由父母稟氣使然，主愚濁卑賤。

髮際以上面髮黄及眉心如汗斑作青色者，其人肝葉焦，過鼻灼死患。雀斑者不在此例。

髮角過高主年親殤。

眉

眉不主病，而其形色可以視病也。大旨與髮相同。

眉柔而清長者主貴，故媚字從眉也。硬而粗方者積長壽。

豎直相眉，須法詳名相書。

眉肉通肝，治腳麻者，各別左右以口津塗之，立止。

眉毛枝脆落者主不吉。小兒疳疾亦脫眉。小兒髮亂者

盡眉拔者，麻風人脫眉者，亦多至死。

眉高于耳者主名大。爾雅云：目上為名。詩云：猗嗟名兮。

眉古文從目，象眉間肉紋也。厂，眉形也，從目在目上也。通作麋。詩云：螓首蛾眉。人眉曰蛾，蛾眉則象蠶蛾姿美。

4

眉中生乾癬，多由少陽毛孔既被搔，搔眉毛脫根，間起白屑

天庭

天庭在人身最高之分，氣運之最先者也，明亮者吉，晦滯者凶。初起病即天庭晦滯者，多不吉。

天庭關乎氣色，可以觀人生死，故呂祖製以一枝梅盦之，以觀吉凶。

天庭在髮際以下，面部以上，其人喜怒哀思等情，皆可一望而知，隨其面色而消息之。大約紅者喜，青者怒，白者思，黃者憂思，黑者悲哀。婦女見天庭晦黑者，主不月。高年人顏色蒼老，面多黑斑者，不在此例。

天庭要寬闊，其間中峰高突者主貴，女子亦然。相家認之玉枕紋，主生貴子。

天庭色白中有紅紫浮氣暴見如霞者，主卒病，主凶，有病主死。

天庭光亮如油者，其人非酒客，即是痰飲。

天庭蒼黑，田野老者多如此，不可認之濕熱。瀕海人亦然，以海風色黑，以人故飲色亦黑也。

鼻

鼻為五官之長，人於胞胎中先長鼻，故人呼鼻祖。鼻梁上貫腦，下抵唇，外居人身之至中，内通天氣于至微，故屬肺之竅也。

鼻柱不直者主不吉，性多險，或云南人多正鼻，似西北鼻正于南方，而高麗人鼻則皆正也。

鼻柱又謂之鼻梁，梁起四凸者主其人有阨逆事，其高突者，尤主孤貧，俗諺所謂孤峰獨聳也。

鼻梁上通腦穴，下通命門，又主一身呼吸之出入，或胃病、肺病，故令鼻梁崩壞。鼻梁崩壞，俗呼酒齄鼻也。

六

6

酒病亦往往如此。少年斷喪太過，胃元不足，上果亦崩。如宿娼染毒，及中寒氣者亦然，且往往遺毒于子孫。大麻風鼻果崩壞者，死不治。

鼻果作痛，皆肺熱，皆胃虛，皆脾胃元氣不足。肺熱宜辛涼清其熱，胃氣虛宜溫補，調其脾胃；脾胃元氣不足，宜甘溫填補中州。又有服辛熱太過，而鼻果作痛者，因肺熱燥。又有受毒藥薰蒸之氣，毒氣由腦門而作痛者，如巴豆入鼻，令人腐爛；硫黃之氣入鼻，令人脹痛；水銀毒氣入鼻，令人鼻痛作乾，面腫，甚根鼻爛；烟燄入鼻，令人鼻痛如裂。鼻乾者宜用油潤，及甘草水洗，或用土氣始少衰，又有於鞠絲綿衣服，其塵入鼻，因而流佈鼻塞，久久鼻黑作痛者，以清水及丹華水吹之，使氣出，則愈。腦漏亦鼻黑作痛。

鼻赤，赤人謂之肺風，有黃粉刺者，有白黃粉刺者，黃粉刺者，其鼻頰左右肌孔粗，四肢手擦之，如有粉出，此在女子多有之，鉛粉之毒入肌膚也。又有少年心不靜而患此者，或其父母遺毒使然。或有方書歎倒散，予于女中嘗加龍膽亦驗。或云須食清膏花也。好男風者，鼻赤，亦必燒，其脈角數燥者是也。酒皶肺風鼻赤，多由醉後當風，其鼻皆紅，名曰鼻皶也。

鼻爲肺竅，而心肺同居，其氣之呼吸，由氣管以通達腦門。內經云：心肺有病，鼻爲不利也。如鼻塞不由風寒，往往由中氣痹塞，有不聞香臭者矣。

鼻淵俗呼腦漏。經云：膽熱移腦，令人辛頞鼻淵。頞者，眉間也。膽有熱則自鼻腔以上作辣嗅，如人飲苦茶一般。鼻淵者，鼻流清濁涕，有熱者，有冷者，有臭者，有不臭者，有稠濁者，有清稀者，皆由腦門爲患。熱而臭稠濁者，屬熱，宜涼散，及泄肝火。若不臭且涼，涕清稀者，屬虛寒，宜溫補腦，如杞菊、鹿、潛、衣數者也。其治標，理膽熱，蒼耳子、辛夷、藁本、蒼耳丸方。

八

鼻齆成瘡，本由肺氣不清，濕熱積久者甚也。既云鼻齆瘡，

則專由鼻齆矣，宜一併齆治。

鼻瘜　鼻中生瘜肉也，與鼻痔不同。其瘜肉自腦門掛下，又謂

之鼻箭，又謂之鼻橫。此病多因憂鬱人，或讀書人，亦多

思頭讀文者，多患之。鼻因果纖疾、思慮不遂者，亦有之。

不盡在常有之。古方用硇砂散，不可亂擦。

鼻翅　古人雖分左右，以左為肝，右為肺，其實鼻淡內庭脈

管也。肝位在左，依脈換移，腦鼻淵例論之，以鼻淵並不為

在鼻孔也。鼻翅因腦內鼻未生換停瘀，又有腑府鼻翅者。

鼻通天氣，故子時則左右鼻俱通，他時則左不如右，右不

8

又左太府于午卯丙辰六自鼻竅俱通

鼻孔如烟煤者死。此者人常讀也。出熱病初津焦燥，但使其口齒未枯，發未直者，可挽回。令人常以水與飲之，以水潤其鼻孔，久之則烟煤亦可自轉而為清竅矣。

鼻衄由于臟腑火，其人常以手指挖鼻，自覺辛辣疼而熱，或兼或便血、咳咽喉，乃由食其臟，積久則大衄而死，治之之法宜以甘潤藥，不宜用涼散。

鼻黑燥而乾燥，其人神臉賁而溢，當而瘖痛。

鼻孔外癢者，主孫生多矣。

鼻涕與眼淚俱出于腦，人悲哀動中，則先淚後涕，風熱害

九

表則光澤浮漂，寒邪粗糙則鼻流清涕，又有粘膩衣及礙

藥流涕者，多噴嚏

鼻常噴嚏，其人無他病者，為中氣不足之，不宜重鼻，宜補之。

鼻流臭水，腦砂者，難治，補其肺胃，延年而已，其人多

健忘，腦乏記性也，此病有出路，治以天羅，天羅絲瓜也

鼻髓多由腦絡下墜，其根骨已崩壞者，氣息停塞者不治，按

補氣藥，使通呼吸，宜止酒，嗜者不治

鼻瘡

瘡生鼻孔內，但覺鼻中癢，外腫，氣悶，心中如煎，甚則

頭面有青氣者，是將生毒瘡，按瘡治之，亟宜解毒，傷人

最易，暴治以五倍子末，及杓定等藥，此證多生于晚生者

9

鼻乾症，是陽明病者，人不識察，當其病鼻乾者，其人欲以手指挖鼻孔，當時微見血，但覺鼻孔內燥，日漸消瘦，癒亦不療，或反沉睡者，但昏昏然，此名臟腑初起，可法以清肺潤燥法用之。然其後往往大動而死

鼻爛成孔症，多是麻風及黴瘡也。然予見一張姓者，兄弟母孝，母死後之棺痲，俗說須孝子鐃之，姓者之竟鐃之，由是遂鼻爛去，似此則屍臭薰人，爛鼻益之，屍氣與人精之毒，其理亦大。麻風鼻爛，崩陷而死

一

目

目者，精明之竅，五藏六府皆係焉，古人有五輪八廓之說，然其實由于腦系也，故目光精明者其人精，目光渾濁者其人愚。

目上眉下謂之眼，主人名聲之高下，清秀者貴，昏濁者賤。有姿媚氣者，雖清秀而終賤，有渾厚氣者，似昏暗而亦貴。

目多威者，在女子主夫不順，在男子則多懼內。其淺白如睡、目無神色者，常防傷于賊，在女子主不壽，至年則遇陷。

目上視、旁視、下視，其人言語總不相欺者，其人多詭詐。

目突人多躁急凶猛，主横死暴亡，此類人患外感，如瘟疫及傷寒，雖輕亦重。

目內皆有竅，上通腦內，名為睛明穴，腦汁注于此，為目案
藏精之所。待論者看眼法，以豬棱摑入其竅，令人
眼界頓爽，然自此目精外泄矣。西洋人取中國人有
目疾者，以銅管插入，呼其水而洗之，洋人
知其竅通
腦精也。
予曾見金琨和
之文書，謂肥多疾者，每以指捺其睛明穴，則白漿外出
如射然。其漿如痛內膠汁，蓋即腦漿也，惟為眼光不徃
而已，亦別見此篇。
目黑之珠中有瞳神，蓋即所謂眸子也。眸子中皆有人相見時寀

十一

如水如鏡並並之人形也，因諸物皆有影，惟人形不尤，面目畢肖也。俗語戲孩童云：我眼中一隻小狗，你眼中一個仙人，即是此理。

目內眥目角出通腦門，所以瞑汗，此脈叢集空之，則汗出。

目形說話時容易閉者，或以目上仰而說話時則閉其目之皮者，其人多詭詐，雖外面有物名聲而內為其人文

(11)

六(一)

證治鍼經廣證

中風

中如射之中，蹤迸而至者，中絡中經中腑中臟之别，六淫風寒暑濕皆言中，而惟燥火之氣不言中者，以燥火之氣無形也。

傷寒論中，如云太陽中風，陽浮而陰弱，彼謂中風與經同也，不可因其名同而混視之。

脫異於厥厥者氣逆脫者氣絶也陽脫者汗見
陰脫肌熱目盲如霍亂轉筋奄奄一息惡懸強蹲垂之
將滅精脫者耳聾氣脫者目不瞭血脫者汗出粘

頭痛 内傷时痛时止 外感常痛不休時有抽搐

惡寒 内傷得衣而温 外感雖近烈火仍惡寒

發熱 内傷熱在肌肉以手捫之熱從内生 手心熱 外感熱在皮膚以手捫之熱覺稍輕 手背熱

自汗 内傷氣虚短促之初知自汗惡寒 外感語言高氣粗促

鼻不和 内傷氣短而喘或不聞香臭 外感鼻塞氣促而喘

附十四

不食

渴

發熱

寒

汗

聾

內傷

口中無味

初病即渴 飲亦甚少

手心熱 晡熱 胸口熱

熱而無汗 夜熱

愈汗愈熱

外感

聞食即惡

三日後渴 其飲必多

手背熱 背後熱 足下不熱

雖汗熱不解

心虛自汗　胃怯自汗　肺氣不固自汗　胃熱自汗　脾元敗自汗　房勞自汗　酒食傷中自汗　久行傷腹筋傷自汗　作勞太過自汗　怒氣動發自汗　風熱客表發熱自汗　暑傷氣自汗　寒犯陰陰自汗　久病陰虛及陽自汗　風溫病熱邪傷液自汗　感邪六七日邪解自汗　陽脫自汗　交合雲雨自汗　女子行經（煩燥）自汗　小兒痛疾自汗　久虛痿自汗　嗜啖氣逆自汗　過食酸合自汗　寢露遇熱自汗　溫瘧自汗　瘵饑家膈上自汗　大便脹墜努力自汗　瘧後自汗

汗後脊脇　汗後心悸　汗後口渴　汗後筋惕　汗後咳逆

手心汗　足底心汗　腋汗　膝上下汗　腰下汗　陰汗　心口汗　頭汗

缺盆以上頸以下汗　鼻準汗　額上汗　四肢汗　處膏血汗

附十七

虛勞治序　脾虛治序　傷寒後治序　蓐勞治序

氣虛治序　孩子治序　妊婦陰虛治序　[illegible]

胃絡治序

大渴非盡實證

大汗亡陽亡陰忽渴渴而脹口思飲飲而患燥與之涼飲立斃

暴泄下注者腸液枯竭胃汁不存然大渴隨飲隨泄此不可與

涼飲宜重用溫補不言古熱飲而能吐以溫藥而涼與之立亡

如與涼水大飲而死

附廿二

真心痛吐血　肺癰肺痿吐膿血　鼻衄吐血　自鼻衄若吐
胃熱吐血　勞損心勞吐血　欬傷肺絡吐血　内傷胃
絡吐血　積怒肝膽吐血　日暮怒傷肝吐血　暑熱
傷榮吐血　醉後吐血　飽食傷中吐血　飲食受傷血
燒酒櫻桃楊梅等食太過吐血　蟲毒吐血　卒然氣鼓
吐血　喘逆吐血　嘔血　咯血　欬血　九竅一齊衄血
下焦上熱吐血　女人倒經吐血　跌撲損傷刑杖吐血
黃癉吐血　癆病吐血　勞役傷胃腰痛吐血
大怒狂叫吐血

氣鼓衄血　風熱傷肺斑疹未發衄血　傷寒紅汗
衄血　鼻淵客熱犯腦衄血　肺熱右鼻衄血
肝熱左鼻衄血　胃虛下寒衄血　督脈虛弱衄血
胃熱薰蒸衄血　肺癰鬱熱衄血　暑熱犯腦衄血
狂怒思慮衄血　清君常衄血　洗面衄血
下元虛弱陰冷衄血　風熱客肺目赤眥腫衄血
醉後思色婦經衄血　小兒疳熱衄血

衄血皆格陽

諸見血于上者，病日久或暴甚，詢其足下冷，視其顴上赤者，皆是格陽。宜用溫藥涼飲，導之使下，血自歸經。不可用涼藥。十藥神書所服涼藥者居多，至即此難也。此病不必論其脉之數不數，但以經治法為上。

又附廿三

付廿六

悲傷脾治便血　腹痠　腰以下痛

飲酒無度傷及脾絡便血　腹脹腸鳴時甚疼泄

思慮傷脾便血　不能作勞一勞便氣墜

脾熱下移大腸便血　嗜茶飲或氣不上升　燒酒者同

北方人喜食檳榔日久破氣并便血　檳榔大能破氣

北方地燥上廁時地氣薰蒸腸風便血　上廁時辟歷有聲

多飲燒酒辛辣之人便血　辣茄喫過路反能清腸火

努力傷脾胃陰絡便血

烟飲太深腸枯努力硬掙燥矢便血　矢如羊子

胃火太旺思戀不遂出門遊逛腸中燥矢便血

洪漢易見果有是也！

[illegible]便血

跌撲傷及脾胃，俱便血

大腸中有痔漏，便血，時有刺痛

胃熱，便後下血，喜睡，或不成寐

臟毒便血，與內痔同而少異，便堅帶膿血

脈痔便血，脈痔者，痔之一種，其出血如線，多在糞前

飽食後喜睡，困而腸澼，腸澼久則便血

脘脹便血　氣虛也

肝氣不攝，令人便血

心虛脾氣不能振，亦便血，此多思慮傷脾同

便血日久因勞身疲力陷腹臍下墜其氣不勝者非升補

又附十六

不爲功升補中必加風藥以風藥於升用酸斂辛溫之

奏奇效

入房汗出中風則為風勞，其病初起腰痛微欬，氣逆，飲食無味，初起即宜補揚脾之氣，不可用提肺之氣藥，須用攝使實其表，為人則嗜淡，則成勞瘵。但宜收納胃之氣，用滋補之藥。女子經少而之後俱效。小兒肺風疾，當以人參和以茱萸子為宜，湯內飲之之，立止。一補一清，其神妙不可言之功不可測也。

頓嗆多患於小兒其症初起微欬或發熱或不發熱愈欬愈甚聲嘶氣急面赤身常欲俯一嗆則連聲不絕甚則吐乳且吐衄目圍俱成紫青者其初起左脇下有一點作痛嗽時必捧腹胸兩肩傾亂子因之多成肺風痰喘其積子成壅閉往往羸瘦古方多不甚詳治法初起宜通血絡用丹參當歸之類嗽後必須滋補首務如補腎花菓服之人參之類久欬因其舊達中法第一方用麻黃鷺鷥涎及合蛤蟆法又有[illegible]蝦蟆于病人之為僕其欬時蛤蟆一叫病即去矣此魘鎮法此病為傳

附卅五

肥胖多痰　酒家多痰　烟飲人多痰　膏粱厚食者多痰　瘦人陰虛火炎者多痰　食粥易生痰
多服搜剔津液者多痰　病痙邪留脾絡者多痰
胃液不下行滋生胃陰者多痰且流涎　果菜類易生痰
氣不化精津液凝滯成痰　飲食不為肌膚化而為痰
胃水上泛為痰　喜飲濃茶者多痰　食細糖多生痰
食甘過多生痰

失音與嘶不同　多食菌蕈聲嘶　喉中如有物梗住
高聲大叫及歌唱聲嘶甚則失音　產前胞繫聲啞
瘡毒攻喉聲啞　疹攻喉閉聲啞　寒傷係由暴飲冷聲啞
楊梅毒攻喉聲啞甚則喑瘖也喑瘖症　中風失音舌本強也

二十

脾氣結不食　思慮不食　胃寒不喜食　酒飲入胃
氣食傷不食即成酒膈　蓄血在胃不食　飢傷不化
食　不思食　不嗜食　不能食　食則病作　勞役傷脾胃
氣不化津液為汗所蹈不能食　瘧疾汗出太傷胃液
不食　文人用心過度心脾氣結不食　思食不得食　及
不能食

寒邪嘔吐　熱病嘔吐　大病後胃熱虛煩作嘔

時常作吐　肝胃氣逆嘔吐　久病胃虛嘔吐

痰病嘔吐　少陽病嘔吐　停飲嘔吐　內癰胃脘嘔

吐　飽食後入房勞力傷脾胃閉塞陰不能上升先腦

問痛後刺嘔吐　寒瘧兩三陰發時嘔吐　婦人肝氣傷

胃滯無自挖咽門取吐始快　老年陽虛風木自動頭眩

脈浮且厥嘔吐　痧中風嘔吐　痧受風邪直犯傷胸

令人嘔吐　吸患吐瀉後胃口尚有一塊時痛或作楚

常至嘔吐　久含芥氣令人嘔吐　食毒蕈令人發痙

惡心甚嘔吐　酒醉傷胃嘔吐　烟醉嘔吐　休息痢嘔吐

噤口痢嘔吐

凡噎膈初起不能食者，但詢其胃氣尚喜何物，俾易食之，徐徐探其情意，或漸從所能食者加增，或擬同類之品試之，使能食矣。若必隨其平日常食品，則必格格不入。

瘧

老年間日方寒熱丨瘧　溫丨不止　鬼丨喜柔　脾寒嗌丨

久丨不止　三十年丨　老丨勞丨　寒丨往劇　寒丨積丨

虛寒丨瘧　壯丨多寒獨熱　虛瘧發丨　少陰丨瘧

厥陰肝丨　虛丨自汗　太陰脾丨　少陰腎丨　丨瘧渴甚

瘴丨　瘧丨　痎丨寒熱　新久丨瘧　男女丨瘧　諸丨煩熱

丨後怯弱　五積丨瘧　痞丨瘧疹　食丨積丨　丨發黃汗

邪氣丨瘧　久丨傷瘧　截丨瘧　胸脅脹丨　咒禁治

熱丨渴　風痰丨瘧

秋燥　司天在泉陽明燥金　金燥如木裂衣血皺

交年燥如便閉皮膚乾燥髮悅津液衰少此如

草木入秋而枯也　竅婦[illegible]夫陰陽不和成燥

肺癰膏燥皮如刺　瘡瘍流水過多成燥

老婦發隙癃血燥　其病狀頭疼甚時有風屑

面燥生白屑風　久瘧汗后過勝之底口燥

老年人氣血不行腳皮枯燥　山居人多燥

陰氣不上升喉嚨乾燥　生裂紋如鱗

胃陽氣火氣血不上逆喉中乾燥　此與蓋一瓶[illegible]理宜滋補其[illegible]

睡時開口舌根喉嚨乾燥　行

眼燥　鼻燥　西北風起面皮乾燥　唇燥

燥

燥字從火，火性躁急，故謂之燥。其為病也，鼻乾口渴，大便閉結，小便澀滴，膚如刺，毛不榮，舌胎乏液，脈多細濇是也。然胃因風而燥者，如物經風吹反成堅硬也。胃因寒而燥者，如冬月水冰並不活潤也。此二者皆能使津液乾枯，風則行其血，潤其液，寒則温其氣，補其液。

近今吸烟之人多燥病，如胸痛，胃燥，大便乾結，甚至夫然其燥結血虛者，本同宜温潤，不宜燥熱，宜通腑，不宜補塞。

婦人臟燥，治其病如藏，如果血不化液，肝燥所致。

老年腸燥，亦是胃液不能生化所致。

小兒病疳，多是燥病，疳之言乾也，其病多鼻乾澀癢林

燥，搔頭挖耳，口乾渴多，宜溫潤脾肺。

酒釀為性燥之物，莫

大荒後疫　大饑後疫　大兵後疫　四時不正之氣成疫

屍蒸為癘成疫　積屍之氣成疫　瘴氣成疫

正氣充疫　忠臣孝子節婦　秘氣不受疫　下家和睦元氣平日固　飽食醉後氣足不受疫　胃氣充滿

煙飲人不受疫　肺氣收斂　富家不貪財心正氣壯不染時疫　附邪鬼不

平時辟疫　勞事避疫　清貧人不受疫　強盛不受疫

出蘇古張

20

斑　疹子夾斑　毒盛發斑　邪陷陽明　痘瘡發疹斑　面部風斑夾疹

傷寒發斑　項間流毒發斑　收斂冷斑　似疹發斑

瘟疫發斑　氣離血散發斑　風淫入絡發斑　風濕發斑　天行發斑

麻風發斑　疹後餘邪發斑　解風疹似斑發斑

婦女血風發斑　酒醉當風發斑　胃熱發斑

黑斑　藍斑　紫斑

疹　疹不透　疹頭痛　疹出刺　疹後刺　疹不退　疹腰痛　疹不快　疹泄瀉　疹發喘　疹後浮腫　疹瘖

風濕發疹　癮疹　發熱日久過服解表發疹

天行痘疹　夾斑疹　咽喉疹　四時風疹

楊梅瘡疹　大麻風疹　乾疹濕疹　血分風疹

悶疹

瘟疫有由天行者，往往此方如此，彼方亦如此，病遠近數千里，傳人一也。有由地氣者，
此方之病，不與彼方相同，或在一鄉一邑，或在一隅，遠近數十里，長幼老小，無不患
是病也。有由人事者，春夏之交，有風溫之病，夏秋之交，有暑(?)痉(?)之病，此其常
也。或時氣不正，或治不如法，從傳人經冤鬼祟為病，互相傳染，男婦老少，其一病
如一，其亦病如斑疹痧子，或喉風等證，每一疫行，初必甚，傳人甚，後必有(?)三
味藥出而後可療也。如道光元年之吊腳痧，天下通行者也。咸豐之十一年
癸亥，其病相同而藥術當少，此皆天行也。道光甲午年夏，杭州患風溫(?)，
合梨者必不死，時梨木蒙(?)至千餘文一枚。咸豐初年時行爛喉痧，傳人最
速，後用膽木海(?)者不死，以其能開肺也。同治乙丑丙寅以後，京師患喉痧(?)，
往往一家滅門，死者不少，而治愈者亦多，究其法，豈(?)即用刺喉出血，然(?)後(?)
神(?)人用淳(?)鼓及喉科藥，甚如其法而用之，輒死，不如其法而後存(?)者(?)，
治法亦未必盡死也。後太醫院有刊書(?)，[illegible]業(?)病，雖少亦殺(?)
而傳人亦未嘗不多，竟不明其故，亦持[illegible]人救人隱說，而當時莫該(?)言(?)
者亦從忍而已，蓋王法所不能禁也。

附三葉二十

23

心為君主之官，主藏神者也，焉得疾痛。凡人之心痛者，皆胃脘痛也。或膻中氣滯與痰，亦令之作痛，俱近心之部位，亦令人心悸。內經有厥心痛之肢冷厥逆也，至于真心痛者，隨作隨死，百無一生。古方所謂九種心痛，皆是胃痛也，若心之君主，心之宮矣。

附三类十九

少陰頭痛　便溺頭痛　讀書埋頭作痛　女子針黹頭眩搖頭作痛　楊梅瘡頭痛　暑積閉胃頭痛　感寒發痙頭痛　風濕頭痛　胃熱自汗頭痛　裝飾衣灰塵入鼻頻嚏頭痛　多食硬物頭痛　多食辛辣傷腦頭痛　少年斷喪頭痛　染受瘴氣頭痛　產婦受風頭痛　臥露濕風頭痛　女子行經時未殘丈夫交接頭痛　思慮傷腦頭痛

附三類廿二

傷酒胃痛　傷食胃痛　飢飽不時胃痛　努力傷氣胃痛

過食辛辣津液乾燥胃痛　久汗液枯胃痛

宗氣不足陽虛失運胃痛　多食破氣耗血物胃痛

毒藥誤投胃痛　寒客中焦胃痛　胃元衰

弱胃陽不化胃痛　茶水過飲胃痛　跌撲胃痛

痰飲胃痛　梱積生蟲胃痛　色慾過度胃痛

中華男婦俱常有肝胃痛病醫者或以爲寒或以爲積氣以
爲積滯而不知皆非也蓋因其人勞力受傷其營氣
胃爲胃閉胃液不能上升則營氣日益虧而於是飽
不日飽則氣滯餓不日餓則氣虛此種須佐以大補
氣血使營宮厚實漸漸愈矣用不得一切平肝降氣藥
也且用不得枳殼枳實等辛辣取其暫快一時而後
愈發愈甚。津液日益耗而病根日益深乎平日於此須
治之何難矣平用甘緩建中一法也此病日久胃中更
有虫但亦不可不知藥中惟花子麻角膠韭子荔枝一類
爲藥對證

三卷廿四

談本人針蒲女脇痛由久經埋歐位東流攻脇痛
傷寒少陽傳蓄脇痛　損疾脇痛　吐血脇痛
久欬脇痛　內癰脇痛　賭勞脇痛　酒飲脇痛
痰飲脇痛　蟲積脇痛　久吐傷液脇痛　努力脇痛
久思太勞大叫脇痛　烟飲脇痛　菸毒不宣胃氣
脇痛　多食發氣肝逆脇痛　憂思不遂脇痛
久行大渴引飲水停脇痛　絡虛脇痛　婦人乳汁衰
少脇痛　跌撲脇痛　久不除痛如刺如傷脇痛
肝氣鬱滿脇痛　肝氣瘀塞脇痛　疝氣上逆脇痛
入房太甚脇痛　停食脇痛　婦人乳汁欲回不回脇痛
婦女肝鬱由于失偶脇痛　房勞過度精汁缺少脇痛

肥人痰濕氣滯脇痛

中氣受傷脇痛

大怒叫號傷氣脇痛

大勞大怒

三夫 廿五

腎寒腹痛　腸滯腹痛　大泄腹痛　痢疾腹痛

虫積腸脇腹痛　疝積腹痛　瘧疫瘴瘄腹痛

大便燥結腹痛　胎前腹痛　產後兒枕腹痛

室女行經腹痛　未行經交合腹痛　寡婦幽女腹痛

色慾過度腹痛　飲冷感寒腹痛　憂思傷脾

氣虛腹痛　跌撲傷腸脇瘀血走注腹痛

兒不能言時作啼煩肢冷自汗知其腹痛　努力腹痛

病之危殆按其少腹堅硬眉皺作觸者知其腹痛

久不孕育乃令人氣滯腹痛　其在產發動腹痛

小兒將生臍注腹痛

證治鍼經廣證

先天稟氣成症　小兒初生胎症　發身時肝經相火滯成症　思慾不遂思精不泄成症　入房太甚勞力成症　勞役遠行傷血成症　肝腎濕氣及苗卵成症

酒醉傷榮入房成症　大怒大叫號氣傷下陷成症

瘡疥瘡瘍遺毒入絡成症　子癰囊腫似症

生臥溼地及熱炕成症　女子症

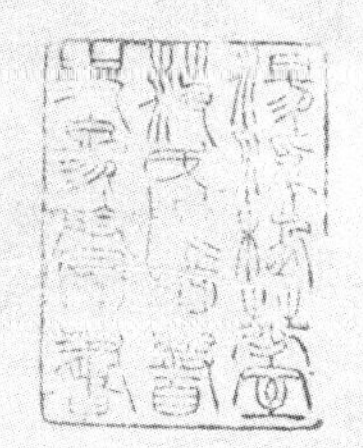

耳輪風癬　孔子耳輪瘡爛　女子穿耳成瘡

腎虛耳痛　肝熱耳痛　遺毒及胎元停耳

耳痔　耳瘡成膿　耳內生疔　耳聾

耳後骨槽風　耳摺月蝕瘡　耳輪凍瘡

耳菌　耳游風

三庚卅八

婦女目疾　多食目疾　酒熱傷目　多食辛辣傷目　男風損目　多熱損目　頭風損目

熱物辣氣薰蒸傷目　先天稟氣不足目呆

小兒近視　痘疹入目　產後風傷目

昂首高吟傷腦鼻瘜　裝棉令人噴嚏

埋頭讀書及女紅針黹頭眩鼻衄　毒藥傷腦鼻病

多飲燒酒令人鼻赤　嬖妾產鼻赤

房乳傷人鼻齆　多憂慮腦空鼻瘜

牙症

牙疳　青腿下疳　走馬牙疳　齒牙縫出胃液與[illegible]

精同類　遺生交接似齒咬齒上出精　瘋犬咬人生病由其[illegible]

出精說　胃火熾盛交接时咬人　咬牙出瘡出竅

齩牙遲早　小兒牙斑　牙齒上連腮●下連胃

牙齒病宜向膽腮　食酸牙軟　食甘牙疳　牙叉發

骨槽風　產後牙肉不固　牙衄　胎孕牙病　牙生[illegible]

陽痿外宜插入陰中一門

睾丸損壞陽痿

胃衰陽痿　胃火熱胃陽痿　見色起中陽痿　思想不得陽痿　陽事方興驟有驚恐陽痿　酒飲過度陽痿

色欲太過陽痿　想欲過甚陽痿　肝熱兩脛陽痿

積不化氣陽萎　勞役傷陽陽痿　中寒陽萎　濕熱宗多

明陽萎　經月不轉陽似萎非萎　陽縮陽萎

滋補陰中　努力太過陰中　思想不得陰中　丹石藥毒

勞發陰中　氣泄陰中　火不成癃陰中　絕慾太早陰中

老年虧危陰中　庭不合服藥誤用附子陰中　勞心過甚陰

附三炷

暴言惕成驚　胃言囈呼驚　因病致驚　雷驚

思慮必過成驚　神識過勞易致驚

驚悸面麻心跳肉惕

脫肛

〻〻不收　下痢〻〻　積痢〻〻　痢疾〻〻　〻〻歷年

虛汗〻〻　〻〻氣秘　風秘〻〻　痢漏〻〻　老少〻〻

便血〻〻　下血〻〻　肛〻腫痛　肛〻幽出　[illegible]頭挺出

〻門生瘡　惡飽肛門　穀道出痛　穀道寒痛　大腸脫下

下痢肛痛　熱腸脫痛

脫肛　痛原　久欬　久痢　便血　痔痛　努力　癖積　出能

勞力　溼滯　腸滑〻　酒痢

大便閉塞因而神昏說

經文云並精而出入者謂之魄，則魄門即是玉門，既以穀道為即魄門，故人能藏氣，則必有便溺，此為魄從下者之所守，實即以為不出此魄門乃是玉門矣。凡傷寒十日以上大便不解，因而神昏如醉如迷，重則發狂見鬼，古人以為熱結陽明胃經，故用承氣等湯下之，下之而熱退身涼，而中焦明復也。如此昏迷者，皆因而從神悍此且穀道閉塞之故，神明氣未復故也。婦人臟燥，有燥矣，係于穀道，其為痛欲溺欲歌，如有所憑見鬼神者，若然笑常者，方惟用大麥飲治。予知其為臟燥由乎血虛，血虛由乎氣液不足也，往往與滋潤沉劑，俾大便而即安，又老年臟燥，神色昏迷者，當此法而俾神清氣爽。揣度久之，知大便燥結者其魄門不能行其精氣故神昏如醉如迷如夢如癡乃手陽明病經云陽明兩陽合明也胃有積滯乃神昏譫語與足陽明不明也胃燥矣亦神昏如夢此手陽明不明也肺與大腸相表裏肺熱下移生痔漏熱令人神識不清故凡寬熱痔瘻而起亦有用涼下

遺尿

中風遺尿　腎絶主死　烟飲失節遺尿　與中風腎絶相同但令噴烟亦多自生者

烟飲人過熱病遺尿　氣虛者勿專作虛治但於本病藥中加烟　佐以烟灰

產婦努力太過分娩後遺尿　亦有被穩婆扯破脬者經月不愈常常滴瀝

小兒腦髓不足遺尿　其人頭目必呆毫無記性睡時使遺尿任人呼喚醒時又復及一合眼即遺其病多自之驚恐或男兒過嚴師嚴父或晚娘虐待女子或為婢時主母酷虐常擊其頭其兒常驚恐多生是疾俗呼尿十八十歲則腎氣稍壯總什常滿其尿漸不入愈則復自止之病矣

老年人子女往往有此疾治之以補精填補腎氣之外又治以[illegible]補腎法也盡其職於慌其父母師父主母勿嚴打并勿嚇其頭則一二年後必愈

老年腎氣衰少水道不固遺尿　欬甚肺氣下泄遺尿
胃虛陽明熱下移遺尿　虛陽遺尿　尸厥遺尿
心火妄動小便欲數是以遺尿　恐傷腎氣遺尿
腫脹日久內膜破裂或鍼攻刺太過似遺尿非遺尿
產病遺尿　小兒痼疾遺尿　諸病遺尿
孕婦久欬遺尿

时感風邪互相侵染傷風　肺氣表虛容易傷風
多夜多汗遇寒惊慄傷風　酒後傷風　怒后傷風
大勞汗出傷風　病后表虛傷風　產婦傷風
瘧後傷風　金瘡破傷風

傷風病在肺必發欬風熱欬聲必刺欬時刺痛風寒欬聲重
傷風鼻塞風郁傷頭目也風熱鼻塞發乾額微辣是知鼻
流濁肺鼻熾即是鼻病風寒塞鼻窒塞發熱惡寒鼻流清
涕初從傷風未不發熱但流清涕肺漸熱也
傷風必噴嚏隨噴隨嚏隨鼻流清涕肺未初經傷風也久則鼻不流清
涕但覺鼻乾塞間或噴嚏
傷風必鼻流清涕其肺寒清愈熱乃風熱也或初受風寒化
爲熱也如受風熱必流濁涕肺風寒鼻窒塞而不乾風熱鼻乾
而肺閉或欬聲重與疾俱[illegible]也

12

心悸

悲傷胃作心悸　水停胃脘搖動近心作悸

汗多亡心液作悸　思想無窮所願不遂心悸

蛀血日暮驚作悸　妄想貪得惟恐失望心悸

大喜心神外馳忽有驚恐心悸　便血腸絕受傷心悸

酒醉心悸　努力傷腎氣喘心悸　疳瘡去藥心悸

奔豚初起心悸　耗損心營心悸　小兒驚風甚狀然

久病補自汗胸中惕惕振動者乃是心悸　聞雷心悸

附三於

人之元氣渾然無虧也必先有勞氣而後有動氣凡動氣多在胸腹乃三焦脂膜中有破損所致難經五積六聚其動氣之病發作有定位也

勞心太過鶏鳴時尾閭跳動時或失氣　臍旁動氣

兩肋攻衝外有形而按之如筋直　努力大便股陰有動氣

賭博傷肝脇消痛背或有突胃脘時有動氣

胃氣大虛氣下墜里脈甚動偏動氣非動氣

13

胃關格者胃關格病上槁下枯噎膈癃閉關格之漸也其病多起於津液乾燥腑陽不和腸胃傳道受[illegible][illegible]失其職故耳

蟲蝕症

蟲膈　蟲蛀成瘡　發風不止　風痛　痛風　烟支痛

蟲病即古蠱證　小兒疳積有蟲　大人胃脘本有蟲

傳尸癆有蟲　痔瘡日久有蟲蝕　牙蛀有蟲蠱　痔漏蠹

齒中出蟲如蛆　諸病作蚘　蟲蝕肛門成瘡　瘰生有蟲蝕

脈癖有蟲　鼻瘜蝕生蟲　諸病有蟲蝕　嗜物成蟲蝕　寸白蟲

蟲病證據　面顴有青紫筋　常流涎　頰腮作酸　心中嘈雜

多夢　嗜物有定　腹痛　肛門作癢　嘔吐　[illegible]聲也

下唇有瘡蟲食其肛　攪腸時有蟲食腸　天白蟻有蟲　頭癢

烟瘡有蟲　疳瘡生蟲　癰疽生蟲

調經

內經言女子二七天癸至月事以時下蓋天癸與月事迥然為二天癸者天一所生之水男女皆有之月事則惟女子獨有之其應太陰故月一行象月之盈虧也下應海潮故如期而至若水之潮汐也故謂之月事又謂之月經經常月水又謂之地道因經云地道不通故形壞而無子也後人以天癸為月事誤矣月經又謂之月信信其如期也信其有常也

女子六七歲以上多致流白帶者由其母氣所摧使然非病也其人必眉粗髮黑主壽至天癸二三歲即止此症

女子十八歲以上至廿四歲者，月事不行者，乃先天天癸不足之職，由後天作勞太過，其人黃瘦夜熱，常有盜汗，治之以補胃通經，並皆藥羅之上品，流補之品甚錄多貴，頗難覓方。予曾見二十歲女子未行經者，婚後亦無孕胎，乃子此可本草綱目李時珍說，居經說不相同。

二七而天癸至，月事以時下，此其常也。此者先天稟旺，及後天怡養，如充沛至十歲左右，情竇已開，不久即行經者。有十四歲以前行經十兩次，而後悲歎嗽，夜熱，形神枯槁者，此由知識太早，其父母識字，如西廂紅樓等書，閱之者能如此。遇此等病最難受治，與其主人謂者深之，早嫁無害也，否則病勞瘵，雖病顏色甚鮮，嗚呼美人薄

女子七歲腎氣盛齒更髮長二七而天癸至任脈通太衝脈盛月事以時下故有子三七腎氣平均故真牙生而長極四七筋骨堅髮長極身體盛壯五七陽明脈衰面始焦髮始墮六七三陽脈衰於上面皆焦髮始白七七任脈虛太衝脈衰少天癸竭地道不通故形壞而無子也 天真論

任脈者起於中極之下以上毛際循腹裏上關元至咽喉其女子不孕癃痔遺溺嗌乾上頤循面入目衝脈者起於氣街並少陰之經挾臍上行至胸中而散任脈為病男子內結七疝女子帶下瘕聚衝脈為病逆氣裏急督脈為病脊強反折督脈者起於少腹以下骨中央女子入繫廷孔其孔溺孔之端其絡循陰器合篡間繞篡後別繞臀至少陰與巨陽中絡者合少陰上股內後廉貫脊屬腎與太陽起於目內眥上額交巔上入絡腦還出別下項循肩髆內挾脊抵腰中入循膂絡腎其男子循莖下至篡與女子等其少腹直上者貫臍中央上貫心入喉上頤環唇上繫兩目之下中央此生病從少腹上衝心而痛不得前後為衝疝

婦女行經之期大約以三十五年為率故往往四十歲以後經常不調或一月兩至或兩月一至竟有如崩漏者乃是子宮氣弱不能久藏血也亦有非病而至此者不能以崩漏法治愈

寡婦至四十外歲胞系及有餘火往往經血妄行不依月華常期者宜用涼血閉藥法其源不宜直固濇陰治愈固濇則愈不止

老婦至六十歲以後往往有復行經須生崇者其經亦準期俗以為倒開花不祥予家[illegible]亦未必盡驗予曾見七十餘歲八十餘歲老婦俱行經準期三四月一有兒齒出七年見齒

四十

20

調經 李時珍曰：女人之經，一月一行，其常也；或先或後，或通或塞，其病也。復有變常，而古人並未言及，在不可不知。今特其經行異常者列後。

倒經 經血逆行，不由下竅，而從口鼻出，或眼耳出血者，是謂逆行，俗名爲倒經。其有期往往相對者，不可作衄論。

居經 三月一行也，俗名按季。又有一年一行者，是謂避年。

暗經 一生不行經而能受胎，主生貴子，其子多聰明。然有孕子時不行經而受胎者，亦有天癸初通即經受胎子而行經者。

受胎後行經 受胎之後，月月行經而產子者，是謂盛胎，俗名垢胎，此經時時。此從無子，嘗見初胎孕婦每受孕後，或兩三月或三四月仍行行經，兩月于胎無害，不必用補補之，夜服平胃散，受胎數月無忽大下而胎不損者，是謂漏胎。以上經証，毋待藥調，經之使產也。然此外尚有亂子行經，又有老婦行經，李氏又未詳。今尋此見又有臨瘀日久無月，血無其經，至不行，又有娶後之後，經脈不行十餘年而壽高百歲者，又有同行女子時矣。

熱入血室證

予在松夏時曾治一婦經後浣衣着水初發熱後發（夏友患四十七姆）
肢冷神昏身體強直不能轉側予診其脈如欲絕
牙關不開面色晦滯舌苔乾燥甚因此即熱入血室證也
其初仍作邪非寒邪也詢知其因爲浣衣後得之係其母
按其手腕則亂信堅投藥不效溫補下但如治寒症
重投革散神清而目能動矣再投數劑便霍然愈一投
治藥立愈

四十三

崩淋帶下諸證日久隧道虛滑欲合之固氣從此而去正如瘀滑一般若再用動血之藥如當歸川芎之類是推瀾之使下流也庸可止乎欲止脫者必先升清降濁仿東垣老人法補益宗氣用甘溫藥類補陽固攝衝任奇脈能固經脈自調此為探本窮源之論稍佐以通降之品如鮑魚海螵蛸膠兼茜草乃內經烏鰂骨方之意也

23

癥字從徵，有形可徵也。瘕字從假，其氣假聚也。此病多在婦人，以其子宮胞中經懷妊後寬鬆其餘，故成癥瘕。血風結或以藥氣積聚所至，久之則藥力難到，痰火食積等皆能為患，氣之結也，往往成為癥瘕。

癥瘕何以獨在女科乎女子稟于肝肝主筋筋生血脈隨之
盧者衝任之血海有胞中之子宮女腹固寬然者舒其故其
經脈隧道易于成病在男子則陽道實故鮮癥瘕然如
吸烟之飲嗜酒之癖以及疝氣之攻沖亦皆為癥瘕因數
也特之主乎氣尤勝病也女子則血中之氣不但胞中能病而
胞絡皆能為病其發瘕亦仍不外陽明胃然癥瘕之病
室女少而老婦多嬌婦多而貧婦少者何也蓋婦子無邑未過
也貧婦習乎勞苦動作也

病原在六淫七情勞倦飲食起居之疾，三因中既詳不內外因也。然如蓄血傳瘵惡水六氣諸病，又自有其類證候也。而痰積瘀飲又往往各有見證，為諸病之一支端也，不可不辨。

烟飲病

目眶陷　睛不精肉眥有水如小兒欲泣時　鼻孔張　頭俯

肩聳　脇肉貼胸　語言惰舌本出聲　膈上至胸口肉吸進

食入易痛　陽事易痿　擘指灰黑　息不調　上肥下瘠

面色浮白微青　大便堅硬如彈子　多謀智　易昏易醒

脉飲到前如欲絕　過飲後與平人一般　舌苔灰膩

有酒飲者喜飲酒　果子飲者喜食水菓　形姿言肌瘦　肉飲者反肥

白色飲者好淫而促壽　身雖肥白其面皮多油光　面色雖

肥而油光　面鼻頰肉皆浮

家中向有溫熱指南一本現已兌之偶閱吳醫學講中葉天士一家所列即其書也因命姜升鈔錄一本以寄京五弟閱之即知溫病治法我嘗謂京中若冬水梅偏則風溫之在春夏交者傷人不亦凡哉古人製此極救於危殆也

葉天士　名桂號香巖世居閶門外下塘所著温證論治二十則乃先生遊於洞庭山門人顧景文隨之舟中以當時所語信筆錄記一時未加修飾是以辭多佶屈語亦稍亂讀者不免晦目烈不揣冒昧竊以語句少為條達前後少為移掇惟使晦者明之至先生立論之要旨未敢稍更一字也

温證論治

温邪上受首先犯肺逆傳心胞肺氣屬衛心主血屬營辨營衛氣血雖與傷寒同若論治法則與傷寒大異蓋傷寒之邪留戀在表然後化熱入裏温邪則化熱最速未傳心胞邪尚在肺肺合皮毛而主氣故云在表初用辛涼輕劑挾風加薄荷牛蒡之屬挾濕加

蘆根滑石之流或透風於熱外或滲濕於熱下不與熱相搏勢必孤矣不爾風挾温熱而燥生清竅必乾謂水主之氣不能上榮兩陽相劫也濕與温合蒸鬱而蒙痺於上清竅為之壅塞濁邪害清也其病有類傷寒驗之之法傷寒多有變症温熱雖久總在一經為辨

前言辛涼風散風甘淡驅濕若病仍不解是漸欲入營也營分受熱則血液受劫心神不安夜甚無寐或斑點隱隱即撤去氣藥如此種最不宜用者羚羊角從風熱陷入者用犀角竹葉之屬如從濕熱陷入者用犀角花露

胃津亡一句大得治病之竅不但治傷寒當知之即温病亦當知之不但外感病當知之即内傷病亦當知之何以會得胃津亡不食一也發汗二也服表藥過劑三也不養陰而用躁藥四也

之品參入涼血清熱方中若加煩躁大便不通金汁亦可加入老年及平素有寒者以人中黃代之急速透斑爲要若斑出熱不解者胃津亡也主以甘寒（日久亦可用甘温）重則玉女煎輕梨皮蔗漿之類（此即傷寒用白虎之意）或其人腎水素虧病雖未及下焦每多先自傍徨此必驗之於舌如甘寒之中加入鹹寒務在先安（安保固之謂）未受邪之地恐其陷入耳若其邪始終在氣分流連者可異其戰汗透邪法宜益胃令邪與汗併熱達腠開邪從汗出解後胃氣空虚當膚冷一晝夜待氣還自温暖如常矣蓋戰汗而解邪退正虚陽從汗泄故漸膚冷未必即成脱症此時

宜安舒靜卧以養陽氣來復旁人切勿驚惶頻頻呼喚擾其元氣（此時雖用生脈不妨放胆）但診其脈若虛軟和暖雖倦卧不語汗出膚冷却非脫症若脈急疾躁擾不卧膚冷汗出便為氣脫之症矣更有邪盛正虛不能一戰而解停一二日再戰汗而愈者不可不知

再論氣病有不傳血分而邪留三焦猶之傷寒中少陽病也彼則和解表裏之半此則分消上下之勢隨症變法如近時杏朴苓等類或如温膽湯之走泄因其仍在氣分猶有戰汗之門戶轉瘧之機括也大凡看法衛之後方言氣營之後方言血在衛汗之可也

到氣纔宜清氣乍入營分猶可透熱仍轉氣分而解如犀角元參慎用羚羊角羚羊角等物是也至入於血則恐耗血動血直須涼血散血如生地丹皮阿膠赤芍等物是也若不循緩急之法慮其動手便錯耳且吾吳濕邪害人最多如面色白者須要顧其陽氣濕勝則陽微也如法應清涼用到十分之六七即不可過涼蓋恐濕熱一去陽亦衰微也面色蒼者須要顧其津液清涼到十分之六七往往熱輕清補劑放心可用減身寒者不可便云虛寒而投補劑恐爐煙雖熄灰中有火也須細察精詳方少少與之慎不可漫進也又有酒客裏濕素盛外邪

入裏與之相搏在陽旺之軀胃濕恆多（酒家——往往如此）在陰盛之體脾濕亦不少
然其化熱則一熱病救陰猶易通陽最難救陰不在補血而在養
津與測汗通陽不在溫而在利小便較之雜症有不同也
再論三焦不從外解必致裏結裏結於何在陽明胃與腸也亦須
用下法不可以氣血之分謂其不可下也惟傷寒熱邪在裏刦爍
津液下之宜猛此多濕邪內搏下之宜輕傷寒大便溏為邪已盡（亦有協熱下利）
不可再下濕溫病大便溏為邪未盡必大便硬（寒溼亦不必硬也）乃為濕無濕始不
可再攻也再人之體脘在腹上其位居中按之痛或自痛或痞脹

當用苦泄以其入腹近也必驗之於舌或黃或濁可與小陷胸湯或瀉心湯隨症治之若白不躁或黃白相兼或灰白不渴慎不可亂投苦泄其中有外來邪未解裏先結者或邪鬱未伸或素屬中冷者雖有脘中痞痛宜從開泄宣通氣滯以達歸於肺如近世之杏蔻橘桔等輕苦微辛具流動之品可耳又有舌白苔粘膩吐出濁厚涎沫者其口必甜此為脾癉乃熱濕氣聚與穀氣相搏土有餘也盈滿則上泛當用佩蘭葉芳香辛散以逐之若舌上苔如碱者胃中宿滯挾濁穢鬱伏當急急開泄否則閉結中焦不能從

募原達出矣
再舌胎白厚而乾燥者此胃燥氣傷也滋潤藥中加甘草令甘守
津還之意舌白而薄者外感風寒也當疎散之若白薄白而乾者
肺液傷也加麥冬花蘆根露蘆根汁等輕清之品爲上者上之也
若苔白而底絳者濕遏熱伏也當先泄濕透熱防其即乾也此可
勿憂再從裏而透於外則變潤矣初病舌即乾神不昏者宜急養
正徵加透邪之藥若神已昏此内潰不可救藥矣
前云舌黄或濁當用陷胸瀉心須要有地之黄若光滑者乃無形

濕熱已有中虛之象大忌前法（不可苦泄）其臍以上為大腹或滿或痛脹或（此可仿霍香正氣法用之）痛此必邪已入裏表症必無或存十之一二亦須驗之於舌或黃甚或如沉香色或如灰黃色或老黃色或中有斷紋皆當下之如小承氣湯用檳榔青皮枳實元明粉生首烏（不妥）等皆可若未現此等舌不宜用此等藥恐其中有濕聚太陰為滿或寒濕錯雜為痛或氣脹壅為脹又當以別法治之矣

（蔡楊另有一種生首烏可以當果品者亦可用與杭州鮮生地同功温謬大宜此二者他處則以甘蔗代之亦可）

再黃胎不甚厚而滑者熱未傷津猶可清熱透表若雖薄而乾者邪雖去而津受傷也苦重之藥當禁宜甘寒輕劑養之

再論其熱傳營舌色必絳絳深紅色也初傳絳色中兼黃白色此氣分之邪未盡也泄衛透營兩和可也純絳鮮澤者胞絡受邪也宜犀角鮮生地連翹鬱金石菖蒲等清泄之延之數日或平素心虛有痰外熱一陷裏絡即閉非菖蒲鬱金等所能開須用牛黃丸至寶丹之類以開其閉恐其昏厥為痙也

再論舌絳而乾燥者火邪刦營涼血清血為要色絳而舌心乾者乃心胃火燔刦爍津液即黃連石膏亦可加入其有舌心獨絳而乾者亦胃熱而心營受灼也當於清胃方中加入清心之品否則

延及於尖為津乾火盛之候矣舌尖獨絳而乾此心火上炎用導赤散瀉其腑若煩渴煩熱舌心乾四邊色紅中心或黃或白者此非血分也乃上焦氣熱爍津急用涼膈散散其無形之熱再看其後轉變可也慎勿用血藥反致滋膩留邪至舌絳望之若乾手捫之原有津液此津虧濕熱熏蒸將成濁痰蒙閉心胞也舌色絳而上有粘膩似苔非苔者中挾穢濁之氣急加芳香逐之舌絳而抵齒難伸出口者痰阻舌根有內風也舌絳而光亮胃陰亡也急用甘涼濡潤之品舌絳而有碎點黃白者將生疳也大紅點者熱毒

乘心也用黄連金汁其有雖絳而不鮮乾枯而痿者此腎陰涸也急以阿膠鷄子黄地黄天冬等救之緩則恐涸極而無救也

再有熱傳營血其人素有瘀傷宿血在胸膈中舌色必紫而暗捫之潮濕當加散血之品如琥珀丹參桃仁丹皮等否則瘀血與熱相搏阻遏正氣遂變如狂發狂之症若紫而腫大者乃酒毒衝心紫而乾晦者腎肝色泛也難治

舌若淡紅無色或乾而色不榮者乃是胃津傷而氣不無化液也當用炙甘草湯不可用寒涼藥

再有不拘何色舌生芒刺者皆是上焦熱極也當用青布拭冷薄試法妙荷水揩之即去者輕旋即生者險矣

舌苔不燥自覺悶極者屬脾濕盛也或有傷痕血跡者必問曾經搔挖否不可以有血而便為枯症仍從濕治可也再有神情清爽舌脹大不能出口者此脾濕胃熱鬱極化風而毒延於口也用大黃磨入當用劑内則舌脹自消矣

舌無苔而有如煙煤隱隱者慎不可忽視如口渴煩熱者而燥者平時胃燥也不可攻之宜甘寒益胃若不渴肢寒而潤者乃挾陰

病宜甘温扶中此何以故外露而裏無也

舌黑而滑者水來尅火為陰症當温之若見短縮此腎氣竭也為難治惟加人參五味子或救萬一舌黑而乾者津枯火熾急急瀉南補北若黑燥而中心厚者土燥水竭急以鹹苦下之

若舌白如粉而滑四邊色紫絳者温疫病初入募原未歸胃腑急急透解莫待傳入而為險惡之症且見此舌者病必見凶須要小心凡斑疹初見須用紙燃照看胸背兩脇點大而在皮膚之上者為斑或雲頭隱隱或瑣碎小粒者為疹又宜見而不宜多見按方

書謂斑色紅者屬胃熱紫者熱極黑者胃爛然亦必看外症所合方可斷之春夏之間濕病俱發斑疹爲甚如淡紅色四肢清口不甚渴脉不洪數此非虛斑即屬陰斑或胸前微見數點面赤足冷或下利清穀此陰盛格陽於上當温之若斑色紫而點小者心胞熱也點大而紫胃中熱也斑黑而光亮者熱毒極熾雖屬不治然其人氣血充者依法治之或有可救若黑而晦者必死黑而隱隱四旁赤色者乃火鬱内伏大用清涼透發間有轉紅而可救者又有夾斑帶疹皆是邪之不一各隨其部而泄然斑屬血者恒多疹

疹屬氣者不少斑疹皆是邪氣外露之象發出之時宜神情清爽方為外解裏和如斑疹出而昏者此正不勝邪而内陷或胃津内涸之候矣

再有一種白痦小粒如水晶色者此濕熱傷肺邪雖出而氣液枯也必得甘藥補之若未至久延氣液尚在未傷乃為濕鬱衛分汗出不徹之故當理氣分之邪枯白如骨者多凶氣液竭也

再溫熱之病看舌之後亦須驗齒齒為腎之餘齦為胃之絡熱邪不燥胃津必耗腎液且二經之血走於此處病深動血結瓣於上

陽血色紫紫如乾漆陰血色黃黃如醬瓣陽血若見安胃為主陰血若見救腎為要然豆瓣色者多險惟症尚不逆者猶可治否則難治矣此何故耶蓋陰下竭陽上厥也

齒若光燥如石者胃熱甚也證見無汗惡寒衛偏勝也辛涼泄衛透汗為要若如枯骨色者腎液枯也為難治若上半截潤水不上承而心火上炎也急急清心救水俟枯處轉潤為妥若咬牙齧齒者濕熱化風痙病但咬牙者胃熱氣走其絡也咬牙而脈症皆衰者胃虛無穀以內榮也此何以故虛則喜實也舌本不縮而硬牙

鬭咬定難開者此非風痰阻絡即欲作痙症用酸物擦之即開酸走筋不來泄土故也

若齒垢如灰糕樣者胃氣無權津亡而濕濁用事多死初病齒縫流清血痛者為胃火衝激不痛者為龍火內燔齒焦無垢者死齒焦有垢者腎熱胃刦也當微下之或玉女煎清胃救腎可也

再婦人病溫與男子同但多胎前産後以及經水適來適斷大凡胎前病古人皆以四物加減用之謂恐邪來害妊也如熱極者有川井底泥及藍布浸冷覆蓋腹上等皆是護胎之意然亦須

看其邪之可解而用之如血膩之藥不靈又當審察不可固執仍宜步步保護胎元恐正損邪陷也至於産後方書謂慎用苦寒恐傷已亡之陰也然亦要辨其邪能從上中解者稍從症用之亦無妨也不過勿犯下焦且屬虛當如體當如虛怯人病邪而治況産後當血氣沸騰之際最多空竇邪必乘虛內陷虛處受邪為難治也如經水適來適斷邪將陷於血室少陽傷寒言之詳悉不必多贅但數動與正傷寒不同仲景立小柴胡湯提出所陷熱邪參棗以扶胃氣因衝脈隸屬陽明也此惟虛者為合治若熱邪陷入與

血相結者當宗陶氏立小柴胡湯去參棗加生地桃仁查肉丹皮或犀角等若本經血結自甚必少腹滿痛輕者刺期門重者小柴胡湯去甘藥加延胡歸尾桃仁挾寒加肉桂心氣滯加香附陳皮枳殼等然熱陷血室之症多有譫語如狂之象與陽明胃熱相似此種病機最須辨別血結者身體必重非若陽明之輕便者何以故耶陰主重濁絡脈被阻身之側旁氣痺連及胸背皆爲阻窒故去邪通絡正合其病往往延久上逆心胞胸中痹痛即陶氏所謂血結胸也王海藏出一桂枝紅花湯加海蛤桃仁原欲表裏上下

一齊盡解之理此方大有巧妙焉

刊

北方風高物燥冬令人喜烘火至春温病大作沖治之先主保陰茍非臟敗及信任不專者恆十治十全人多奇之而不知沖之稟承於 家大人者亦已久矣庚寅冬入直樞垣無暇為人治病然一治錢幹臣能訓熱入血分之昏瞀耳聾温病大劑養陰而愈幹臣一家至今佩之因念北人夭札大半治誤欲以 家大人所批葉天士温熱指南刻以濟世而梨棗之資無所出始先裱好存於家稍稍有力即當刻以問世云

光緒癸巳正月文沖識

葉天士先生温熱指南

喉證方案一卷

十五－八

8

京城多白喉嚨疼則在腮腮原在咽咽喉喉也其為病初起多由小孩傳染身微熱鼻微塞能言語不能飲食視其苦處則在會厭後左右兩環洞內有白如雪者薄而粘若在圍上初起尚好似膠筆刮之此即爛喉丹痧之證有發疹者有發斑者外治用清涼吹藥內治用透發涼藥其人必腮冷面紅初不口渴後燥解腹必口渴且口臭

十而治九是傷也胎不氣閉者不至大害喉嚨之上其白如菌或一邊或兩邊其人必目瞪口呆悶之似猫頭搔耳熱不壯頭傾向前有涎流出則可救若涎流出則不救其白肉雖用尖刀刮去亦必復生生至滿喉則閉然氣絕處是悶死容易由自鼻塞腦門不通也此症醫諸不同寒熱補瀉俱有得生者甚今用之稍有轉機鼻中必拖出兩根爛筋

乃上腭裡面通腦之内也其聲音如囉自鼻
出其頸必向前傾或稱腰酸或稱頭重皆
是此病曾食吃猪腦子得愈者數人初
起治法於咽喉常刺外必須加藁本蔓
荊蒼耳辛夷之類方可其甚者先服犀
角犀黃亦可庸串外出能分於總勸人不
用涼藥但須生地貝母麥冬方此於路竟
人不覺以要害之病而思以戲淺庸之術

下藥尊其命救其急不特於理不通即於性者不合戊戌來吳醫院續奏請補藥訪用方子六服是普濟消毒飲加減也凡危症疫病既從寒從人每年春末秋季必常見此病其病亦漸々衰々漸々後矣故者預防法者急治々々清者絕患々々清開陳如左

預防法

天以覺喉嚨微有發乾即用柿霜及烏梅

含於口內徐徐嚥下，喉即潤澤。聞即不能起白也，即起白亦可解止。

原以霜梅乾菓湯者者嗽口，則喉便不乾。或用輕霜雪梨荔枝蘭菓亦可。蓋不如霜梅乾菓也。

一閱人家有此病，入其家不可吃飯，不可吸烟。視其屋內帶如蒸籠，能上氣者，乃是氣分也。必俾人不可說破，亦而可勝小一遇此種證候，莫妙自正常吃黨參湯。或隨便吸鴉片烟一二口，倒亦不妨。

一油灼火焙粉不可亂吃。街頭所賣糖色不可亂吃。證乾隆年間甚行，其時亦[illegible]也。

急治法

一初起喉嚨乾燥，即用西洋參泡茶飲之，或吃綠豆芽菜湯亦可。

一初起見喉中有白點赤用墨膠住筆以手指微撥其尖使不如針即用筆刮其白點刮下用清水漱口隨手時時刮之黃斑瘡用發透藥

一喉痧初起必咽腫漸則咽痛其發寒瘧者往往不救問其人脚冷即用燒酒溫熱浸其脚或紹酒下脚半溫熱浸之其冷未過膝者立時開關已過膝

者。用熱沸水常熨之。一法以天南星用醋磨塗足心。男左女。右亦可立時引熱下行。

一此證已見胸口氣悶。口中氣涎。亦無論發熱不甚發熱。速用香葉即紫蘇葉和燒酒香糟擦其胸口背心。氣悶即開。內服枳殼以朴蘿蔔子亦可也。泡胖大海湯當茶飲之。其口中速用真烏梅噙

之自延流則可治一時不能得烏梅用好醋和水常嗽之亦能流涎（下江鹽梅較亦用）

白皂角研末吹入喉中立能取涎法

咽然不如醋之快烏梅之妙

一云枇肉不拘送西瓜霜及賣喉藥者俗輕或喉證却好重則反貽害彼也

此方制出商行者最妙

陽明上人勿服藥也

一喉嚨證非石膏不可然因下不出者極宜

見禍初起須用桂枝麻黄並用中間須與白糖生姜同用隨即用附出不妨和入補藥初起石膏輕用亦可恐爲亡之不用附陽明之熱非石不得也

一唯淋疊於肢作脉微發寒身痙者須問其大便燥結便向用涼小便赤熱者亦可用涼若二便無恙大熱者一用涼藥使快小事不成用人參荆芥

防風敗毒散方，恐成瘡，用涼治法以杜
藥水凉服之。其新瘡及平日不謹慎
者，但要用溫補藥，亦須凉飲。
鼻孔切勿數燥，以清水常潤之，或南京
城藥店内買黄連膏塞入鼻内，以
油潤亦不可塞，或用白鼻烟吸之，亦可。
再服不解，飲食甚不可餓，亦愈快，吃
食之中如豆付、綠豆大可解毒，魚蝦切不可用

黄豆腐用麻醬油蘸食亦可。綠豆湯
粉以糖拌食，或用佳醬蘿蔔，用木耳
炒透煮爛常喫之，或用雞子煎炒
許用水沖服。不能者，平人以食則睡臥徐徐
喫下。惟胸悶者雖治右亦不宜葷物粗
以胖大海泡爛食之，即食三四枚無害。
一青果雖能治咽喉，於此證則後不除
急，不必聽庸人言誤用之，此品雖清人

津液而亡人或喉燥灼甚病危急可知雖飲漿亦不中用也

一犀黃為解毒神品研末摔硃砂少許吹喉必效並論寒證熱證俱可用之寒證即摻入炮薑膚末亦可加甘草人中白末於喉

人家施送雄黃解毒丸不能人人取效也

一金果欖多磨搽外面亦可研末摻上

吹入咽內。此藥治以上喉痹，大抵人多未知耳。

一喉中白點如雪者，乃是爛喉痧，毒與白喉雖同類不同原，只須見斑見疹，似不至死。其當手臂先紫赤見證最惡，極易轉爛。治之須清肺，廣黄與地黄滋於藥花膏清，普濟消毒飲俱能存命。忌者櫻桃核、西河柳爲極物之品。

一白喉、爛者臭者有不臭者，臭者易傳染，此爲險證，須應敵或苦寒攻下。但而其不臭者傳染較慢，此年常性用涼用熱用補用攻不破執一也。看白喉爛視見其印堂青黑者，必不救。

絶症法

一聞人家有此證，速勸其家人快從神藥，便不傳染，屋内要速開門窗使

8

病氣從上出則不旁行便不傳染

一三月八九月此類氣化病必發到此時須隨時留意勿遠走勿肚饑謹慎外感為第一

一京城風土過將寒時將熱時土性必鬆故用烏梅含為第一物法每日取黄土和水置屋内（水不可多不可少）空時常吸土氣為杜瘟疫第一物法

咽喉虛火實火表

虛火

頭或痛陰時甚

病來緩必先患他病

或五心發熱（乍熱乍寒）

身惜寒　一無[illegible]

頭痛　頭重

四肢乏力

久欬不止

吐血之後

口乾不渴或渴而飲不多

舌本見乾（舌紅或紅　肢冷）

腫處紅色不甚

如有白點亦不如雪

口中流涎清

現[illegible]安

實火

病來甚速必多並發（惡寒不在）

憎寒發熱

口渴思飲冷

頭痛頭重

腮腫（或不腫）

項強（頸痛腫）

喉中刺痛

喉咽腫處色紫

如有白點必如雪

或老黃（臭穢）

流涎渾濁或火

或赤[illegible]延流

現神多昏亂

一便也常艱大便　閉利
唇色不紫
目睛了了
舌苔白或灰黑
中光滑
顴赤　膝痛
日晡重
自汗
汗有他病因久
則畏風
亦有鼻血者是傷
思食不能食
口淡　舌苔白膩味
口甘　口辣　有酸
鼻自有味
耳聾　齒浮

二便不調　溺赤濁而
短大便閉結
唇腫項強
目光畏火畏亮
白珠有紅絲
舌苔黃紅或灰
黑有芒刺
咬牙
盜汗風溼則
潮汗
畏風
鼻血　鼻燥鼻塞鼻乾
不思食
口苦　口燥　而熱
耳塞　齒脹
唇皮廓起　人中黑
微刺痛

痛中並痞時減
時衰
上腭乾
胸中空空
面色白形容憔悴
印堂青
耳輪乾乾
手足心熱
項微腫色白
聲音低小
痛甚向喉中
手脈細緊
項向脈跳動

痛無休歇
上腭腫甚乾
則乾且燥裂
胸中氣悶時作嘔
逆
面色赤或青痛
甚則黑
印堂黑
耳輪腫
項腫甚色紅或紫
聲低啞
聲音時高時低
或竟無聲

喉中腫痛飲食難下因將滑潤易下咽門者拈出如後

豆腐　菉豆綠粉　藕粉　豆漿　木耳須煮爛　洋菜

生沖雞蛋　荸薺粉　百合粉　葛粉　海菜　猪皮湯

蒸雞蛋　西瓜　梨汁　蓴菜　霉乾菜　黄虀

稀粥　海粉　氷梅湯

12

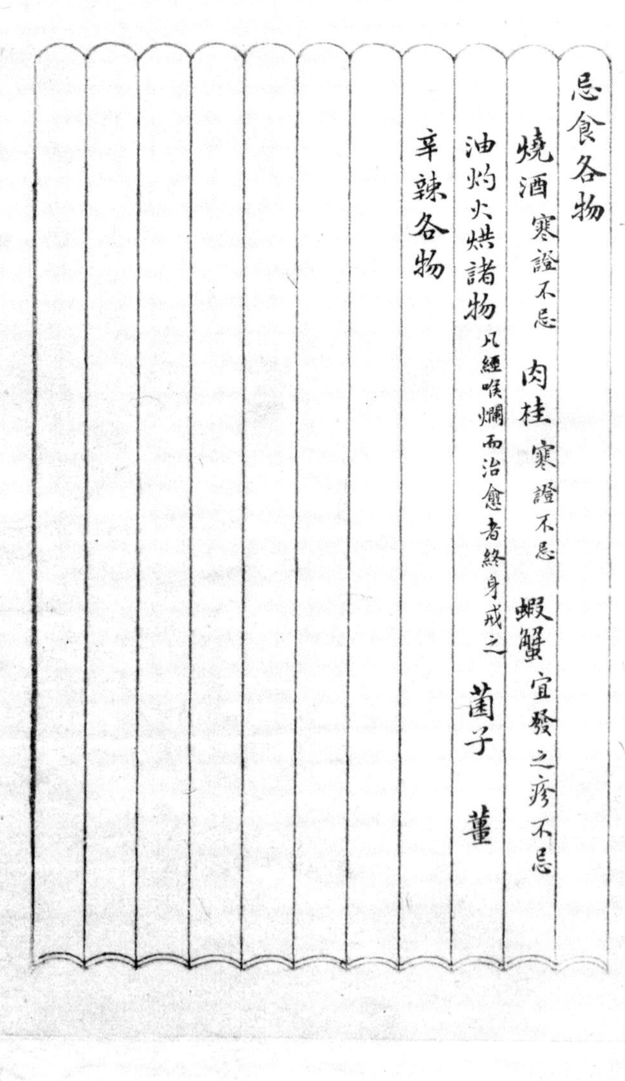

忌食各物

燒酒寒證不忌　肉桂寒證不忌　蝦蟹宜發之疹不忌

油灼火烘諸物凡經喉爛而治愈者終身戒之　菌子　蕈

辛辣各物

咽喉病忌服諸葯

凡喉病忌用辛辣各葯陰虛咽痛雖冰片亦用不得惟陰毒喉痺

及久服苦寒葯其痛未愈者非辛辣不可自

半夏治溼痰若喉證俱風痰誤用之禍不旋踵蓋喉證有痰總不外

肺中熱火何可以半夏之燥烈治之乎

老薑辛辣發散寒束於外者可用生薑皮佐以發散然過用之則以火

益火大非所宜 二條係咽喉脈證通論

川

牛黃解毒丸

治一切喉風痺閉咳嗽喘急痰涎壅塞胸膈迷悶並口舌等證無不見效

牛黃五分　青黛五錢飛淨　冰片五分　明雄黃三錢

兒茶三錢　官硼五錢　薄荷三兩另研　陳膽星四兩

研極細末生蜜和丸如芡實大每含一丸待其自化嚥下一日宜須噙四丸小兒減半

紅内消散

治咽喉一切諸證並無名腫毒已潰未潰均可用效如神

大蜈蚣去頭足切斷同米炒以米黑為度　乳香去盡油　沒藥去油盡

血竭另研　雄黃不宜用多　象貝母　川山甲炒　辰砂水飛淨

14

麝香揀去毛皮乾研

右藥等分惟麝香少許研細末後徐徐伴勻每服七分小兒減半和煎約同服酒下亦可

保命丹

治咽喉口齒新久腫痛並解諸毒磨服神效

麝香揀去毛皮乾研三錢　辰砂明透者水飛淨三錢　冰片梅花大塊一錢

五倍子洗淨煅三錢　珍珠研細末一錢　琥珀一錢　山豆根一兩熬汁另用

山茨菇洗去皮毛淨焙二兩　千金子白者去油一兩　紅毛大戟浙江紫大戟為上北方綿大戟不堪用去蘆根洗淨焙乾為末一兩五錢

右藥研末以糯米粉搗漿和山豆根汁打糊為錠每重一錢輕者一錠重者倍服

氷硼散　喉痺喉瘡久爛不宜服

氷片一錢　硼砂一錢　山豆根二錢五分　硃砂五分

普濟消毒飲　李東垣方

黄芩五錢酒炒　黄連五錢酒炒　蘇紅皮去白　元參　馬勃

連喬去蒂並間　炒牛子　板藍根如無即以建黛水飛過代之　甘草

桔梗　紅柴胡　天虫各二錢　升麻　薄荷葉各七分

人參三錢

如法泡製研為細末過篩每服三四錢日服二三次各項喉症皆效

胖大海俗名通大海一名仙人果形如橄榄乾以开水泡之立刻胀大如盌此药用于治老幼等治喉证音哑极验凡风火初起音声闭塞者大可用之不过两三个而愈梨园子弟常饮此汤以其能开提肺气也味淡发开去其浮皮其中有细核其肉如木耳喉痛人可以常吃此物之生南海滨中木上吕宋尤多年一泡即胀大如其器后来不能发到如大矣

欲作此物合西桂入糖霜

金果欖湘人名為山慈姑生廣西皮乾縮皺色黃裏白味極苦大寒塗癰腫大妙凡火證宜之功用與新鮮金線重樓相同能治咽喉牙齒一切痛證味苦性寒凡火證初起未透者不宜亂用用則恐反遏之於外穀不好也喉痛者陰陽徐徐漱口即能定痛己丑丙寅之交京中咽證大甚爭購傳人所未施並救人甚夥

西河柳又名觀音柳實即檉柳也一日三眠三起其葉細如絲故能透發凡喉痧未發者用之大驗或用櫻桃核佐之

櫻桃核性溫味淡以鉄以箱扣之用醋磨之可治人眼胞痰核發喉證並斑疹者必用之杭人俗方櫻桃核柿柑欖並湯飲之治向有不出外以品子托達之

霜桑葉泡湯治飲嗽又口內嗌之嗌下或嗽口亦可治咽痛寒火證不怕鹽味者即濃湯亦可

經霜蘿蔔菜置瓦上日晒夜露久則而鹽凡過咽痛煎湯漱口或加鹽少許亦可

鹽精乃醬酒中結成者味酸澁形如礬而微光滑取以研末治咽痛諸證極效

17

砂多多矣味亦與硼砂相似

肉鮓出杭州即風乾肉皮用水煮熟刀批薄

後而鹹豉者用葱以蒜麻油拌合鹽少許醋且

噉便佐可以下酒杭人取以為碟乾者可致遠

以開水一碗撮肉鮓置入少頃水冷而肉鮓飾

爽可口矣即在原水內洗淨油膩氣以鹽蘸

合加麻油少許此品能治咽痛治陰虛證

大略即仲景猪膚湯方也猪膚湯治少

陰咽痛鼓猪膚難吃故以猪肉皮代之凡

平日有喉痛病者宜頻頻咀含之

柿霜性涼味甘色白歸經清肺火凡咽喉

喉疾者不宜之取真者帶々含咽立
時喉嚨清潤也
紅姑娘形如小柿子色紅有綠蒂四瓣秋
後之交京人賣之以其綠蒂繫束四
五枚於高粱桿上云即山豆根之子也
味微甘性涼相傳含之可療咽痛
小兒多喜含之
鹽梅乾伏天曬燥後發其鹽屑存貯磁
瓶內勿令還潮須研細用少許吹入
咽痛處立時爽快可以生津潤燥惟
燗者不宜用用之則致作痛

上

18

牛皮凍治陰虛當火咽乾痛熱證效形

如蘿蔔含其汁咽之立能潤肺止嗽此

據彼衍之於茹蘿蔔也

葉系杪仙物衍山永壽山檢用過有驗

柿子樹上瓢者於九月采收之名鳳火牙

痛及咽痛等證取其中軟核含之

立能凉潤治口瘡舌瘡鼻爛不堪者

極驗

壁錢取上墻研細末和入冰硼散或西黃

散等藥吹喉嚨能開且止痛

壁虱即臭虫取壯者火上微炙研細吹喉

嚨上立破且可開閉

新鮮土茯苓嚼之徐之咽下治各種喉痺古
痛均極有效驗
人指甲焙灰研末吹咽喉能開関祛痰涎
有效
皂莢研末治喉閉並能吐痰涎大妙取
其能化痰也
橄欖能治咽喉之患一切病症風熱初起未
經治療者不可飲劑之不宜也橄欖
核燒灰亦能治咽喉一切病症煅之不可太
過研末篩取其細橄欖核生者用清
水磨搽頸項上核大妙

海參浸淡後以原湯煮食能治咽乾 第二次
凡虛証宜之
烏梅能治各種疾証取其酸能生津
亦能化痰涎也比之烏梅乾尤妙
頭頭葡萄徐徐咀嚼之大能治風火咽
痛有痧欲發者宜之虛証亦可
用也
杏脯味酸而甜能生津液含在口中
醒酒嗌乾
五味子去核入湯作藥中能治虛証
咽痛嗽痛等病

烏梅核殼碎泡茶能消梅核氣大效
烏梅數核亦可嚼爛之以其已經敲
碎易也核殼必須泡在湯內
甘蔗切段含入口中以蔗漿之液其汁徐徐下咽
下去能潤燥生津
白蜂蜜四兩因蜂采梨花心及茶花心汁故能
治喉燥咽乾痛
梨能潤肺治肺燥咳有火者宜只飲
生食之凡大便乾燥者亦妙
吐鐵生海邊上者自來津液如蝸牛之有涎
一名泥螺
海濱人醃之以致遠其味鹹而以入咽而

文

20

生液也

荸薺 紅皮者味甜而嫩可以治肺燥惟性能鎔金風熱邪宜之虛者用之則反致津燥凡停食而患咽乾者亦可用

海蜇 即水母生海中其鹹淡水浸之咸味減以水漂淡用醋及清醬洒麻油拌食之能治咽喉一切病海蜇皮亦同

龍眼核 去黑皮研粉治口糜喉癰及烟筒戳傷喉嚨可用之

土牛膝 搗汁和醋少許用以救喉蛾一切風

熱病

圓餛飩草蔓生搨地形如如意草葉而中間近莖處微厚故有圓餛飩之名生陰溼地取此搗汁和醋少許嗽喉中立開喉閉故又名氣殺屬生卅

金鎖銀開草似有花黃白二色與水仙花同能治咽喉諸病水仙名金盞銀臺其根搗爛敷咽喉外頸驗或亦其花亦治咽喉

黑木耳用木鹽炒之使脹大而肥厚煮熟則甚軟滑咽喉間可以作食品取

其爲下咽也用鹽用糖隨病人所喜隨制
用法將以麻油蘸之
石膏爲陽明胃經清熱妙藥用之治
溫疫乾嘔回生凡搐喉痛身痛及
咽喉腫痛癰瘡熱證非此不可用欲
其分際。不可輕。輕則無力。不可過重。重
則反傷胃陽生氣。今之病多變何不
則不過一兩劑要取功效、亦不當久用也、
久用石膏、反令胃熱。
石膏名白虎加以桂枝名桂枝白虎湯
凡風熱證寒來往外熱煩于中投

以桂枝石膏大物辛凉解熱甚速發風邪若已見大熱發使不宜用桂枝。用則躁擾風邪傷人必自汗，自汗者可用，如不自汗而但惡寒亦可用，或一面惡寒而一面仍發熱者，亦可用桂枝

石膏

甘草味甘，古方以治瘡瘍。然其以甘味不正，用之過重反能戰喉，故予用國老、石膏清每令飲，以嚀靈乾菜少許，則過味紙清喉而甘草之甜味不到，如有物喀喉中外感概用炙甘草至半而止。過多使不

可吃惟生大癰腰背非重用甘草五六錢不可解毒則用生甘草其味尤難吃古方無用糖霜者余則於補中藥內均以冰糖及白糖佐之

白糖味甘可以調和它品用入補中氣藥較勝於用甘草以其入滋陰藥用冰糖

冰糖含入口內能使喉中生液秘以酸梅爲生津第一物品胃熱者慎用用之則反大熱東垣云甘溫除大熱甘到糖霜與冰糖味之爲正者也

葛仙米產閩廣及廣西等處乃夏令田塍

間所結與在耳同性而滑潤過之未可治
咽喉撐發脹後用內陽者根撲或
用糖霜拌合之而也

醫經小學鍼灸法　劉純

凡人喉痺治頰車　合谷少商與經渠
太陵二間與尺澤　再兼前谷與陽谿
假如鼓頷治少商　咽中如鯁間使當
再兼一穴三間穴　咽腫中渚大溪央
咽外腫兮液門攻　嚥食不下灸亶中
咽中閉者治若谷　再有曲池二穴同
咽喉腫痛又閉塞　水粒不下合谷得
少商兼以三稜鍼　刺手大指背頭吉
節上甲根不可差　排刺三鍼斯爲畢
雙鵝玉液與金津　又兼少商三穴焚

24

單鍼少商合谷等　并治廉泉病絶根

復有咽喉腫閉甚　治之以細三稜針

將針藏在筆端内　以藥腫治與患人

卻將筆端點腫處　刺之立愈病除根

續添一證是咽痛　若治風府效如神

預防喉病　醫方集要

一凡人於三四月間有𤠣病者皆因寒天寒氣鬱結不開至春始發須於初交冬時多買蘿蔔菜攤在瓦屋上任他日曬風吹雨雪霜打不必收下直到立春前一日收下將竹或繩掛在無日到處陰乾春二三月收來切碎醬或鹽放在盌中飯鍋上蒸熟當小菜吃一家永無喉患如有病此者將菜煑湯服或研細末調下即愈

一人覺咽喉微有發乾即用柹霜或烏梅含於口內即得涎可徐徐咽下喉即潤澤不致起白即起白亦得酸而止如一時無烏梅可用醋代之鹽梅乾亦好鼻孔亦勿令燥以清水潤之或以黃連膏塗之

一法以霉乾菜常常漱口亦免喉乾或服黨參湯或吸鴉片一二口亦不妨

一聞人家有此病入其室不可吃食不可吃烟視其屋內有如蒸籠上氣者乃氛也必傷人不可說破亦不可膽小 三條自記

急治各法 自記

一初起喉嚨乾燥即用西洋參泡茶飲之或綠豆芽湯亦可

一初起見喉中有白點者用墨膠住筆以手指微撥其尖使不如針即用筆刮其白點刮下用清水漱口隨手時時括之如斑疹須用發逗葯

一此證初起必腿酸漸則腿冷其發寒瘧者往往不救問其人脚冷即用燒酒溫熱（不可飲）浸其脚或紹酒下脚亦可其冷未過膝者立時開關已過膝者用熱綿絮常熨然後服藥

一法以天南星用醋磨足心男左女右（女人裹足須塞入足心）或金果欖均可導熱下行所謂上病下治也

一此證已見胸口氣悶口中無涎者無論發熱不發熱速用香菜（即芫荽菜）和燒酒香糟擦其胸口背心氣悶即開內服只殼川樸藿香可也泡胖大海湯當茶飲之其口即開真烏梅含之亦得涎

一用皂角研末吹入喉中立能取涎清咽然不如醋之快烏梅之妙

一京城內有施送西瓜霜及賣喉藥者彼必令人不服藥然治輕淺病則頗好重則反貽害

諸咽喉證牙關不開藥爲難治今將其方法備記如左

咽痛喉腫牙關不開無從下藥者先用陳酒脚泡熱浸其兩足以火爐烘盛酒器常令温熱不過一時許即開關矣見喉證上焦病垂危者俱可用此乃上病治下法也比古方附子貼涌泉穴法靈妙多多矣陳酒脚不及即燒酒及黄藤酒均可否則或竟用温水浸脚亦可但不可使脚浸之水冷耳俟其關開即徐徐爲去

用吹方

生附子搗爛和麪少許貼足心男左女右女人裹腳足心不易貼或以嗽入亦可

一法速用真烏梅一个令病人含入喉中若涎流出即吐其涎梅再吐出得一時許立刻開関

一法用生姜片擦其頰車穴如生姜辣作痛或用薄荷油与丁香油擦之熱退用薄荷油塞鼻孔用丁香油不可亂用頰車穴在下頦之上耳门對米處平人張口則穴成空者也如此寒癇法病已垂危者非用艾灸

不出亦即在頰車穴上灸之或用姜墊

灸亦可灸兩頰車穴與骨槽穴灸

此同一法子

產後咽乾

產後咽乾又舌乾更兼咳嗽不能安猪脂胡粉同交和熟水調開服自痊

凡喉閉不刺血喉風不吐痰喉癰不放膿喉痺喉蛾不針烙此皆非法此傳見瘡瘍大全上稱經白不知欲引何經具

由經甲六年此戲由此論將數當遺故存之而四其經白二三口

治急喉風

急喉風殺人最速醫葯不及救者急取病人兩臂將數十使血聚大指上用油頭繩紮住指根針刺少商穴出血如放痧兩手皆然甚者十指俱刺之即咽喉生蘿蔔汁喉自寬或用礬湯探吐如初起便覺畏風頭痛身熱者有毒邪礬湯酸澁不可服尤大忌梅子誤服者死凡遇時行喉症早晚嚼生蘿蔔數片可免此患海上仙方

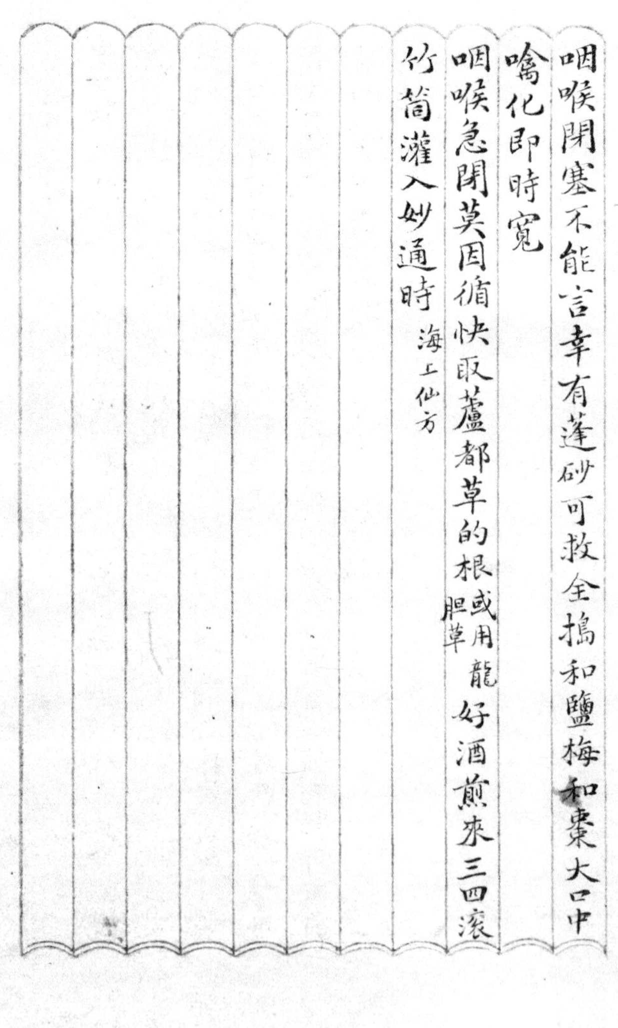

咽喉閉塞不能言幸有蓬砂可救全搗和鹽梅和棗大口中噙化即時寬

咽喉急閉莫因循快取蘆都草的根（或用龍胆草）好酒煎來三四滾竹筒灌入妙通時　海上仙方

治喉蛾

用土牛膝根又名鬭喉草二三兩入人乳半杯同搗取汁令病人仰面用茶匙挑汁患喉在左汁倒入左鼻内患蛾在右汁入右鼻雙蛾則入雙鼻每鼻約三二匙候汁至喉則吐痰痰盡即愈古方

牛膝生根取汁擂男左女右鼻中吹不怕雙蛾來勢急酒調一服自然回海上仙方

甲申科榜副車沈某江南人也年九娶妻殷氏生每愛其子為其下榻不令入房從夜亥督子讀文後來喉中作痛時京師有白喉瀰證甚急夜延予視之則喉中塞一塊顏色如紫肉腫起四邊光紅因告其母曰此非時證乃喉癌初起如其塞同則可刻也現在急須下手内服除毒除為主囑其勿亂治也其時在夷人醫館内作影乃請夷人治之庸醫或曰可治或曰不可治閲月間相傳沈某已為夷人治命患矣乃往詢其狀據說夷人初以

藥令嗅之即昏睡不知痛癢乃以銅條
從鼻孔插入從咽門摔出使人頻頻抽送
之凡數日夜膿囊一塊下圓而上尖非肉
非痛形若絲血不止癢乃用魚油調淹
水令飲之而止此後鼻之齆聲全去自
覺通快鼻常要留藥撚其內藥出予
視其內面如紙皮包裹毫無血色勸令須
大補氣血若其病如再作也彼以先入之
言為是而隱諱一年鼻聲漸有齆聲
呼吸不利复延予診則神昏狂亂不省
人事矣厥後亦不知如何

患者巷汪柳恩先因病久而成醫以方術
繼其父紀嘗述其幼年家園小康因思慾
不遂時而喉中生一瘤漸漸鼻齆嗽嗽
咽塞延醫診治俱無法救療猶予父
則曰可治乃覓長苕帚一柄日日苕之苕後
出血以淨水止之以苕帚（鼻孔）通刺月餘喉瘤盡去
而自鼻齆如故也予幼時（鼻孔齆）見家君醫其
中有長苕帚擾撥不同其如何苕
法亦未知之據汪柳恩說亦不甚痛此柳
恩亦患時感瘟呃逆不止延醫延楊治之
云九日必死藥用丁香吳萸附予適視

32

其子病間談及之，予曰：此係小溫病，如何可用溫藥補食？不能過十日。如依予用涼散通腸，則可保過十四日。後其子聽予言而獲方補，則大罵我。柳愚然而不死，彼亦自知其想用溫補之不明也。辛酉之亂，聞柳愚死于賊甚慘，柳愚家實補延禍為之。誠每日無厭舉放手草菅者專留一家，予見其家每日必嘗年以延醫，予於悔之。

忠孝巷某某山肖先生，皖人也，新贅于枚乞巷金宅，甫及一月，將回門，病作，咽痛壯熱，兩手拳曲，以消搵血之激，有似

鹽院之皮霽月向延予治，予告以先治
法，就病論病，當補肺胃之陰，乃先
以東清巷陳宅之病，至今心中不釋其
故，如依我言，我可治愈，彼乃照服，為之疏
方，藥用生地、熟地、當歸、萸肉、白僵
蚕，以黃菊、丹參、黨參、荊芥、桑葉，服三
劑而咽痛減，手足伸直，瘡亦不出而愈矣。予
之驗此方，實緣陳宅之傳此病者嚴也。
東清巷陳宅一家九口，忽患時感痧子，
咽痛，四肢拳曲，渾身紫赤，則死，死者已
數人矣，其主人病劇，時急延予治，予告

々以此爛喉丹痧々妄殺也依我意莫
如用補藥此以補藥治斯病殺人頗
閱莫若不藥而吃酒其人是清爽但
見其兩手拳曲不能伸直口頰能言開
告秘曰已拔人之二病彼此相似信他人目
子被害四日而治矣一二發熱三四日咽痛四
肢發熱並汗五六日胸胃脘有紅斑斷覺
筋酸七八日則搐掣九十日則腳筋亦搐掣觸
而死亦神清並不昏亂也其說清如此此
家已死數人矣診時見其新柩在堂者四
具於日本不及棄延以閱其人亦死而不歿

遂絶然。其時並無危險症，後其左右鄰居
亦無是病。閱二年，始遇田某，某二病，以補
藥治愈。此後惟在京中見此證，亦卒死。
病亦小異，余亦不敢用補藥也。
内弟龔田生之岳家馮姓，四明人也，其妻弟
某有新婿，于保定合月挈其婦歸家
居。婿趑患咽喉病，醫以刀割，乃致垂死。以
家貧不肯請醫藥且致死，以後免殮時，家
中已傳二人矣。新婿者亦得是疾，其妻固是
嬉也。余視之，因疏人參、荆防敗毒散加熟地、
生地、麻黄之類，令以黄土閣水時時噙之，云甚好。

十數日後尋愈〻亦不急服藥力不及也
又閲月餘而喉痛復作頭向前傾腰痛
兼於鼻中鼽聲腿酸診其脉數壯
實似其新婚[illegible]不同乃情詢之曰自病喉
証後亦行房事否病人搖頭口齒欲言
且忍曰這個如何敢爭曰此傷也亦只懺去
醉蘇後胃火自旺遂仍疏散方加以涼藥與
之明日喉痛止腰痛亦愈又令其服精腦
子兩枚而鼻鼽亦通頭傾亦直夫而後知
其餘不足之候能為病也
京邸自喉疵愈後往〻鼻鼽及頭向前傾

手細揣摩，知其腸內受病，痛處忽甚，從鼻孔拖出數條膿肉而愈。愈後問其何所苦，則曰時覺上腭發燥。乃割豬頭上腭視之，則知上腭皮肉骨薄如紙，其腭骨有兩條肉夾自鼻孔而通于喉，其肉系通于腔內。因此遂令病人吃豬腭，愈者數多。有一家傭婦之子病喉瘀年，憐其苦，與以方藥，閱數日而病愈。乃令其子叩頭謝訖而歸，爾後不見其子，頗為他去也。偶向及之，則云病愈後傭工，一日在街上買物，顛仆跌死矣。問其事之七

别處則曰毛之帷頭向前傾々婦乃去之
種病自有愈時仍死者其鄰某亮鑑歲
以月餘喉復微痛令人背上貼之則愈
家復診及至醫者門口則其兒已氣絕矣
凡喉證鼻衄最為毒兆以邪熱得出路而
解即傷寒遏熱之紅汗故不可止止則
病必不安京都內城患喉病者往往
重幃多添火盆常有是證爭令其
多服酸菜湯時嘗或飲其涼湯之
使不開至於腐爛而不救其喉中臭逆
此常不可近

豐家光蔣地係係憂每年二八月必發喉證先用刺法直刺使物泄來年漸愈大則痛飲劑桂連係藥半加減補嗣後藥斷斷不發矣

京城

白喉約説

九

十五一九

京城白喉約說

錢塘連自華書樵父述

京城多白喉嚨症實則在腦門不在咽門喉門也其為病初起多由小孩傳染身微熱鼻微塞能言語不能飲食視其苦處則在會厭後左右兩環洞內有如雪者薄而黏著於肉上初起最好以膠筆刮之此即爛喉丹痧之證有發疹者有發斑者外治用清涼吹藥無論疹斑間有宜溫補者內治透發涼藥其人必腿冷面紅初不口渴得解後必口渴且口

病在腦門

用膠筆刮

外治用清涼吹藥

內治用透發涼藥

腿冷面紅口渴口臭

胸不气悶者無大害
目瞪口呆似嫌煩擾身
熱不壯頭傾向前
有涎流出者生否則悶死
指白後言之也觀下文自
知
宜涼透者十之八九
宜溫補者十之一二
須量病人氣體
腰痠頭重

臭十可治九無傷也胸不氣悶者不至大害喉嚨之上膜白如菌或一邊或兩邊其人必目瞪口呆問之似嫌煩擾身熱不壯頭傾向前有涎流出則可救無涎流出則不救其白肉（膜）雖用尖刀刮去亦必復生生至滿喉則忽然氣絕乃是悶死實由鼻塞腦門不通也此病醫法不同寒熱補瀉俱有得生者量其人用之稍有轉機鼻中必拖出兩條爛筋乃上腭裏面通腦之肉（膜）也其聲音如齆鼻然其頭必向前傾或稱胷酸或稱頭重皆是骨髓病（喉病輕減後）曾令吃猪腦

子醫愈者數人。初起治法。用雄黃一兩研末再加藁本蔓荊蒼耳浮萍三錢煎熏口鼻。其甚者。竟服犀角犀黃亦可。凡各瘟疫病。既經害過人。每年春末秋季。必常見此病。其病既異。方劑未可妄開。然有預防之法。有急治之法。有絕患之法。開陳於左。

（初起須佐以通腦之味兩須煎熏的當方用若非腦病之喉忌之）

（毒甚者服犀角牛黃亦仍治其腦也）

預防法

一人覺喉嚨微有發乾。即用柿霜及烏梅含於口內。徐徐嚥下喉即潤澤。潤即不能起白也。即起白亦得酸而止矣

（口含柿霜烏梅潤津法）

（俗醫亂用表劑以傷津以颺毒讀此可知其非）

（西人謂喉有六核得津液以潤之六核自平平則病不生矣）

霉乾菜湯嗽口法

一法以霉乾菜湯。常常嗽口。則喉便不乾。或用經霜雪過蘿蔔菜。亦可。然不如霉乾菜也。

一聞人家有此病。入其室。不可吃食。（防傳染）不可吸烟。視其屋内。有如蒸籠上氣者。乃是氛。也。必傷人。不可説破。亦不可膽小。

一遇過此種證候。莫妙（平人）自己常吃黨參湯。（或綠豆芽湯）或隨便吸鴉片烟一二口。倒可不妨。

平人常吃黨參湯（或綠豆芽湯）或吸烏烟一二口洋藥本爲治病如不以時吸不久吸決不上癮

不吃燥物法

一油灼火烘物。不可亂吃。街頭所買糖色。不可亂吃。

急治法

一喉嚨乾燥即用西洋參泡茶飲之或吃綠豆芽菜湯亦可

刮法

一初起見喉中有白點者用墨膠住筆以手微撥其尖使不如針即用筆刮其白塊刮下用清水漱口隨手時時刮之是斑疹用發透藥

發瘧者不治

一此證初起必腿酸漸則腿冷其發寒瘧者往往不救問其人腳冷即用燒酒温熱浸其腳或紹酒下腳亦可温熱浸之其冷未過

導熱下行法

膝者立時開關已過膝者用綿絮溫熱常熨之　一法以天南星

塗天南星法

用醋磨塗足心男左女右亦可立時導熱下行

一此證已見胸口氣悶口中無涎者無論發熱不發熱速用香菜

擦胷法

即芫荽菜和燒酒香糟擦其胸口背心氣悶即開內服

胖大海湯當茶飲之其口中速用真烏梅噙之得涎

漱口法

流即可活一時不得烏梅用好醋和水常漱之亦能流涎下江鹽

梅乾亦可用稍定即延明醫疏方方必對病為上

開關法

一用皂角研末。吹入喉中。立能取涎清咽。然不如醋之快。烏梅之妙。

刺法

一京城內有施送西瓜霜。及賣喉藥者。治輕淺證卻好。重則不愈。害彼必止人勿服藥也。一古方刺少商穴為最妙。

一陽明喉嚨證非石膏不可。然用之不當。輒立見禍。初起須同桂枝麻黃並用。中間須與白糖生薑同用。隨後用時亦不妨和入補劑。總而言之。不用則陽明之熱必不解也。

肢冷脈微又無火象有毒者在表兼扶風者平日虛損者均禁用涼藥

扶風之咽喉治法

損症人治法

勿令鼻乾法

飲用食法

一喉證至於肢冷脈微發寒身瘇者須問其大便燥結（或所下極臭）便可用涼小便赤熱者亦可用涼若二便並無火象者一用涼藥便誤事不淺用人參荊芥防風敗毒散可也（其扶風者用之）或竟用從治法（假熱真寒者）以熱藥冰涼服之（平日虛損又無火象者用之）其新婚及平日不謹慎者儘可用溫補藥亦須涼飲（此一條不專指白喉言）

一鼻孔勿令乾燥以清水常潤之或向京城藥店內買黃連膏塞入鼻內得油潤亦不至塞或用鼻烟吸之亦可

一此證不能飲食然不可餓餓則愈虛吃食之中如豆腐漿大可

胸悶者不可服大涼藥

解毒。鹽糖均可用。煮豆腐用麻醬油蘸食亦可。綠豆粉以糖拌食。或用清醬。最好用。木。耳。發。透。煮爛。常。噉。之。或用雞子。鹽少許。開水沖服。不能如平人。吃食。則躺。臥。徐。徐。噉。下。惟胸悶者。雖冷食亦不宜。莫妙。於。以。胖。大。海。泡。爛。食。之。即食三四枚無害。

一青果雖能治咽喉。於此證則緩不濟急。不必聽旁人言語用之。此品能濇人津液而已。人至喉燥。則蒸籠無氣。可知。雖斂濇亦不中用也。

吹藥法

一犀黃為解毒神品○研墨拌硃砂少許吹喉○必效○無論寒證熱證俱可用之○寒證即摻入泡薑屑末亦可○人中白末尤妙○人家施送雄黃解毒丸○不能人人取效也

搽金果欖法

一金果欖可磨搽外面○亦可研末○微微吹入咽門○此藥治口齒疾大妙○人多未知耳○

白點者不同治

一喉中白點如雪者○乃是爛喉○疹子○與白喉同類不同原○只須見斑見疹○便不至死○其有手臂先紫者○見證最惡○極易傳染治之得

法○如犀黄地黄○淡竹葉石膏湯○普濟消毒飲○俱能奪命○尚有櫻桃

白點痧子喉用此二味餘忌

核西河柳為極妙之品○

臭不臭分別法切須分清

一白喉嚨有臭者○有不臭者○臭者易傳染○然易治○但須○涼○散○或苦寒○攻○下○俱可○其不臭者○傳染○較○慢○然無常性○用涼用熱用補用攻○

不治法

不能執一也○看白喉嚨證○見其印堂青黑者○必不救○

絕患法

一聞人家有此病○速勸其好人○快吃補藥○便不傳染○屋內速○開○門

開窗去病气法

窗。使病氣從上出。則不旁行。便不傳染。

慎感法

一二三月八九月。此類氣化病。必發到此時須隨時留意。勿遠走。勿肚餓。謹慎外感為第一。

水土杜疫法

一京城風土。過將寒將熱時。土性必鬆。故用烏梅含為第一妙法。

每日取黃土和水。置屋內。水不可多。不可少。空時常吸土氣。為杜瘟疫第一妙法。

行餘書屋醫論上册

十(一)

十五—十

内經女子二七天癸至丈夫二八天癸至天癸者天一所生之水如草木之滋液所以榮養筋脈灌漑百骸者皆是此水之元氣元氣厚則天一之水亦厚其所生物則耐久而壽元氣薄則天一之水亦薄其所生物則不耐久而脆二七二八是其陰陽生長之數如此元氣足者當時而至否則或先至或後至矣先至者或形體壯實或知識早開後至者必形體羸弱必知識愚鈍故膏粱之人嘗不及時而至藜藿之人

嘗過時而不至知此者可以論人之虛實老子云未知牝牡之合而朘作精之至也此言天癸之自至不待二氣之感應也然人之知識一開則心火下通腎水矣故令下逼而或强致之則主殀褚氏所謂男女未至期而破身者異日必有難狀之疾

萬物生化皆由於土其在人也脾爲先天之土如山嶽其土清而剛胃爲後天之土如田原其土濁而柔惟先天之土清剛故性喜燥而山嶽中所生物如黄

精人參茯苓之類食之可以延年益壽其次者亦能却病惟後天之土柔濁故性喜濕而田原中所生物如黍稷桃李蔬菜之類食之可以調神養氣其次者亦能充飢自古醫家惟東垣脾胃論可以語生化之源耳故後天土非先天土則不能載先天土非後天土則不能持故內經言得穀者昌

天地以陰陽二氣生萬物陰陽二氣如水火然水陰也然陰中必有陽故坎中滿中滿者其氣陽也水質

陰而氣陽火陽也然陽中必有陰故離中虛中虛者其氣陰也火形陽而氣陰陰陽雖有二氣而當其生生化化之初祇一氣而已此之謂元氣元氣者如太極然渾渾浩浩無形可見無象可名其在天地即太和之洋溢也其在人身即至誠之淵默也至若冬寒夏熱南柔北強則雖天地之氣亦不能不有偏勝處而況於人乎作醫者所貴補偏而救弊也

天地無刻無氣也而内經言天之陰天之陽不言地

者以地氣統於天易所謂妻道也臣道也即如天不
足西北地不滿東南二句其所謂陰陽即以天地相
對待言而東方主春南方主夏西方主秋北方主冬
其流形之氣勢不能不有所偏有所偏則人因而為
病
人在氣交中與陰陽動静相終始晝作夜息此其常
也然有因積漸而變者乃因習氣使然久之遂若生
成者醫家必將其平日情形體察其間自能中肯否

則隔膜矣如讀書人未有不心脾虛弱者力作人未有不脾腎傷損者生意人未有不肝脾虧乏者各從其所用而乏當其未病則臟真可以支應故漠然不覺及其不足則各因所傷而現病矣

天下之物無一非藥也飲食是飢渴藥衣服是寒煖藥財貨是貧苦藥得之即不為病否則身心俱不安矣又如仕進人功名得意雖日勞其心亦不為苦謀利人生息自如雖日勞其身亦不知疲一旦失其所

望或大有拂逆則雖俄頃間行且起居無措飲食無味夢寐無神矣故七情病傷於喜者少而怒憂思悲恐驚則最易病也醫者必先明此理然後可消息人之虛實而後可以隨機應變神而明之使之各遂其生也夫豈以乞靈草木為能事哉

望而知之謂之神凡人不拘於何事俱見於面而著於色以我之神測彼之神如明鏡當空物無遁形故四診之中以望為先孟子云存乎人者莫良於眸子

眸子不能掩其惡此觀人之法也而以我觀人亦有在乎眸子者平日必能體貼物情沉機觀變凡精神圓足時視病瞭如指掌寒熱虛實不難一望而知明敏之下果斷生焉古人云熟讀王叔和不如臨證多此固閱歷有得之言也然必我自己先能養氣氣足則神完然後可以應事

太素脉能知人窮通壽夭其説似太神奇然脉本氣血氣血有清濁之分有剛柔之異即此可知其人之

善惡而窮通壽殀亦不外此至於寒熱虛實其餘事也假如其脉和平其氣血亦和平而人亦溫厚其脉躁率其人亦躁率而亦人亦剛強此固禀質之異也然其間亦有得之生初者亦有得之習染者如南人脉常陰而北人脉常陽文人常脉柔而武人脉常剛女人脉常細而男人脉常大至於肥瘦則深淺異形貴賤則清濁殊氣貧富則調達格滯又異象其平脉且各有不同至於三因病作則氣血尤相錯亂四診之

中所以在第四也今人必以脉斷病不知其人之平脉者焉能定其人之病脉耶他如陰脉陽脉反關脉之類豈能盡据以為實耶又有其人逢大病後如跌仆抽搐厥逆及曾經患難脉又往往改變飲酒之人其脉多洪大而加之以醉則且促數無倫者有之吸烟之人其脉多微細而有時失飲則且短乎欲絕者有之此更不可以常理測也

醫藥之書未遭秦火宜其真矣然如内經土形之人

似於上古黃帝二句是後人依託之的據明知靈素為黃帝書故加上古二字以別之此如禮記載論語云大戴禮記載漢昭帝冠辭一式稽古者觀其通焉可也

喻嘉言改秋傷於溼冬生欬嗽句為秋傷於燥以秋為燥金主令不應有溼惟燥則肺金乾枯易於欬嗽似也然周禮云冬時有嗽上氣疾上氣即欬逆也欬字从亥隔閡也從欠氣欠伸也其病多由於腎虛畏

寒冬令嚴肅不受冷者往往病此亦不盡關上令所傷也溼是長夏令所謂中央土也溼氣鬱而生痰亦能令人欬嗽此二句如改作長夏傷於溼秋生於欬嗽亦義可通若秋傷於燥則又宜為冬生痿躄內經於秋令云逆之則傷肺冬為痿厥奉收者少又云逆秋氣則太陰不收肺氣焦滿夫惟肺氣焦滿故痿躄也肺熱痿躄經有明文據經改經正復如何

冬傷於寒春必病溫近人溫熱病指南開首即據此

經文以為傷於寒者乃傷寒水之臟指腎而言其説甚辨謂決非寒冷之寒不知經文冬傷於寒句與春傷於風夏傷於暑句一例如謂寒是寒水之臟則暑是何臟風是何臟厥陰風木尚可附會到春令上去若暑則火土之令又奚為之主哉非杜撰而何惟熱病必須救陰其理極是然亦脱胎於傷寒陽明篇也要之冬是水令尤宜保養腎氣内經云逆冬氣則少陰不藏腎氣獨沉沉則生發之氣無自而升也故病

温耳寒温異氣也傷寒而病温者正因寒邪束於外化而為温耳此與傷寒傳陽明經一理陽明多熱病從其氣化故也

病豈有真假者而古人有真頭痛真心痛之名何也亦以頭痛心痛之證往往作為兼證必因他病而致惟真頭痛則發自骨髓真心痛則起自神樞須臾之間禍不旋踵神醫亦為之束手極言其不可旋救藥故加真字以别之方書因有真中風真傷寒之説而

實則平日所見者類傷寒類中風為多其傷人最速者方是真病以予觀之不特內證為然即外證亦有之如疔瘡發背腦疽亦有一起即至不救者殆亦真假病之別耶如發背常有火毒暑熱之證腦疽常有風熱溼鬱之證疔瘡常有飲食丹毒之證治之得法尚可十全若一起即麻癢燃木腫暈散漫平塌神色昏迷語言錯亂氣息喘粗者雖如法施治亦不能奪命惟其死期則尚緩耳蓋真頭痛真心痛從內奪故其

病情最苦真中風真傷寒從外襲故病勢最速若外證之疔瘡發背腦疽則雖發於臟腑而一點生氣未絕則稍緩須臾蓋由中達外者也

膀胱上口下口之說諸家不同其謂有上口無下口者固未必是膀胱必不如水注可仰承亦可覆轉也其謂有下口無上口者亦必謂溲溺從旁滲入一滴即穴口而出果如此則膀胱盛水正如布袋然其外必有空細眼矣何以猪尿脬可以吹至極大如斗盛

以燒酒而竟不破漏又不滲溼耶其故總由陳陳相因不格物理致之經云膀胱者州都之官津液藏焉氣化則能出矣夫曰津液藏焉則是清虛之府可知如溲溺藏於膀胱至濁之府矣何不曰溲溺藏焉而曰津液藏焉耶如既藏津液又藏溲溺則其氣化時專出溲溺乎抑津液一併出乎津液即是氣化之水也氣化之水與溲溺之為水清濁雖殊而其質則一也吾以是知膀胱主溲溺之說則可信如以為藏溲溺

而出之則斷不可信膀胱之有口固也其在人身如魚之有脬所以主一身之氣如風箱然故能化津液也内經云太陽多氣少血足太陽經脉極大故在表為諸經之冠人之溲溺實藏於小腸小腸自胃口而下即泌别糟粕分水穀二道而為大小便矣穀食自大腸而下至後陰溲溺自小腸而下至前陰穀食之所以能運化賴有脾溲溺之所以能流行賴有膀胱膀胱一氣泡耳氣化故生津液而能出也

凡婦人妊娠脈不必定是手少陰動甚也但見往來流利按之中實或如珠溜或如彈丸轉便是娠象其外候往往神色疲弱胸腹痞滿或吐逆或微熱喜食酸惡聞腥此其兆也初起治法只須疏通涼血之劑不可補補則氣壅不可消消則血耗令其人於五更時以手按左少腹角有如動脉者是也此比古方芎歸試胎法尤良

初次懷胎其子宮纔經開張雖有胎形亦不動盪及

屢經懷胎則子宫寬大初起即動及至七八月反不動矣此一定之理也大凡初胎先不動而後動老胎則初懷即動而月大反不動

古胎產書有兒在母腹中失乳啼哭事其治法有置散錢於地令產婦拾之使兒吸着母腹中胎乳纔能止啼有此病源有此治法亦不知何據而云然然揆情度理必無是事兒在母腹中其臍與母通呼吸胞中之兒並不從口中通氣兒有胞胞外有子宫子宫

外有肚皮凡隔四層其泣聲從何而出即曰有之則必胞皮漏氣而後可人有腸鳴證以其氣通也女人又有陰吹證以其氣泄也非此則腹中安得有聲而況於胞中之兒耶

内經言腦髓骨脉膽女子胞此六者地氣之所生也皆藏於陰而象於地故藏而不瀉名曰奇恒之府夫腦髓骨脉與女子之胞本非藏府之府而亦以為府者乃言精道耳經言脾氣散精上輸於肺通調百脉

此精之始也精藏於腎骨腎餘也骨中有髓髓聚於腦腦為髓海此精之藏也故曰府至於膽之為府則本六腑也今序精府而及膽腑以其能諸藏諸臟之精氣故耳女子胞即子宫也子宫為女子藏精之府故亦以為藏而不瀉其實構精時何嘗不瀉耶

氣化精精化氣此二者交相為用飲食入胃之後水穀之氣蒸變而成精液此氣化精也天地絪緼之初陰陽之精感化而成氣交此精化氣也氣不化精則

不長精不化氣則不長生不生不長則人道幾乎息矣道家所以貴葆精鍊氣也易曰精氣為物言萬物之生長莫不由此也

生長化收藏此四時五行之妙用也生令象春春主生故內曰發陳長令象夏夏主長故曰蕃秀收令象秋秋主收故曰容平藏令象冬冬主藏故曰閉藏至於化則土氣為四時之末而實則為四時之始所謂萬物生於土萬物亦歸於土也假如冬令閉藏之後

若無土氣則必不能翻陳出新此即未生以前之化也既長生則化而長既長則化而收既收則化而藏既藏則又化而生故四時錯行五行順布而循環無端靡有紀極

以三百六十日分四時則春秋冬夏各得九十日以三百六十日分五行則木火土金水各得七十二日天地之數成於九而終於十十不可變故至九十日而一時終矣終於九十數之盈也奇偶之數陰盡於

八陽厄於九八九陰陽俱窮之數耳二者相遇於終故至七十二日而五行遞嬗矣止於七十二數之變也即九十日與七十二日乘除之則各得十八十八者二九之數三六之數也内經云土旺四季各得十八日寄治不得獨主於時乃即治秝家土王用事也土王當讀土旺此十八日寄治仍當分前後九日而下上屬之則五行相生次序盡之矣一氣之中前後各分九日如夏月土王用事分前九日為火中之土

分後九日為金中之土則各得一九之數以一合九以九合一即地十數地十者數之終也土中於五而終於十中不可見而終不可變故天一生水地六成之地二生火天地七成之天三生木地九成八成之地四生金天九成之其生成之前後各餘四數而中含五數餘四含五合而為九此五行四時配合陰陽奇偶之妙用也

素問五運即五行也而太陽寒水厥陰風木陽明燥

以

金太陰溼土各配四時而惟火氣則分君火相火且以少陰少陽當之此即易之用九六不用七八之義也凡物無不由氣化而火之氣必附物而後見形故經云君火以位明相火以位明又云壯火食氣少火生氣蓋溫和之氣即火也物得是氣而生燥裂之火亦氣也物遇是火而滅叟金有火而金受火治則反如水鑽木有火而木被火焚則反成土土非火則不化形而築土令堅反能固火水非火則不生氣而杯水

車薪反能尅水其在人身則生氣洋溢即是火也而如炎暑之酷烈熱病之躁擾慾念之沸騰營謀之焦灼無不改起於火而其獘至於焚身滅性靡不自此火熾而然也治病者不維持元氣則火無由生不補救真陰則火無由存元氣猶燈光也真陰猶膏油也二者一失俱不生明故君火猶體也相火猶用也非君則相何所施為非用則體無由見

天地之氣春夏恒生物秋冬恒殺物故扶陽抑陰為

18

治理而醫方治法常多於溫熱而少於寒涼帝王之心禮樂以化民刑法以禁人民故輔正逐邪為化機而醫方治法常易於補益而難於攻伐

用藥如用人平日知其人之技術與性情而後可任我驅使令得各從其所長而相與有成非是則僨事以文人習武藝則傴僂不勝以武士與文貌則蹴踖不安甘草國老也用之脹滿劑中則壅滯為患矣大黃將軍也用之虛勞病中則誅伐無辜矣黃耆為王

孫其人長於厚重而情形類於顢頇參术為君子也其人宜於平和而性格近似迂拙必熟悉其才何如而後用之得當故學問之道以格物為先

聖人師萬物物生天地間莫不各有用醫者意也得其意不妨自我作古何必拘拘於成方也予嘗用升麻懷牛膝以治清氣不升濁氣不降之病又嘗用人參萊菔子以治補氣則生痰攻痰則損氣之病橘賈治疝藥也移以治女子乳症皆獲奇效䗪蟲損傷藥

也用以治行役腹痛立能奏功薑醋食品也加之以糖則甘味借酸辛以和中立能和肝降胃大可治婦女氣鬱證薄荷油性散也佐以涼藥則辛氣助寒涼以解化立能消腫止痛大可治外科火毒證熱甚昏迷倉猝不及備藥但以涼水塗其兩乳頭則清氣直達膻中而昏者醒矣痰壅厥逆急切不能辨病但以釅醋灌少許下咽則痰勢即乘氣下行而塞者通矣鱉甲能平肝除熱凡發熱日久因而周身起筋結痛

不可按者内服養陰藥外以鱉甲膠熬膏用醋烊化成膏貼之則痛止結散也髮灰能止灰血行瘀凡瘡爛日久因而流血口不能收者内服歛氣藥外以血餘灰研成細末拌收口藥敷之則肉活肌生也其他又有因時制宜隨機應變之處半由醫者一時心悟一半由病者吉星照臨故能轉危為安而或因難見巧也

心火肝木脾土肺金腎水此五臟所以配五行也而

洪範今文家注則心爲土脾爲木肝爲金肺爲火惟
腎爲水則同見五經異義鄭康成云今醫家如不依
心火脾土肺金肝木腎水施治則誤然如西洋人言
醫者則又不與内經同西洋人以方位配五行也
方書中有言治以不應用某某者雖古人亦不能百
發百中也病機微矣往往彼此同是一病而治之或
效或不效古今同是一方而施之有驗有不驗李時
珍綱目中一病有數方矣豈能一一嘗試哉故得其

意雖無古方不妨自我作主失其意即有古方亦不過依人而行

望聞問切合四診而治之不亦詳乎然且猶有未合者今人治病往往令婦人帷薄或令奴婢傳語醫者既無由問望色聞聲而又不敢多問但憑指下臆斷如何能動中窾也無怪其多說肝氣而絕不加細察也

聞而知之謂之聖聞者聞其音聲也聲音由中達外

本乎氣者也其氣虛者其聲柔其氣實者其聲壯怒而氣驟則聲急憂而氣結則聲緩悲哀而氣傷則聲低恐懼而氣下則聲促洪亮者外雖瘦削而中氣尚充咿唔者外雖肥滿而中氣已餒聞厭倦而知所惡聞順應而知所喜聲洪大而粗厲者熱也熱甚則亦細微矣甚至鄭聲而譫語短小而微弱者寒也寒極則反激躁矣甚至狂呼而號叫懶言少氣也而詐病亦特襍呻吟失音氣泄也而邪閉者亦絶類瘖瘂至

於五音之辨同於五色見而知之聞而知之各存乎其人而已

聞問相因也聞其言頭痛也即當問其頭痛何處聞其言發熱也即當問其發熱何狀聞其口渴即問其欲渴飲不欲飲聞其胸痞即問其欲食不欲食問出汗則有自汗盜汗之別問畏寒則有真寒假寒之別殊問其病自何起則内因外因可定問其病之變端則為標為本自明視婦人女子先問其月事視嬰兒

先問其乳水視壯少問其何所經營視老邁問其有無嗣息即可知其寒熱虛實之所由矣

人之有病也有標有本有久有暫此其常也然或有平素常患之病或因風寒外侵或因勞役内傷往往即從此發端如痰飲欬逆哮吼寒熱胃痛痞滿疝瘕之類其人素有是病者必應時而發或感邪而發此中寒熱虛實必因其人之平素而後可用藥否則格格不入有因而反劇者矣

攸

所欲與聚所惡勿施此治民之術也而治病亦不外此問其欲惡而消息之即思過矣

天下無一定之病治病亦無一定之方其可按方治病者皆零星小病也若疑難證候似是而非者如同一頭痛也而風證之外虛證十居其三同一腹泄也而寒證之外熱證十居其二腰痛大都腎虛而風溼損折皆令人腰痛胸痞類皆食滯而氣虛蓄痰皆使人胸痞故凡一病必有一病之主證而旁門外道未

嘗無之則又在臨證之活變也紙上談兵何如親臨戰陣者之巧也

卅

病源全不同矣内傷外感之證其初必有所因而惟因於痰者其病多變換而不測又有因於蟲者其病多疑似而難明凡間其病已久而服諸藥不愈者當於此二者細審之此又在三因之外故不可不察

小兒為純陽之體入夏則酷暑炎逼易於生病譬如草木經烈日中未有不枝葉萎折者其得土氣濃厚

或灌溉以特其枝條反繁茂矣小兒亦然先天壯實乳水充足入夏必肥健否則形神倦怠肌肉瘦削飲食或減少或倍增糞溺或不調或太多髮秃腹膨幼科諸書俱稱疳積治之之法一用補益便更躁擾一用攻伐愈形困頓惟輕輕補中兼消導施之便可稍減然斷不能強使速愈也六月病過之後七月尚有此病兩歲病過之後三歲仍患此病只須未病時先用補益當病時略加消導便能漸漸肥壯治此證者切

忌乾燥與苦寒藥香燥則生蟲苦寒則敗胃土雖旺于四季而夏秋之交是火生土土生金之正令故月令序中央土於夏後秋前内經亦稱長夏秝家於此有三伏之說三伏者謂夏是火令秋是金令火能刑金必得土氣而後金生故火伏則土旺矣人於是時必慎起居節嗜欲此時若患泄瀉土氣易敗禍不旋踵往往霍亂吐瀉證朝發夕死夕發旦死以其臟真内奪也其病狀必肢冷脉絶面如死灰

東方生氣也於時爲春於物爲木西方殺氣也於時
爲秋於物爲金生氣仁義氣也其氣和煦殺氣義氣
也其氣剛懍故東風可以解凍而西風所由成寒也
木主仁故爲民生一日不可無如五穀果蔬之類皆
木也得之則生不得則死推而至於能蔽風雨則梁
棟之用亦木也能謹葢藏則棺槨之用亦木也此仁
能庇物之妙用也然木雖成材無金以制之必不能
適於用而成其爲器也故金亦爲民生一日不可無

義主於斷制也秋令主成實五行無金則萬物不成然而刀兵之慘仁者所不忍言財貨之害君子所貴達觀盖殺人於微人多不覺而殺人於顯人所易知也黃庚牟利之徒曷不猛省耶一家之中專以利則父子兄弟恩情薄矣一國之中專以利則公卿大夫德政弛矣自古以來敗家之子未有不始於爭產亡國之臣未有不始於聚斂者以其內傷元氣也貪目前之利者往往貽害於後時醫病亦然見人之

瘧而輒與以截瘧瘧止而諸病叢生矣見人之痢而驟爲之止痢痢停而他病蜂起矣脹滿之病但知攻下非不暫快一時而無如旋去旋來肝胃之病急與香燥非不取效頃刻而無如愈發愈甚辛熱可以壯陽道取樂於房中術者日耗真陰而不自知芳香可以開空竅恣情於媚悅方者日傷元氣而不自覺鴉片治諸氣病可謂出神入化然至於成飲則原病而仍在而性命以之矣輕粉治楊梅瘡毒可以隨手取

止

效然至於復發則痼毒難療而終身不改矣此其故有不知而犯之者所見者淺也有知之而故犯之者求功者急也醫術不可不慎奈何圖效於目前而忘其後日之禍哉不但習醫不可不慎即求醫者亦不可不慎習醫不慎囿於一方求醫不慎墮其邪術一葛可久十藥神書其論治吐血證以為服涼藥者百無一生服童便者可百無一死其說可謂拘塞而不通矣夫童便之能止吐衄正取其鹹寒能降以類相

從耳若因熱傷陽絡驟患吐血此法非不可暫緩片
時若勞傷中氣血不歸經正宜大用溫補方可翕氣
使血歸源區區童便雖無損害何益於事若暑熱傷
陽或燥火傷陰因而吐血者正非用涼藥不可犀黃
地黃竹葉石膏之類用之氣熱失血者大有奇效如
終以童便治之則火愈熾矣火即不熾而絡脉受傷
其能已於復作乎
景岳八陣以補為先讀其書者遂謂張氏長於溫補

矣景岳又以丹溪滋陰降火之説大謬不然謂尅伐生氣論其書者又謂張氏專於温補矣不知張氏之言温補張氏之得力於元陰元陽一論其覈左歸右歸兩方深得坎離二五之精之義矣較古方六味八味二方醇乎醇耳趙養葵壯水之主以制陽光益火之源以消陰翳似明乎陰陽者然謂之陽光而猶待於制則是亢旱之陽也謂之陰翳而竟欲使消則是霾霧之陰也豈人身之水火不得其平便是賊害耶

景岳以左右歸之其命名即得於歸腎之義耳然張氏於陰陽之義可謂升堂而入室矣至於力排丹溪寒涼尅伐生氣則不免失之太矯已責人偏而不自知其已處於一偏溫補如火如冬之火爐所以治虛寒者也涼補如水如夏之氷湯所以治虛熱者也氷雪懍烈之時無火則生氣頓絕亢陽酷烈之時無水則生氣亦絕亦人見夏飲冷水至於腹痛肚泄以為飲冷之過而不知飲之太過也人見冬圍大爐但覺

氣和體暢而以為陽旺之無害而不知陽旺亦為害
也是故同一補也而實有溫補滋補之法溫補如炊
飯不有火則不熟不有水以濟水則又不熟滋補如
樹藝不有水則不長不因火以加水則又不長炊飯
未熟而早泄徙其薪火則飯立傷熱湮矣樹藝不長
而遽加以熱湯則樹立形萎敗矣起朱張於九京而
調解之則無偏寒偏熱之弊

嘉穀嘉卉同一樹藝也而所養不同禾苗在田夏月

暑令蒸鬱溝塍閘水正如沸湯而實發實秀矣若園圃中花卉如法炮製則立形枯槁矣不但此也烈日中枝葉下垂若驟澆以冷水與煮炙無異必待早晚灌養之則向榮者自欣欣然觀於此則知涼藥熱藥仍各視其體之何如而施之可耳

以峻劑攻大積大聚正如用兵戡亂賊雖去而民已受傷長民者不鎮撫之則閭閻必不聊生與以暴易暴何異故內經云衰其大半而止

鼻衄古人分左肝右肺而實則由於腦系肝熱則火上冲腦門正如膽移熱而鼻淵也肺熱則火亦冲腦門正如肺受風而鼻塞也腦系既有病必從上治實則泄肝火清肺火可已如其久治不愈則必滋腎有涼補溫補兩法

蓄瘀在胸其面色必晦滯女子月事不調由於瘀滯者天庭以下面王以上兩眉額之間往往如垢膩一般一望即見久視反模糊者是宜行瘀導滯

室女患欬嗽發熱其面微赬其環口色青茸茸然如髭鬚出者其病不治月事行者遷延而已是愆期故也及時而賦摽梅亦有得生者

傷寒發痙有陰陽之别陰痙合面閉目口中和脉沉細陽痙仰面開目口燥渴脉浮數醫宗説約以爲陽證可治陰症不治然大劑回陽庸有得生瘟中痙産後痙均當如此治法

先見代脉而後泄瀉者死不治脾元早敗也先見泄

瀉而後脉代者猶可治脾陽乍餒也

汗多亡陽下多亡陰此定理也然汗者津液之所生不補陰何以斂垂絶之陽下則元氣隨之洩不維陽何以補耗竭之陰内經故言陰中有陽陽中有陰也知陰陽之相附麗即知氣血之無偏勝而水火交濟之妙用思過半矣

傷寒以仲景先師為斗極匪惟感證莫能逃其範圍即雜病亦可以類推神而明之存乎其人然三百九

十七法一百一十三方分例纂繁未必後人所用盡能絲絲入扣也正如引例斷獄者例甚繁而援例者正得引以輕重其間往往舞文弄法百弊叢生醫病一事但求除害而已寒者熱之熱者寒之無實實無虛虛即是長沙功臣世有盈廷聚訟各執一見議寒議熱無所適從而其家或持不藥中醫之說反因以遷延得生者雖名公巨手亦無所措辭矣元氣來復百邪自除明此理者蓋幾希矣故儒醫繁稱博引任

意妄斷定其口說足使聞者傾心悅耳受害之人至死不悔此亦如指房做成口供實則非兩造原情也此等醫士與鍛錬周内之罪同

郭誠勳證治鍼經稱葉天士先生以為天人然到獨步一時此据臨證指南而言也實則未允葉之言醫可以驚無學之目而不可以服積學之心其中論證多少臆斷所立之方又皆扶牆摸壁迄無實際吳俗以輕劑取巧病愈則曰我之功病劇則曰非我之咎

旁觀者亦因其輕描淡寫不能為患抑知此正庸臣誤國者流孫真人云膽欲大而心欲小智欲圓而行欲方夫豈貴優柔寡斷者哉

通天地人之儒然後可與言醫夫天地人豈能盡通但期於三才之道隨時隨事體驗一番便有心得中庸能盡其性則能盡人之性此二語即醫家現身說法孔子既以博施濟衆為堯舜猶病而下文又以已立立人已達達人為仁之方方即所以治病也合試

收

觀學醫之人其自治一身一家尚不能保其於中而况以平日所未深知者倉卒視之安必無枘鑿之不相入乎

膀胱者州都之官津液藏焉氣化則能出矣此經旨也不曰溲溺藏焉者明膀胱為清虛之府主一身之氣此太陽所以常多氣也氣化則能出者亦指津液而言經所謂上焦開發宣五穀味薰膚充身澤毛若霧露之溉是謂氣也又云腠理開泄汗出津津是為

津也津液如釜蓋上氣水有氣斯有津液故化則能出也

交腸證尿屎易位而出其病由闌門不清穀道水道互相錯亂其故在腸不在胞也古方用猪脬名為補脬散所補乃腸間之罅漏與膀胱無涉若膀胱主氣稍有破損安有氣不走洩而生者乎

溢汗日久必致自汗夢遺日久必致自遺此其腠理開泄精竅滑利之故非固氣不為功

國家古籍整理出版專項經費資助項目

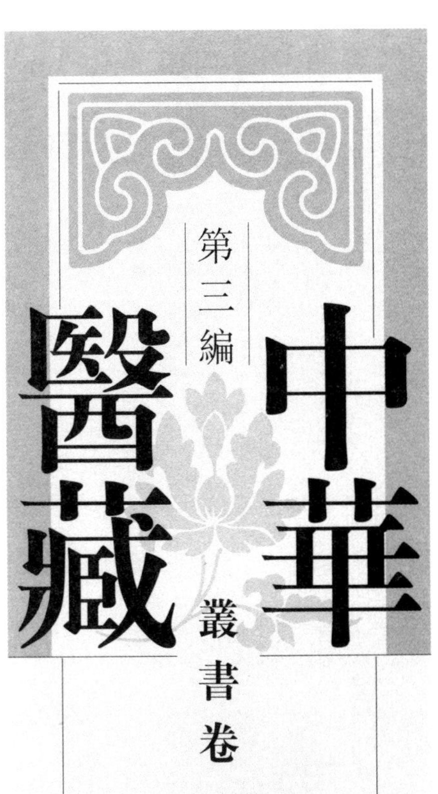

連自華醫書十五種

2

（清）連自華 撰

《中華醫藏》編委會 編
江凌圳 主編

國家圖書館出版社

第二册目録

連自華醫書十五種□□卷（二）　（清）連自華 撰　清光緒十九年（1893）稿本（原書缺《望診》）……一

行餘書屋醫論附醫案（二）……一

下册……三

有恒雜記……五三

上册……五三

中册……九三

下册……一三一

醫略……一六七

寄京醫札……二一一

示兒編……三一七

讀婦科心法志疑……三九七
串雅内編四卷（卷一）……四三五
目録……四三九
卷一……四六一

（清）連自華 撰

連自華醫書十五種□□卷（二）

清光緒十九年（1893）稿本（原書缺《望診》）

行餘書屋醫論下册

十（二）

十五—十

新嫁娘面微赬胸微瘖身微熱其脉調達流利者妊子之兆但當平胃清肾不可作外感治治之反多病矣且令人數墮胎

數墮胎者血熱也氣虛者間或有之不知其血熱而但為之補氣勢必至脹滿或令妊婦多水氣也

一樹結果有不成熟者故人亦有僵胎必因其母元氣不足或不及月而生生而不育或過月而後生生而多病又有一種似喜非喜腹膨氣脹隔數月後仍

復行經而所下黑汁臭穢一似小産之有形者此即僵胎但當為之除瘀血養新血則下次胎元健壯可必矣

求嗣之法古人多治婦人與以温熱藥補益腎氣而已然往往無子之故在其男不在其女精清不孕一也氣弱不射二也體肥壅滯力反不及三也陰莖長挺作强太多（過）四也又有斷喪太過陽衰無力者又有久客鰥居思慮太過見色熱中不當其時者又有幼

年傷於烟酒氣至而精不至者此皆男子之病也與女子無涉以癟穀植肥田其能抽芽生根乎

方書有鬼胎異氣所感容或有之然予嘗見吸烟之人其妻似有懷妊象而數月開仍復經行者蓋其氣至而精不至故結成氣胎洗冤錄載婦人生子無骨即是此理

鷄鶩無雄亦能生卵鵓鴿雙雌亦能生卵此物理之不可測者或曰鷄鶩下竅終日開合故生卵鵓鴿雙

雌亦能交尾故各生卵此亦無理中之理也

予每食檳榔輒患便血便血證古人分糞前為近血謂在腸分糞後為遠血為在胃予所患便血則前後皆有此非腸胃病乃脾絡内傷也故腹中微痛腰脇牽掣且有遐酸證庚申秋因熱傷便血至冬未愈後覺腹膨足耎而右腿大股肉如氣注然後服補氣藥重用防風炮薑而愈憶此病起於己未五月間因飽後食檳榔便覺腹中牽掣作痛次日便覺痛甚而大

便隨見血矣

夢遺一證有火旺有氣虛用心太過腎氣不交合眼即遺此氣虛證應用濇補若久曠心火不靜日有所思夜有所夢此是火旺但當清熱不當用補陽藥玉門不閉精時自下此元氣大虧證并不得謂之遺泄也然其初猶泄精而已積久不愈則成氣泄氣泄證古稱強中無故陽舉而氣隨以泄其人則短氣無力面色萎弱壽亦不久矣

卅二

少年不謹而中年能調攝者亦可至老不過羸弱而已中年再不謹至於老年雖能調攝亦不耐老如草木花卉失時而復滋養者秋令亦不成實

文人鉤心鬥角最易耗血傷神自王安石作時文後讀書者不務實學僅於字句間求其工整詞調間求其圓熟無補於民生國計并無益於學問經術但求花樣合時甚至併宋儒咬文嚼字亦習焉相忘真所謂用心於無益之地而功名所關不得不斂材就範

卅三

其實耗損心脾莫此為甚

陶隱居著本草以生靈入藥自此不成天仙據此則動輟以生物治病者大干天地之和蓋貪生惡死人物一理我欲延生而謂彼可戕生充此不仁之心已非壽者相矣小兒科治痘喜用鵓鴿盦腦口外科合白玉膏必用活鯽魚及蝦蟇傷生害命習焉不察究亦未必奪命也

天下之物愚者常安智者常勞天下之人絀拙者多

壽靈者常夭天地生人之初未有彼此之分也參以人事則愈分愈遠矣人之生也苟如物之初生純任自然其人必無病也而兒科書中必造作胎毒之説以欺世如云口中有毒血一塊挖出便能稀痘夫兒在母腹并不飲食其生下時即有臙糞者乃正在母腹中自然吮下之血譬如鷄雛破卵而出逾時即屎白清水一般正其在卵殼中時啄下卵縫膚也此血隨啄隨嚥故其腸中一通氣後便能瀉下兒在母腹

斷不如蟄虫在穴含土自伏也故口中本無血又安得有毒血耶人之成形無非氣血生長無論口中未嘗有血即使實有是血何至是毒如口中有血則身謂之毒血則身中何嘗無血其毒又將何所解救也如欲去此毒必併其性命而棄之然後可一

古未有痘瘡也起於唐人征匈奴後故亦謂之虜瘡以其形似豌豆故謂之痘方書論痘謂是先天胎毒其時行之痘則疫氣也然以為先天胎毒是父母慾

火太甚豈古人使無慾火耶痘瘡之外瘡之殺人者多矣豈必痘瘡有胎毒耶稀痘方不下百餘而或驗或不驗其故何耶惟時行疫痘則彼此互相傳染容或有之此又關於天氣也又與胎毒之説兩岐

杭人童子相詈則曰痘兒哥哥時行疫痘固有鬼也又曰二發痘兒言其二發必死也然以予所見出二發痘者凡三人俱先經下苗出痘而越數年復出痘者其痘仍照常起發結痂並不傷命

走方書者治外科者有九種十三根法殆借此爲謀利之計然其蓄心不可問矣人言外科治病有以小使之大以輕使之重者予初不之信及所閱諸同道竟有是術一瘡之發不過數日可了事者而其醫必令日剪腐明日洗膿往往使之半年一年之久借以需索財物昧者又謂此醫不嫌骯髒肯動手治病而不知其愚弄人者即在肯動手之中此類夥矣然竟有家道豐裕者其後嗣之昌否正不知如何又見一

沈醫其治癰疽竟肯呼膿其癰症袋膿呼之即出其流注陰疽之證甚至呼後翻努而沈公尚以為膿未淨也死而後已可發一笑古人所謂吮癰舐痔者不圖親見若輩也

予嘗治一乳子暑瘍其人吳姓延醫許公先開刀繼擠膿每日必出飯碗許其女孩不過週歲予診時見其形神羸瘦寒熱無常肢冷自汗氣息喘急天色酷熱之時其勢不可救藥姑用東洋參黃耆熟地白术

諸斂氣藥用之一劑而腫消二劑而膿止四五劑後神色全愈復與加治疳積藥而能行步其父問此病何以用涼藥反膿多用補藥反膿盡予以為膿即氣血所化不補則氣不歸原而虛陽上浮故令膿多起空泡也後其父至姑蘇患便血證堅不服藥回杭欲就予醫而天色亢熱卒於中道亦可哀矣

予又治一舒姓子暑瘍年甫週歲膕後浮腫一塊色微青紫按之甚爽其兒沉迷欲睡乳母抱出診時見

其母頗壯實聾又粗厲詢兒二便則云小溲赤而臊大便不解乃與三黃鮮生地鮮青蒿煎湯調服紫雪丹二錢次日患處腫消並不作膿併無他病即與清解藥而全愈矣

瘟疫無補法予初亦信之有顧松崖患時感瘟證三就予醫俱不相遇後延至其家診之則病已劇此公初經戒醫烟者其時發熱神昏氣急自汗面色如油舌苔灰黑脉亦模糊診後與其妻金氏說云現值溫證

甚行彼此傳染勢將疫矣疫病古無補法然以此而論必得用補補方不可亂開恐被人議盡往禱於神而另服參湯否則必無救矣其妻亦以溫病無補法越三日而松崖告殂殂後數日其母病其妻病其僕婦亦病家中無人伺候親戚亦不往問其僕婦之子尚傭工他姓時去探看而已既而顧之親告余曰松崖已死而其家人亦殆將死矣奈何予曰果爾余當往視之至其家則其僕婦尚能言而已半多譫語矣

其姑則全不省人事其媳則尚能認人不能言語也予視之問伊欲飲水否則應之曰那裏有隨令其僕婦子挹水與之彼猶逡巡不果予促之乃挹水與之飲飲畢則曰吾姑昨日飲亦欲飲水惜無人與之者予乃令其僕婦子復挹水與其姑飲徐徐灌之似甚甘者又令其挹水與其母飲之飲畢乃令其買高麗參須二兩煎湯晾冷與三人徐飲之復為松崖之母疏清熱養陰方令其贖而煎服次日復去則松崖之

妻已熱退神清而其母亦能言矣後皆治愈松崖之初起病時在珠寶巷金店中有同事陸姓者又傳染是事（编）陸貧而孫家有一母一妹醫藥之資取給於居停乃其族兄也予胗其病謂其病母曰此證已經壯昏神熱神昏舌胎焦黑若照治熱病常例用清涼藥不過數日事耳未必得生也今予為汝疏滋補方然是粉格恐駭人耳目不如此則不生能如此或庶幾其生也此藥服後亦不必疑慮數劑而下自然熱退

身涼矣方用黨參生地熟地鱉甲坎板柴胡秦艽地骨皮紫菀麥冬茯神辰砂鮮生地囑伊服後再看証知相隔十餘日竟不來請復診意其證必有變端也忽一日又延診至其家則新斂之柩在堂矣駭而問之則知其人已愈其母且病死而其妹因服侍乃兄斷繼而悲哭乃母故又病也乃診其妹疏方用黨參丹參棗仁川楝子延胡鱉甲坎板鬱金地骨皮麥冬一劑而神清再劑而熱減三劑而病金全痊矣是年

杭州温證傷人者甚夥予以此類治愈者凡十餘人他皆局於成見格於衆議也

予嘗治一張姓媪年六十餘夏月患發熱神昏時而自汗僵卧不動者旬餘其家延余視他病此媪之病乃伊親錢公所診方用藿香正氣之類已覆之矣其家已檢點後事矣邀予診之見其身熱不壯按之並不烙手脉伏而不見舌苔乾焦黄灰矣予問其二便則但遺尿而未遺矢也予曰依病論是中暑失清解

丹不至死也家人皆以為奇方用獨參湯一味搗藕汁鮮生地汁西瓜汁各一杯和勻調紫雪丹二錢灌之彼家再更以為奇予曰服此劑後一定可愈次日復診則舌苔焦黃已變而潤澤脉之沉伏已變而微細矣再與前方減紫雪丹倍獨參湯用之而身和脉和口能言矣後以生脉飲數劑而痊又治一宋媪餘年七十餘歲頭餘患黃水瘡初有漿水後經其親外科許姓者用清溼燥劑藥服至半年全不見效許醫

戒伊短口甚嚴粥飯之外但令伊吃白菜霉乾菜而已延余視之見其形神躁擾自恨不死頭面膚燥髮際全是白屑幾與白髮成餅矣宋媪問予此病何日可死予笑而應之曰不但不死而且易愈何不食肉何不食猪油媪驚問曰先生何以知我忌口耶予曰皮膚如此乾燥恐老年便難更有甚者媪又首頷曰我之大便堅燥久已予為疏生地黄芩麻仁黨風胡麻獨活丹皮牛膝油當歸郁李仁芝麻等方使服之又

令其外敷黃連膏面塗生猪油不數日而膚潤痂落白髮如金蓋枯燥之極一潤便有生機矣不一月而治愈後此二媪俱以耄年遭難被賊殘虐至死噫何不死於庸醫之手尚能收斂耶予聞此二媪之死而嘅然於命矣哀哉

橘柚有疥癩松柏有癭桑榆有癬而於生機無恙也人之有是疾者亦不必過於強治可治之則治之如不可治聽之可也必欲強治之勢必至於戕生其最

易治之而反壞者莫如痔漏痔漏初起未有不由下元虛弱所致治之得法亦不過數十劑藥可以收功先須囑伊慎色慾強忍亦不可過縱大不可並非須囑伊戒酒飲平日嗜飲者減之平日不飲者止之內治之方不過升清降濁補益下元其最易得功者莫如生甘草原枝者半觔槌扁蜜炙又加生黄耆半觔元枝刎切片槌扁半生半炙再加元具生龜板五個洗淨炒沙炒極熱投醋淬之再加槐花或槐角一二

兩每用長流水煎成膏每日空心時用鹽湯調服少許如不胡喉可稍加之輕者不過一服重者亦不過三服內食魚膘久久自收功外治勿妄用功刀針掛線拔管雖不能治之竟無滲漏亦可以延年若必如古方用刺猬皮象牙屑等用之得當亦不過十愈其一否則必身體羸弱飲食減少而後已也凡痔漏證有因吐血欬嗽而起者此證下元已傷十無一愈有先起而後欬嗽吐血者亦非善證然此乃醫者亂治

所致十傷六七又有先痢而後痔者其命必危予嘗治友人金雨香之父年五十餘歲矣患痔漏二十餘年發時稍覺腫痛出膿即愈無他苦也平日豪飲有酒友宋姓者初習瘍醫偶獲方書奉以為秘本席談間聞有是疾欣然以為可治於是外用升提化腐藥內服猬皮象牙地龍山甲之類兩月餘而患處反穿穴多孔漸至臋上坐卧既不安而口中無味舌如猪肝多涎而長熱後就予治予曰子年已五十餘矣患

痔二十餘年曾無他苦而爾必生敲活剝以至於此以我觀之莫若不治之治為妙然莫謂彼醫能治我反以不能治誤之也彼曰我此時亦不求痔漏愈矣但求口能飲食耳予視其藥方速[辛]用乳香沒藥知母黃柏及一切外科方中治痔漏者悉嘗試之矣予乃令其舌敷水柳花散問其辣否又令曰不辣又令其子復敷柳花散於舌問其辣否曰辣因告之曰汝不能吸一口溫湯而能含肉桂而不知辣非從治不可

又問其便溏否曰溏乃與大劑温補藥數日而能飲食又數日而能便溺又數日而能行走外敷貼陽和膏其後穴之瘡口漸開而老瘡口則依然如舊後復延八九年而殁金翁嘗云天下本無事庸人自擾之予嘗謂治外科者但看樹木殘枝敗葉生氣一足自然脱下瘍醫苟明此理則行所無事可也何必終日執刀針以從事哉要知人生些須小病斷無害於生理也不可治者不必強治也

海濱人多瘧山居人多瘩人氣不勝地氣故也種田人多腳腫予昔在嵩夏見農夫腿腫如股而尚能作勞推其原委由耘田時雙膝跪在田中時正澆肥之候田中糞土臭不可當血氣因而凝滯夾涇腫脹久而不知疼痛矣或云此係馬蟥吮血之後田間水氣滲入鬱蒸所致土人云古無治法予思治法如揚州人醫腳氣用刀披開皮流出惡血此一治法又如醫流火用石灰化後水面上浮油麻油調敷此二治法

至於內治則凡臂臂氣游風證予每用大補下元藥加温通經絡者輙有奇驗即此可以類推其如農人力不能治何且即想法治愈來年覆種又將奚若也故未能嘗試耳土人因云上虞人多大脚風諸暨人多癩子癩子者禿頭也

禿瘡有稟於先天者往往三四代禿然其初必起於童年貧苦無依初爲樵牧日㗊雨寒髮際生虱因而生瘡毛髮盡禿肌孔中俱有蟲嚙故雖抓出血亦不

知痛古方治禿瘡用石灰窰上油頗著奇驗然輕者皮肉尚嫩用之輒痛古方藜蘆膏最妙予嘗治一金姓童年禿瘡其家因無人笑其父友囑予治凡醫四月而後全愈曾與服補藥加明角琉璃盞油底煅灰調服數十劑

治外證瘡瘍往往同一病同一藥而施之此則效施之彼則不效者此其中有肉性之别肉性者有老有嫩有燥有溼有枯有潤有麤有細麤細者清濁之别

枯潤者肥瘠之别燥溼者體氣有陰有陽老嫩者禀質有堅有脆嬌養者氣血充盈而皮膚反薄勤苦者肌理粗糙而脉絡反深内經所謂脂人膏人及五形之人也習瘍醫者果可以語此乎古人一病必不止一方其亦因人而施歟

六淫皆能傷人而風爲百病之長内證居多而外病則痲癩俱屬難治以其風病之條理甚多也溼爲五氣之着外證居多而内病則脹腫亦屬難治以其溼

病之條理甚多也溼有薰蒸之氣晴雨不時或霧露瘴氣或暑熱沴氣皆是外邪得之於起居至於水穀之溼或傷於飲或脾氣滯則難治矣風有感冒之氣八風失節或山川削風或屋宇漏風亦是外邪得之於動靜至於內應之風或土氣衰或肝木自撼則又難治矣風溼之邪如此而寒暑燥火可以類推

予嘗見有人患腰脇疽潰後或教以用鴉片烟膏塗瘡口一過飲後瘡口烟膏亦吸進矣又聞一人患臟毒不愈或教以用鴉片烟膏塗肛門一過飲後肛門烟膏亦不見矣其故總由吸烟時周身之氣吸入於肺胃故也但積而久焉其皮裡膜外之烟膏將何處安頓耶惜不知此二公之死時何如耳又見一杭州孫姓人初因泄瀉吸烟後烟飲既成而泄病復作竟至轂道流出糞條如香店柞線香一般細如竹筋而

終日終夜綿綿不斷臭穢難聞無藥可治然且年餘而死以其胃氣尚強也又見一顧姓年三十餘歲右脇患疽潰破内膜肋骨宣露三條臭黑難聞以燈照其瘡口似見其肚腹中腸盤處自口破後又遷延至廿餘日口作羊叫而死而其人烟飲亦大故尚可延多日若非吸烟人則潰破内膜必不能延也依此二人論之鴉片可謂有固氣之實驗矣至於吸烟人體性亦無一定大約寒者常多而熱者亦有之耳

中年吸烟者其人尚有外形充滿而生育稍減童年吸烟者其人必夭且無子嗣女子亦然甚至有經年月事不行者或云鴉片能戒淫吸之成飲往往見色不動然其不動乃實痿陽使然凡吸烟之人其瘦削必從下部起至於面上無肉則死期將至矣以其氣吸而上引故也

吸烟之人其初成飲時各以其所習而成如好色者色飲上飲後其人必格外加淫嗜酒者酒飲上飲後

其人必分外加量茶飲者嗜茶數碗茗湯亦不作脹

烟引飲者吸烟潮烟不離手水烟不絶口而毫不覺

咽燥舌乾又有肉飲者反能大食肥肉其形亦肥胖

又有菓子飲者必喜食水菓其體必羸瘠其故總由

隨氣變化而致如所成飲之物或有不喜則成病矣

若至漠不相關竟無所好則亦無幾壽矣

飲食男女人之大欲存焉此即告子所謂食色性也

乃亦天地之生機使然飲食者生氣所由息故不遂

其欲則思，終於不得則餒死矣。男女者生氣所由感，故不遂其欲亦思，終於不得則寂死矣。此失之不及者也。若縱欲太過則飲食自倍，腸胃乃傷；或欲竭其精，耗散其真，必非養生之道。

太極動而生陽，静而生陰。此盡固晝夜之道也。動而生陽亦陽生而愈動，晝象也；静而生陰亦陰生而愈静，夜象也。以一晝夜分四時，則寅卯辰象春，巳午未象夏，申酉戌象秋，亥子丑象冬。以一晝夜分五行，則平旦至日中爲陽中之陽心也象火日中至黄昏爲陰中之陽肺也象金黄昏至夜半爲陰中之陰水也水象腎鷄鳴至平旦爲陽中之陰木也木象肝合夜至鷄鳴爲陰中之至陰爲脾爲土推而至之一開一闔一呼一吸一生一死莫不如晝夜然道以中行爲貴而無太過無不及亦不見所謂中行也以四象言則老陰老陽太過者也太過之於中道可必逆而制之少陰少陽不及者也不及之於中道可

馴而致之故易數以老變而少不變內經女子以七數男子以八數即是此義

女牝形而牝户中有子宫偶中有陰奇陰中之陽也男陽道而陽物中有雙丸奇中有偶陽中之陰也故男子之睾丸成獨形女子之胞門如旋螺皆不得子此即獨陰不生獨陽不長之義

男女賦形不同其禀性亦異男子禀於腎腎主伎巧故力常過人女子禀於肝肝主謀慮故計常過人男

於

子之腎猶女子之乳也男子交合時其陰囊必縮下小氣併而收也女子交合後其乳囊房必放大氣散而空也夫惟男女以肝腎為生化之本故凡有肝腎之疾者往往生子亦有是疾如聤耳髮秃頸瘿項癧腋下狐臭面上粉刺陰癢痔漏疝氣等病凡發於肝腎者皆能與生俱來此又不可治亦不必治也

兩精相摶合而成形常先身生是為精此得之先天者也精厚則生子壽精薄則生子夭精清則生子智

精濁則生子愚此一定之理也至若父母有疾因而成胎者如楊梅瘡紅絲瘤是已而又有因醉而成胎其子常足軟怒後成胎者其子必性狠此又胎教之宜先降求者也周禮仲春會男女之無夫家者而月令於雷將發聲有振木鐸戒容止事可見先王教化之意微矣

女子之病與男子不同者曰經候然經候統於陽明經之行與不行即男子之陽舉與不舉陽主氣氣易

治陰主血血難治也又曰脚氣女子脚氣實即男子之腎氣游風也而男子游風多生於久立久行或落水或經涷女子則自裏足後生氣既不調達而層布裹纏又其濁氣不得下泄故微有區別揚州女子脚氣所以有鬼又易傷人也又曰前陰女子前陰證夥矣有陰蝕者肉陷而腐也有陰挺者子宮脫出也有陰翻者腫突弩出也有陰癢者穢濁生蟲也有陰菌者肉焮反突也有陰疽者潰爛出膿也此皆與男陰

不類而如白淫即男子之淋濁見交即男子之夢遺亦可以意消息之又曰乳證乳泣乳汁自流也乳裂乳頭下垂也乳堅硬肝氣瘀硬塞也乳脹痛胃火上炎也乳中結核積憂氣鬱也乳房墜脹胃熱有火也乳巖則思慮不遂而欲火自焚也乳癬則肝有濕熱氣滯鬱澀也乳癰乳疽積乳所成氣不疎暢也乳癧乳串絡滯不散筋脉閉塞也此諸證者則又與男子大相懸殊其外又有乳懸乳陷之病惟不經見耳又如

胎産一門則惟女子爲獨不必以男子之病相比較也

醫通三才者也不知天地人之儒不足與言醫天地之性人爲貴故能立兩大而應萬機天何以寒暑遞更而不窮地何以南北懸殊而不變此固有一元氣運鼓盪其間古往今來未有異也人生一小天地在氣交之間中或壽者或夭札未有不因於元氣之厚薄故養生家保元氣如謀生者之本計也

妊子患病

子痢子嗽不利於胎前者必不利於產後以子盜母氣時臟真太傷故也然胎前治之得法子痢不用分清子嗽不用開提則元氣未傷產後即可復舊矣他如子煩子癇等證則是受胎時已傷其絡脉產前縱有治法未必能使終愈而不發也胎產書有某月某臟養胎之説固不必盡信而如胎前便癃一證俗語謂之壓胞胞即脉脬以胎墬膀胱之氣故小便不得

暢快也此證不宜利水愈利則胎氣愈下矣單方有食野鴨一法用之尚驗然亦不免再發此病應得之忍小便而交媾成胎也曾用桔梗治之獲效

右醫論附醫案二卷　家大人己巳年命沖輩學醫之隨筆也家大人嘗訓之曰人生天地不可一日虛生各就所學須為天地做一些事業故於日出赴診之時餘朝夕手一編躬自論錄不起稿不擇筆胸出機杼絲引不窮先成二卷示沖端倪其餘脈訣訂真一卷內經約解一卷難經經證一卷皆同治八年之訓合并記之

光緒十九年歲次癸巳正月二十三日男文沖恭記

有恒雜記上册

十一(一)

有恒襍記

孔子曰人而無恒不可以作巫醫予家以醫為恒業業岐黃以來至藐躬已九世矣以前已事殊無可考自予曾祖至予祖恒方此間初未嘗舍此而他也予父就接業於乎予習此已三十餘年一家八口藉之指為恒產者恒如是矣幸未嘗乎以七品官分發湖南知縣到省以後上司同僚恒以醫事相屬七八月間奉公至沅亦云廢醫也士恒為士自悔其事之恒不可雜乃取侍恒所聞於耳見於目會悟於心體驗於身者隨時記而筆之名之曰有恒襍記

嗜酒人惡甜故戒酒方多取甜味吸烟人惡
酸故戒烟方必忌酸味烟酒之性不同也
病有不藥而愈者貧人因之以無恙富貴家
乃有不藥為中醫之說而游移無主見之
庸工遇輕淺疾用幾味不寒不熱不攻不
補之品敷衍數日居然病愈未始非其功
也若一遇重證從此誤事矣其弊與庸相
誤國同庸相有唯唯諾諾而致太平天子
數十年者未始非其福命使然
夏令暑癤乃瘀血凝結初起皮膚作癢脹
痛可消也予曾製一方貼之甚效並消已
成即破其方用蓖麻子研去殼桃仁去皮生搗如泥
毫無顆粒時漸加松香徐徐搗之漸漸加松

以粗如筒子如麥桿者有老嫩故不能數目嫩則少加老則多加再加樟腦末先將乳缽平搗成後藏不鏽罐內取用時候擂細吹入

金果欖出廣西形如土茯苓而皮黃肉白味甚苦而皮滑如橄欖乾清水磨之塗患處丹毒者作痛者立即消散惟性涼宜於陽證不宜於陰證也水磨濃汁入醋少許喉痛救之立愈

金線吊蝦蟆一名金線重樓蜀閩林皆有言其能治發背無名腫毒菜之峻劑也予向採草人買回以效用治疔瘡癰腫搗爛塗之立刻止痛消散妙不可言其形如山藥而扁抽藤色黃

金線草也嫩摹擬其形似丘春季抽苗日長

只許蔓生秋初結子儼如山藥蛋亦相似土人
球謂之野山藥此品治陰證癰毒神妙無比
山藥有長條者有多枝又有佛手山藥形似人
手而扁枝分如歧指肉較滑于長條者蓮藕
合之味相同遇疔瘡癰毒初起時取山藥同
蓖麻子連皮搗爛如泥攤油紙上研蟾酥丸
一粒另末樸之覆患上立刻定痛並易消散
四圍作癢忍之不可搔搓則愈再山藥又有
（紫山藥或云出自外洋）玫瑰紫色取以蒸熟合之味較甘滑而易爛
如血予嘗向四明人買食之然未嘗長遇也
仙人掌亦山藥類皮青形如佛手山藥而
青皮上每有毛刺如錐故人家種之者相戒
不可動手每月生一掌每葉又每樓切片種之

亦能生相傳可搗塗孔癰用之亦有効有不効有時請子子如風茄花而較圓或云此即佛經所謂波羅蜜也其味云極甜

走馬胎 廣西土產也能治諸風痛土人亦爲饋送物云其性平和

人生嗜好 經幸增華日益加甚太古之世茹毛飲血而已其後始有稼穡樹藝五穀而麴蘖之利施用焉惡旨酒以爲後世必有以酒亡其國者如煙土酣飲是也六經無茶字而漢晉以下茗飲稱焉盧陸之好甚至著以爲經流荒之弊以清談之禍未嘗不兆於此也明季始有淡巴菰及呂宋菸之名今則流毒人間幾於石

烓日用之品矣，傷肺令人欬嗽，傷胃令人瘦削，入其穀中者，未有不自悔其受害而卒無能戒之也。一吸旱烟水烟，則消日多之多事；一吸鴉烟，則消月圖而廢事。吸烟之人性情懶懈，而用計則遠過於人也。嘗其側臥吸烟時，烟氣入口，手握似癡非癡，眼皮似合非合，人謂之烟迷。蓋其氣未醒時，正如雲夢中也。盛白珠轉黑，黑珠轉白，則詭計百出，往往今日約信而明日背盟，其設辭變幻，有出尋常意計外者。予閱人多矣，深知與輩性情，受其愚者蓋亦不少。仰聞富豪以能吸烟爲保家云子弟，但吸烟則能費不多，而一切嫖賭事可以不務矣。

此乎見因嫖賭而吸烟者其禍尤烈不但家計被人打算而性命亦因以待斃故父兄教子弟不先申嚴戒吸烟者其家道亦必不振戒吸烟併以先戒旱烟水烟為本淡巴菰相思草乃鴉片之媒也

流火一證其足腫游走無定即脚氣也有色紅者有色白者色白之病人或加温通經脈而治愈色紅如火按之熔手者人皆云濕熱其實則反參用温通暢絡兼理肝脾即愈向其人不得意飲小水不黃赤者儘可用附子肉桂治之如其人因素傷痛積而成腫者亦可於養陰藥中加温通藥

然其所以口渴，胃虛求救也。其所以小水黃赤，中氣不足也。凡因傷變青筋生橫痃兩膀下結核，口乾無味，亦以同此治。

胃氣上出於口則呃，胃氣下出於肛則放空，其氣皆中宮之氣也，所謂穀氣也。

肺與大腸相表裏，此以上下為表裏也。肺為華蓋，主氣之出入，居五臟之上；大腸為傳道，主氣之收放，居六腑之下。大欲傷肺，多吐血亦傷肺。此二所皆令人生痔，其痔漏或痛亦不痛，久則亦令人痔。因欬嗽吐血泄利日久而生痔者，上氣不足，傷及下也。因痔漏而肚和欬嗽吐血者，下氣虛損，傷及上也，皆不能治。

肩臂肘後指節膝蓋諸處生瘡尤難不易收口蓋其肉理有縱有橫一動一靜或收或放皮常傷也故不易生肌長肉肚內亦然其肉理尤多損傷一遇瘡漏則難於復原亦有偶爾收口者乃輕淺之疾不可以常理論外科家開管退管等方聊備一說而已未必盡能奏效也

外科諸證之最多者內惟楊梅瘡一病則萬名有之曰廣瘡則象瘡也曰徽瘡則象瘡以四傳毒即流注曰癘風即大麻風曰癰瘡曰結核曰痰毒曰痼瘡皆即外科所患之證而分見者也

先天之病皆肝胃病也。禿瘡、鼻上粉刺、腦下狐臭、臊耳、疝氣、腳氣、頸中癧瘡，皆能遺及子女。大凡母有是病常遺於子，父有是病常遺于女，是又陰陽交易之義也。

胎中受病，如紅絲瘤一種，乃父母精血有火積而成，熱生下即見。及早施治者可去之，若已除月則難愈矣。至楊梅遺毒，往往在除月以後初起，必經教道發紅，所謂猴子疳也。與生俱來，難去者必為解毒，若毒深且重，則必遷延靡爛矣。

升丹降藥，外科屢用之物，亮似必不可少之品。予初不信之，及吾發以後無所措手，而信之之法有不待此數者，然必須人以可

不用人必不行斷其氣葉也拔管挿線二
此用之反使人受害氣家再不知其人何
專而為此相沿成習竟不可破矣
小兒墮地時不宜灸頭不宜挖口中血月內不
宜戴帽蘿胎髮後不宜封其頂門落臍
帶後不宜貼膏藥如此則終身無病未
傷元氣也不如此則無不生病為父母者
既愛之美而必擔擾造作所初生時多悔
未其其速在周歲時必世傳驚風
滿月生兒冷風一吹則血壞為之凝結隨生瘡
瘡毛緊如靈方書皆謂之遊風因為胎毒
者解毒也者破血在十死八九于初出行者
也誠見此證多在滿月乃悟其理矣是

輕者塗芙蓉膏，重者塗紅玉膏。胃口健從令人摳抱不懷，使之溫和，則漸能愈。未嘗貼一指生草，內用一次，硬石也。

靡

靡草死，即今之夏枯草。此草純陽，入夏即枯，以其氣津液也。素夫用以治肝氣痛瘰癧，未知何據云然。且從未見其獲效。夏月今小兒服之，多生瘡癤，則者之集此，予故歷試歷驗者。奉勸習醫者、患病者，勿視此為善陰妙品。要知物貴盛夏正發榮滋長時，而彼乃先枯，豈非不足於陰之實驗耶？

故用藥必先著其本質何如。

甘味者滯膩物，未有不補，如黃精久蒸久曬

則長年不肌　大棗能補脾胃　柿餅能補肺
腸　龍眼之補心下　因即自百把　荔枝之
補肝　入胃即色所阻　拂東垣脾胃論於甘
間葉為本能體烘入微

人身臟腑經絡之在軀殼中也　百脈流通一氣貫
注　非有銅墻鐵壁者為須論也　非有楚河漢界
各為疆域也　藥味入胃各以其性之所近自
著其寒熱補瀉之功　本草所謂某藥入某
經者然必膠柱鼓瑟　不觀其面則動輒
得咎矣　即如酒一也　何以此人醉則歡喜
彼人醉則悲感　又有醉酒而思歸若狂者
蓋其醉形狀各不同　及其改也則皆賤

而嗜吐睡卧不醒乃始相同又如烟一也何以此人吸則好色若狂彼人吸則見色不動又有吸烟而羸瘠不堪者嘗其初吸氣稟各自不同及其後也則懈怠而呵欠懶眠不起乃亦相同蓋其行氣行血之時若有偏勝故也用藥之道何獨不然故酒能行血血屬陰陰主魄故酒醉則神昏烟能行氣氣屬陽陽主魂故烟吸則神醒

走黄一證瘍科書未詳其形也其病有二一走黄一散黄走黄者毒走而散黄者逐走黄疔生疵此而腫疵破神昏瞀悶嘔吐始向發麻作痒口渴喜飲繼而腫一處硬一處

半月腫到則死發於上部者不離心口發於下部者不離遍腹上此生黃也殺黃者疔生於此腫即於此四邊肉高中凹不起神氣似清非清亦發麻亦作痒發寒熱氣悶欲嘔口渴心中如飢甚甚如有所失腫處皮色微青肉面上似有藍氣出者腫不必到心而死其疔毒常遍人也凡生疔者初起如粟微紅微癢亦不甚痛分別是疔法但問其人心性否有無甚甚或如作靈心事被人觀破情形如見者此離即是疔也古人所謂疔瘡生黃痛不向其黃黃何自來也予細揣摩知疔生於膀胱其黃

水出於臍疔瘡收盡腐處者出毒後兩三日拔出疔頭其中必有一竅黄水自行流出極熱此水出後便有新肉瘡口漸合落生疔後微癢微腫尖腫不痛或微痛瘡口平塌不起四邊堅硬或竟發軟皆是黄疔已離疔根矣故凡生疔者不可動刀針動刀針即傷其元氣而疔僵矣又不可用手擠手一擠則疔根下黄水四散而疔不起發從即散走矣大凡生于頭面者多走黄而散黄者向或有之生于腦[illegible]尤多散黄而走黄者亦自不少惟生于四肢者其黄水雖散走者為日較遲尚可療治至生于

膝下者傷人最速人多不知其為疔也死時腐肉臭不可言生于腋下者即金蝙蝠治蹭疔即時燃赤作痛即時漫腫氣悶心煩傷人亦速惟生於鼻中耳中者其禍起時但知纖癢漸而面腫如瓜矣唇疔亦然于曹治翻唇疔兩面穿通在其唇腫上與鼻齊下為欺齊口中腐肉如豆腐然色白而臭不可近隨手挖之膿干而蒼神昏氣促面腫如牛背垂拔金銀花紫花地丁野菊花大葉子蒲公英厚黃狗寶而入金然方用心情治凡遇疔瘡心痛者即用龍眼肉核五十枚並搗碎之如破稍定即用龍眼肉二三十枚並入五味清毒飲重用遠志麥冬石斛

罌加黃酒盖服自能輕減消腫治疔之方
惟醒酥丸爲最可恃蜀宗金紹分疔爲五
種以五色分五藏其實黃鼓黑歷爲最多
紅黑次之青白二色甚少也四庫全書有
仙傳治疔方一卷現乎寂無以考矣與治
大麻風方同一著作也清家又見一本似
傳治疔方其名是多將來歸里可倣一抄
然亦不過廣見其見識耳攄之生疔瘡者
先禁鐵器不可使近一近鐵器皮厚矣婦
女手上生疔皮必頓厚雖閨房千金亦然
速用蓖麻子肉搗爛罨瘡頂上蒼耳子肉
最妙同用均可一禁見麻黃麻最重凡生
疔者一見孝服人其瘡必重已見過黃麻

者即將其黄麻衣服燒灰私竹筌之內令
病人知也或病人知之而旁人知者甚於
則雷又忌者麻地吃麻油事雖近於荒唐
而理不可測且寓見其凶險故犯禁忌者
不可不防之又忌吃鯽魚鯽魚能病可令
而惟癧与疔瘡忌令之又忌吃羊肉猪肉
已犯者速吃粟子穀籽之猪肉加神麯山
查籽之凡屠猪之人汗滴入肉此肉食之
令人生疔故凡生疔之人往之就近查數
家一家有數人者職業故可卷查黄之理
即黄瘴證一般黄瘴以甜瓜蒂籽末搐鼻
中立取黄水如傾下則目而黄矣此方數
救瘡科黄水瘡生時極速往之延及遍身

流水淫淫極熱他人惹之立刻遍矣此乃膚中液也俗諺謂之苦皮又謂苦水兜搭之瘡即此瘡類也

孝

瘡俗諺有之而醫書不載然實有是證凡生瘡時適逢喪事其瘡必甚便偏身瘙痒且痛微腫而上亦似有瘡點身寒鼓慄如作瘧然者中不聞其色晦滯瘡口滴水俗諺謂之瘡逢治之之惟急取其家孝服之線麻絲用燒灰私行塗之燥則用麻油搽之勿令人知即愈然後以寒涼論治即日若起色而不敢遷延否則雖治愈亦与素服相值猶此理之不可解者也急服人生瘡而入素服人家惟穿衣亦有是證醫者不可不知

地鼈虫能服肉核（黑之皮外）等分焙研末，磁瓶收貯。遇有刀傷出血者，傅之立止收口。遇有跌撲損傷筋骨，或腹中有瘀血者，酒調服之，不過二三錢即愈，重者不過二三服。手製此方君之曰究初，敬用之，[illegible]驗。

紫降香作止血藥，妙不可言，方書謂之紫金藤。須取其心子紫黑如油者，用細銼剉為細末用之，不可研，研即粗也。用白蠟止血生肌，亦須輕刀刮取細屑用之，研即無用。

凡撲磨藥亦然，末子必細，然後不痛。

人各有肉性，同一病，同一藥，用之此而效，用之彼而不效者，皆由是故。如人有易生風，有不易生風；有易惹異蟲，有不易惹異蟲。

者均同並理傷損筋肉甘肉苦也

真丁香油塗風痛及一切白疽初起痰核筋結之類立即消散塗頰車穴則開牙關塗腦腳則治胃痛輕淺之疾用之輒效比古方用茶葉尤捷　假丁香油用藥做的

薄荷油少許滴入金黃散內以酒容調勻塗紅腫燎赤作痛去頭擦四圍立時止痛多用則反痛不可不知

香能散氣散婦女肝胃病用之皆效婦女亦喜其香也如砂仁豆蔻玫瑰茉莉丁香之類隨其所宜而施之久用多用則耗氣矣其有聞香而氣急如閒支脘不可與香藥亦不可不用補氣藥甘淺和半可也

髮薄者油人不長壽香散氣也打金箔人不
可出汗恐徒傷力也多関碍疏氣使人吐
血多欬擔水者多駝背磨漿者皆鞠躬其
體勢使然也賭場日久則腳痛繡坊年多則
目瘵其精氣奪也醫者必隨時隨地知格
物之功則思過半矣孟子所謂居移氣養
移體者是也

黃精白术生於深山得先天之土氣最厚故
能療人病人參芎烏枸杞久而成形亦由
地理若平時汙壞則後天之土非糞土之薄
之不為功能生穀蔬亦能養人其味多甘
火土之氣也人之脾先天土人之胃後天
土脾清而胃濁脾陰而胃陽脾內而胃外

一身元氣流行不息，水穀之力為之也，故治病以胃氣為本，脉之和緩亦胃氣也。古之詳問亦胃氣也。

老者能養，幼者能長，鰥寡孤獨廢疾者皆有所養，此治天下第一妙方，能保國年也。此博施濟眾，堯舜猶病。再孔子之道，老者安之，朋友信之，少者懷之，即立達之方，隨時此遇而施之，天下第一便宜方。中庸此謂以人治人，各親其親，各子其子，而天下治矣。至若春省耕而補不足，秋省斂而助不給，乃此謂病已成而後藥之，藐乎小矣。

補藥如天下太平，偃武修文；攻藥如天下大亂，命將行師。二者原不可偏廢，庸庸者流手眼俱無主持，而良心未泯，知元氣之不可傷，於是迂腐之說進，調停中立，但求旦夕之安，不知姑息養奸，俱於此時矣。治國治人，未嘗異理也。故吾謂庸醫但知有補，使人入耳爲聽，而其補也，亦未必知進退，識淺深，慎輕重，幸而得之，則欣欣以爲得計矣。然良醫治未病，亦不外乎培植元氣，使之永年，而後可以卻病。故高手治病，於攻發之病，隨時而平，及其既平，則又急急於本原，眼明手快，其用藥有出人意表者，從不見病治病，神乎其技，而其大旨仍不出於養補，所謂不治已病治未病，遂而下

著之先後迥與人殊

益母草徽城所來塗瘡癧極收口友人得瘡極兇問其方自用之果驗尚欣然攜送于人而經時自命為能消瘡癧矣

蓖麻子性能拔毒治瘰癧疣贅秋熟可採之研如泥入樟腦少許塗壁虱蚊虫咬立時止痒

蒼耳子隨處有之秋深可採之剝其中细肉搗如泥入射香少許能拔疔瘡治頭風止痛剝肉法用剪直剪之則肉彎三棱以針挑之肉出矣其樓闌中治飯痱杭人以餧鳥者

芙蓉花葉並用為外科敷毒收根之物藥十月間採其花浸過油中經久不壞逢紅腫焮瘇作痛搗爛塗之立效其葉於秋間曬乾勿見太陽則色青手搓為細末以備篩篩過加入圍毒藥內可以使瘡根收緊初起小毒敷其葉末清水調塗可以消散

天南星塗瘰毒用醋磨搽或加鳳仙花汁調之治瘰毒皮色不變者效

陳修園閩醫也以孝廉入京初得景岳書奉以為至寶為景岳編其新方八陣歌括行於世且疏通而淵明之後因未見景岳新

方八陣自有歌訣也不數年又著景岳新方八陣從入室操戈昧良極甚其於刻隋書六種自稱其書爲先賢名葉天士之真使人不信也及其治行則陵爲自著即此二者以觀其人居心行事可知而口才欲足以勝之欺人之論甚務稍服君嘗摘其剽竊據其背謬處以爲昧良尤甚景岳偏於溫補其弊與薛氏鶻按相同陳修園從師之而又信之深使直言其見解初感後深亦不失直道乃必掩著如此人之心術改不可問遑問其醫術耶閱其六種書

於前人書中無不有所指摘，惟長沙則不敢非議，尚推其宗聖處。張仲景固醫中之聖也，然亦無甚發明，但加贊歎而已。其著書命意與昌邑黃坤載相同，特張仲景書以為學者淵源，使人不敢再加指摘，而學問之道則大不及黃氏矣。

脈學人之宗瀕湖，取其簡明且備也。李士材醫宗必讀從而增改，其四言脈訣實則時珍四言舉要，出於月池，不書出於瀕湖也。醫宗金鑑又從而刪改，襍以四診，更為簡明過甚，未嘗無瑕疵，故予又從而改之。

通天地人之儒也，或可自言醫，固非易事也。懸壺家急於謀利，以本草備要、醫方集解、醫宗必讀、臨證指南等書記誦，終自便欲出而治世，學者費人，聊抄其文也。

三黃寶蠟丸可治眼癬，亦可治婦人陰瘡，以麻油燉化塗之效。

瘋狗咬人，使人生小狗，往往脹痛而死。其理不可測度。夫瘋狗者，乃雄狗不得其雌狗，精在齒，咬人則齒上精液入人肌肉，使人生氣，精成狗形，其理正如奄宦嫖娼以口啮婦人身上，其齒根上流出精液，則淫性過矣。其齒上精液為胃腎相固之故，不得下行故也。

螻蛄𧑼生臂脘間久潰不斂，流黄水定，但流
臭水，乃流注之别証。蜨云：螻蛄合過物
今人生此，亦備一説而已。螻蛄即土狗也。
白牛肉生搗塗肉上，可拔汁入肉，此方閱自
王孟英先云：是吾父爲治人家孩子者，不
知其方之出於何書。

寸以射上，且罔以射中，且尺以射下，且財射
也，如水火不相射之射。此古射字形如敢
字，爲井谷射鮒。古本子夏傳作取鮒，故象
言元與書之井谷之射鮒，射此而取
之，非其與之取與二字相涉，遂作此三取字，亦
岩如此解，取者取其勝而殘之也。

瓜蔞栝蔞聲音相同形種相似而實則判然為二性亦有別瓜蔞形大色黃蔓生皮薄子如瓜子而微黑其子多油性滑腸通利腑氣根即天花粉也栝蔞形小而圓色赤亦蔓生皮較厚子如苦瓜子即錦荔枝子與尋常瓜子不同其形甚怪其子異頭上有橫管皮色如苦瓜子而精白不似苦瓜子之花粉也性能通行筋絡治瘰癧根並氣粉吉方多混用之醫家亦混用之藥肆中亦不知其分別也但知有瓜蔞而不知有栝蔞矣

牙骨疽證上則牙床下則環跳股陰其故由於腎中骨髓外溢因人生氣結而為骨具而且堅硬如齒中牙垢日久結成形也

癰疽既潰之後膿濃者生膿清者難愈敗漿如米泔如豆腐渣如漆水魚腥血者不治以其生氣既絕也大約試驗之法以所流稍子置水中一浮即沉者可以治浮不去而粘膩或雖浮去而後上仍有痕迹者雖善治亦難奏效生氣之絕與不絕也驗病人大小便生死法亦如此

醫因人之生死由良心所在未有不相其生也然一病之生死自有同一治而不同一效病因歷既久自行領悟往往有病狀極重而入其室脉之則精神頓發會悟獨開心中雪亮指下有把握在此病雖重無妨也投藥亦應手而愈又有一種病不甚重

而入室診視時見其氣象不善舉止來遽醫在醒脉搖作精神而指下模糊心中搖度病情亦多似是而非意不歸一閱方時多自畏慮在此病雖輕亦必有他故或為鬼祟或多傳染不可不預為防維凡病人面色紅白不時其脉大小無定至數不甚清楚之在皆宜防之於當家人尤宜慎

發背對口蛇串惡瘡多究業謂乎見精而美初起總與尋常瘡候不同其病似輕陳而受總是速初起時間有惡夢及跌撲或害能見瘵者防損壞若四在皆宜防之此皆鬼祟為患也入其家中必有襍亂色章克景

時疫甚行之候醫家入病家時自宜留心不可疎忽因此氣交中人焉能不禁其傳染

並防其傳染則思惟生腐亂及得而乘之此時空旋外陀中乾坤但宜於平日治病時從不先存利己心入人家室自然有一個正氣在當見物見而遠避不但時疫不至於道即諺視瘋狂病人亦不至被其侮并此諺也吾父之言相戒以行圖不可當心謀利也昔杭州時疫傈座巷翻墻老生病時而居諺庵間為柵門所阻不及進予乃延其封門淵豬陰之謝歸而病病及其妻淵延其友人醫之其友人亦歸而病而醫保死壞老者其母弟來視其病聞其時郎也不救入房代人從之吸入房歸印病死汁其病之傳染而傳人故凡十數人而

有恒雜記　十一日

境老雖已來死於從予治愈也京中甚行喉證時同鄉何白前家病宣武門春暉堂臺內白筠首如曰傳官患時行溫疹咽痛其病只須涼解可治傳官在予白之蘭子也祖官生母德母鍾愛於甚彼出十餘歲自書主見時予為花診何家視病誤以涼解藥致乃花與何姻親也乃落李表予告傳官云病不妨須服涼藥乃疏清涼藥與之云明日當用涼藥時伊家有親屬李述堂在初延之來未及至診自予診視復出伊翁堂前見其長輩而進來相揖而問姓予不知其為屬也而李君知予為屬矣至其廂房問方用桂枝白虎湯而李述堂在病人前揚言云此病危殆但不可服涼藥

出而議方焉之亦即予為曰方法處一經
也惟其人如其所服予原藥故作是治其
奚彼亦用原藥也病家不知但見在旁最
之美傳官又自己作主云彼此俱云我病
竟將一言欲吃原藥一言不可吃原藥如
今我多不吃寧不藥中醫之說乃停藥之
日越一日思送氣閉瘀陰而死死之時其
母其妹俱患是病親丁七人存者一祖母
枕床而哭於是其家復延予診告其故且
又延李脫予視其所病共人決其不死者
三人乃母嬸母及其媳也時春暉堂中陰
氣騰思予告子松云此家更崇不好不止
傷一人也旋至其律醫病不復視之李述

堂在則常去診不回西日連堂回家方吸
水烟忽然咽痛云不好了邵亦病時症了
對數日而斃及予自天津歸子松為邵說
謂邵不在京則見此後予詢之為之作吉
而春暉堂屋從此續傳兩家喉症初起閉
脚鄧仲魚家京中所也凡家之中傳人最
多被其傳染者亦復不少沈仲復觀察適
東在途中其家大小凡傳七人通州毛家
七十二巷居者其八廿二人丙寅年京城甚
行喉證然治愈者亦無一人也
黃坤載醫書八種予閱其素靈微蘊初以博
雅然則其議論大高為人治病但求中病
而止不必矯揉幽深也及觀其方則通篇

2

有燥土兩字皆伊所遇在書者經驗而因
將其各辨中燥土兩字遂為尖出置之高
閣者久已辛未至湖南湖南以此書為上
不得不再檢閱然惡其書不足觀也偶與
羅崑翁談及是書而伊家取而歸翻閱其
摩解則順文敷衍同為摩解不識兩燥土
兩字習氣附之躍出紙上此公亦可謂偏
矣醫書俱言寒濕而彼獨謂溼寒此即其
燥土一證受病之根源天有六氣寒止一
溼邪傷人耶

鍋

夫體浮身復脹俗語所謂燒鍋脹也腹大
如鼓四支不腫不脹肚皮見青筋則危矣
初起微脹後日益重腹亦日益大古方用

鷄矢醴，硯聽泉堂向予談其方甚驗。此鷄矢須設法取之也。其法着紅毛雄鷄於石板上，以籠罩之，初不与食，放好從慢慢數條与食之，並与清水飲之，俟其飢時再以米与之。初則其矢當這雜，不可用也，後則漸白矣。待其矢纔白時，再畜數雄鷄于籠外，使之可望而不可即，如是則其矢全白。取全白之矢，曬乾，瓦上微焙色黄，用陳酒調服一錢，數後消脹矣。一鷄之矢可治一病也。予試用之果驗，但不使病人知尤靈妙。

人身毛孔可以受溼，人所知也；而水能入毛孔，人所不知。故生瘡者人多用洗法，固快一時，勢必日甚。金匱要略黄汗條云水從

汗孔入裡為勞汗。凡人生瘡初起，亦當以
熱水洗之，覺甚快，洗罷即微覺發脹，隨而
腠水浸深矣，日甚一日。故予治瘡疥治忌
洗，而惟臭穢膿稠甚，又不可不洗，洗則淨
此洗時須避風。
陳修園三字經蠱脹條下，但以為之蠱卦為
聰明人能知蠱卦之義，則思過半矣。此種
説理未始不可，而以示學醫之人，全然不
好。左傳云：于文，皿蟲為蠱。又云：穀之飛亦
為蠱。是當以蠱為蠱脹，於脹病多謬，定必
盡屬謬説。對陳修園以孝廉出材鼓作欺
人，謂彼何不云物必先腐也，而後蟲生之，
則人生之病亦可不必治矣。左傳云莫語

近世寡廉如盡矣（言人於內則多盡廢）只指盡職乎

醫學始於神農本草黃帝內經本在其後岐黃之學又出於越貸季陳脩園三字經醫學源流但知始于岐黃開口便説其餘不足观也已

靈樞素問通謂之內經內經爲醫學之祖始傳教之有出者周禮也其內經文中引上經云云下經云云則內經之先自有上經下經者矣

內經五臟六腑並以膻中為十二官此十二官條云脾胃者倉廩之官五味出焉脾胃合為一官也惟素問補遺文意相同而脾胃各分為一官其云脾者諫議之官知周出焉胃者倉廩之官五味出焉則明之十

膻

二官而皆司其權則各有專職也
膻中者臣使之官喜樂出焉膻中居心以下
部位心下有膈膜一層上盛血所以養心
血盛則心安而喜樂矣在心之下故為臣
使臣使者對心為君主而言十二經脈有
心包絡而無膻中因而諸家辯論不同其
實心包絡在心之上即心系也膻中在心
之下即心所居之宮也故內經候脈法胃
膻中而無包絡喜樂固出於膻中而七情
亦未始不出於膻中也如人恐則心悸憂
則心痛怒則心躁悲則心傷均出於膻
中者惟皆喜樂之反乎

112

肺者相傳之官治節出焉相讀如輔相之相
傳猶如師傅之傅有君主自有相傅心居
中肺在兩旁如人君之旁有相有傳刻內
經者訛為傳字人遂讀如相傳矣相平聲
傳從專而從尊依經文改之宜改正相者
聲傳從尊

紫庭真人追瘵仙方謂傳尸鬼疰有蟲也其
出即三尸蟲所化太暗傳至六代復傳為
第一代矣師朗不居集門其書乎常勞手
抄一本其法有殺蟲丸五香散鬼哭飲子
方俱見於本草綱目及集雅等書其書以
傳尸蟲者皆形第一代如人形入穀則代
遠而蟲亦漸小矣初起時謂人形者即三代
尸神也至六代則蟲如組如收矣乎親見

之蟲於影矣。先君患咳嗽年久，自以為
旱烟燥肺氣也。至六十歲十月，忽覺喉
中瘙癢而大吐痰於木盆，旋即睡熟，不知
其為吐蟲也乎。後視其盆，痰中盡是白蟲，
蠢蟲夾痰蠕動，頭上亦並有紅點，吐後覺
胸中暢寬，然自此病日重，劃清於不起。先
君以為此肺性也，月上亦並氣中錯。先
慈母陳氏以乃弟勞病，發時根表長蟲，則
思覺腹中刺痛，從此生病，如其弟性形死。
五日有蟲自其鼻孔出，形如米性而小色
黑，云有能飛者，於亦不知所往。又陸家住
忠孝巷，其族人在張家巷學生理，晨起見
街上賣柿者過之，有一柿生四角，是大以

八文錢買而食之，於是腹痛腳拘攣不能
行。就余診。余曰：此流注證和韌也，將來必
走疽，不知結於何處。可用溫通藥與之。其
家怕熱藥不吃，乃求仙方於救命王廟，月
餘腳能走，乃至廟究歇謝神，及出廟門，如
又拘攣如故矣。半月餘，脇上長一白塊，如
疽非疽，不痛不癢，而微癢時一刺痛，須就醫于
余。余仍勸其服溫藥，服數劑，以力不及，半
七日餘日，乃潰。潰後貼膏藥，瘡口如豆大
中凹而旁突。余知其不治也。告之以非溫
補不救，然若於貧賤之家，勢必終不去，如常
一日早，忽揭開膏視之，有蟲出一條，在
膏藥內。乃復以示余。余細一觀，其瘡孔吐蟲
蜒入膏藥，其越日復又見一條。予曰：此也

邊膜必死毛髮未必果日就羸瘦而死又
胡姓者住良山門外有女人身微腫面黄
桃狀似勞證隨後覺毛孔中癢細視之物
出從毛孔中出似風非風遍身皆有其人
漸延脊消形不治　扁蓄全家有西廂住
姓者患腹痛吃臘諸藥不效已十餘年一
日戲語余曰你能治我余手手曰此事何
難後乃出痛可被日出痛治蟲我亦因之
全日但食餘餅可也於是每痛吃餘餅居
出止痛月餘下大小蟲長寸而腹脹消矣
其餘如眼癢有蟲　齒蠹有蟲　鼻漏控
腦砂　咽痛天白爛有蟲　久嗽哮喘有蟲

胃痛有虫　或吐或泄　腹痛有虫　腸中
生水生虫　痔痛生虫　皮膚有虫　陰蝕
有虫　腰下　八角風虫　頭上髮有虫
臍下私處有虫　禿瘡有虫　齦聲虫
痢疾有虫　臥認饞虫病　小兒疳積虫　反胃有虫根
之虫隔　嘔吐有虫　疳毒生虫　瘡瘍生虫　痛中
生虫　瘧疾潰爛生虫　中財土毒腹中生虫
瘰癧生虫　癬虫　蛀蚘　蟯蛔蛭有虫　法卿人所難
蟯蛀等有虫

學醫之法以先讀內經為上內經卷帙浩繁
不能全讀即讀滑氏素問鈔或汪訒菴靈
素類纂或讀內經知要知陰陽臟腑標本
之道而後明其其次讀本草從新其次讀
瀕湖脈學其次讀金鑑雜症心法及傷寒

心法明白病瞭如指掌矣又其次則讀所
傳誠法而病態千変萬化用藥隨機活変
則存乎其人臨科則大全大成為不可少之
書而文參之以同天奥旨則於陽證不可不以
書為法矣文參之以全生集則於陰證可以
書為法矣至於陰證用方立案則非通乎文
理及多讀名賢方論陰證指南不能簡明
了當也

檀香油治一切痘毒瘡癰結核初起者塗之
即消孔癰亦可用香能散氣勝用根葉多
矣

小兒過夏天每易瘦瘠胃口不好肝火太旺
乃元陽為虐然後小兒為純陽之體陰虛
體氣及自小缺乳者多有是證治之之法

不可過于補，亦不可過於攻。用涼藥則敗胃腸，用溫藥知助肝火，故宜清潤。慕後藥以甘寒為上，如西洋參可以代茶，桂花葉亦可代茶。不必禁其嗜好，如欲吃果子，不妨與之，但不可恣性欲食香燥膩之與之。更不可多食，常食一切肥膩甜膩膩滯等食不可與之。自五月起，挨過七月，一交秋令，暑熱既退，漸漸神氣壯實，入秋後宜轉涼補養陰藥，如肥兒資生等，可以酌量與之，以為來年計。如是三年，則小兒亦可免患矣。若一味亂醫，寒熱雜投，反速其斃也。凡遇此證，切不可令其食夏枯草，一經食之，未有不瘦削日盛者。古方以夏枯草平肝木清熱，害人不淺，不知當日何據云然，甚矣

8

夏月人以了泡藥令人多生暑瘡
瘡字字典不載北人有此病京城滿街拾帖
治婦女下瘡有餘子藥可以塞有末子藥
可以數予曾見通州老祥細諳其瘡之根
由此此證得之少年時因恐火而成北人
身上廁更衣夏月地氣上騰陰門得熱臣
之氣薰蒸而成初起微癢癢甚則痛漸之
腫塞致有努肉突出不但腹陰受累並支
令人心不能遂願此婦曾住自己努去努肉
而積久似漏如故也到老時知為從不痛
予診此婦時秋乍熱病臨門下墜及陰戶
腫塞備言其苦萬狀故不悼細述病莫一
將方子從其云京城醫藥多用為其所致甚
末藥探之以線而已能囊行子知塞入陰甚

必有瘡肉如筋如絡其色莊鈴上後出精有物變不發日復元予以紫靈丹後發方兩合用之肛門癢痛較好而陰戶微覺不瑩其氣塞如故也向其親云此係毒瘡不能愈矣此細求其故維有土氣上蒸一法究非尋常之理所能測度據此媼法則其病乃得之僕婦傳染云此謂男蟲蔔便時甚不留意則其蟲即入殆即所謂陰蝕也甚至有因此而死者土人相戒勿合白蔽白蔽即盡蔽也合之多發則必死此種亦與揚州腳氣一門相似因地氣使然也土人相率諱下瘡二字則曰時氣痛也俗見撇而論凡患陰癢陰痛者用紫霞錠亦宜其蓋瘡者名加紫霞散加以洗方

環口生瘡，若其人方作瘧時無害也，乃瘧邪已盡即止矣，略用清涼可也。

辨口味察證法

胃爲倉廩之官，五味出焉。人之飲食不過鹹味而已，甘辛酸苦未嘗以爲日用也，而有時口中覺有其味，乃胃氣之妄也，當以其味辨之。如口苦爲心火，苦，火味也，人病之則口苦。口甜是脾有溼熱，甜，土味也，土虛則口甜，故腹滿人常口甜。口淡乏味是胃熱。口乾口燥，宜飲水，是胃熱。口鹹，胃虛，或胃火上炎。口酸是肝火，胃寒者亦酸。口辛如肺味，肺燥熱也。口臭是胃熱，酒家及肥甘人如甚主渴者，胃痛者亦口臭。口苦

又有謀慮不決肝熱移膽者又有心事且
灼思欲不遂者又有黃病人膽汁外溢者
又有驚恐傷膽氣怯者口酸又有肝木
侮土吞嚥腹脹者口糜有膀胱遺熱在
有膈蓋生寒寒生于下熱蒸于上者口
中多涎沫自流口外有過服涼藥致不能
吸熱渴者有胃熱上泛脈酸無力者口
喜淡主熱口喜脾主濕熱口喜苦主
有火口喜甘主中虛口喜辣主胃寒
口喜酸主陰虛肝旺口中無味外感初
起即無味內傷漸至無味球先無味日久
而後生病口澀多怒多虛火外感病
口苦口淡風熱病初起又久官享辣人
不用辛辣即口淡口苦肝火勝人應不
健餘口苦心事且均口苦久行傷液口苦

口臭鹹咽虛已極竟有舌苔芒刺酷似
脾味而刺痛者或竟若者其病亦多不救
口中氣味多勞傷病氣虛胃陽不運者
亦甚 口中多味甘(附胃附苦)蓄熱 口乾漱水以
不欲咽也或雖咽不多主陰虛瘀少
消飲水為寒為熱喜飲涼者可下消不欲
飲或宜瀉胃者為虛為寒 口喜熱飲有
極寒者有極熱者極熱之人雖與湯湯亦
不知熱不宜用涼藥直折宜順勢利導之
人之口味隨在可變食用其平日之飲
食而習以為常如海濱人喜食鹹味及鹽
貴之地其人以辣味為常久食辛辣者食
平常物總覺無味其口內皮辣老皆也北食

人食苦菜以為甘湖南人食苦瓜亦以為甘此服習慣成自然也　五味酸苦甘辛鹹之外又有淡味淡本味也古人玄酒太羹正取其淡凡人飲食過多口渴不已者食淡湯反覺甘美者所謂絢爛之極歸于平淡也然淡味之外又有一味曰濇濇味在不辛不酸之間性能斂濇薄者能生津橄欖橘柚等也濇厚者能劫津欝石榴也

茶味苦不甜也食肥膩後飲之則甘潤茶能止渴亦能生渴止渴者得其濇味津潤暗閒也生渴者津液為茶所劫愈思茶則愈渴愈渴則愈飲矣故飲茶不可太濃夫濃則傷耗人液也

飲酒者令人惡甜而喜苦吸烟久人亦喜苦甚則思甜食

人不能少鹽食也半月不食鹽則人浮

腫也人浮腫證偏宜是臟此六者過不及

總（云理也）令而痛也脈橫解腸澼為痔澼積也有內痔

有外痔外痔枯之內痔喚之

又降中有小山出者名曰峙痔肖其形也

凡竅中皆能生痔惟穀道之痔成漏一曰

瘻陷脈為瘻也

痔久則生蟲令人脹墜作癢苦楚難之（出者大小不同）

肝主疏泄因怒而發者為氣痔

草曰牡痔又曰牝痔大小相連曰子母痔其

周編於穀道者曰沿肛痔胬肉出者翻肛痔

脉痔亦名血痔，便時血出如箭。肛有在前在後之分，其前者直腸血，其後者廣腸血，俱係錯雜。蜆肉、牛乳、蓮花、核桃，皆痔形也。

酒家多痔，係濕熱乘虛下陷也。多食薑者痔。

精道自尾閭（在前者小便道也）至會陰，必夾穀道之旁，至水道而後出於玉門，故思慾不遂，思精不出，以及努力入房者，皆令人痔，女子同法。

氣有呼吸，即有翕闢，腎虛欲者，下元既虧而上頭收之，則愈空，空則痔痛死而流失血。久利同法，其痔痛日久而欲利失血者，必攻治之過，宜填補之（壯腎水），十全二三。（真陰）

12

精道通於穀道者痔漏精道通於水道者淋
閣
翻肚痔如菌叢(蕈)簇菌心出苦痛脹墜難名努
力甚則兩腿股陰作痛少腹絡脇引前陰
小便難以補中益氣加防風升舉之外敷
枯痔藥使之乾落亦有割法
產後努力傷腸大便難者痔
穀道生瘡溼爛腫脹有肉浮起若[illegible]非痔也名
狐惑瘡傷寒後及發瘡毒必多穢口瘡小
兒胎毒同之
應聲虫談到雷丸則不應聲見夏子益奇疾
方中予在京師用一僕人年[illegible]五十餘與之
言陰屁從出復言一內後自亦不覺也竟

聾聽而奇之述於予予驗之果然雖四五
字言語亦必復說一句惟其聲較低小耳
從旁聽之請林々之虫問其詳訖若否曰是
之探其理當是喉下另有空竅如在山中
應響是也若以云虫亦決無此說言之出
絡與人觀肚腹者離徐舌似鬼附在身上
入人家中能召其鬼而與之言甚至談及
隱事則羣為驚怵然談及情話則羣為潛
然倒可問其懷中聽之能泣能笑其觀肚
傳之人則屏氣閉口乃從喉間出聲此亦
以術惑人之一法應聲也的毋數此然不
知何由而有因聲也觀肚之女人寡在
湖中之惡丐所謂老虔婆也提牙蟲翻之
世俗稱為龜真命揉肚腹者皆此數人此

欺諸語與老虔婆也此外又有樟柳人樟柳即商陸也其法取多年商陸根如木人狀煮之剋為人形日晒夜露後鍋蒸之以人惊之之久之便中空有通耳小兒命將吹之令死取其魂納之樟柳中夜起以桃枝擊之教其言語久之自能言矣入人家壁中能言其家休咎事往往有合故下流人以此取利愚人而已此亦與佛寡相似也

口瘖

瘖有食鮮蘑菇而成者予在京兩次食鮮蘑菇後俱聲嘶語言笑費力食薑湯嘶頃鬆爽此與食半夏之聲瘖同例蓋口瘖有兩種由於舌啟者如食陳年老物則喉中如戟而聲嘶煮芋艿山藥不熟食之則令人口中發麻而聲嘶蘑菇鮮者食之

日晡發熱

乃陰虛發熱也於手心其燥則津液乾枯強盡矣今宜息其理令病人手掌握生鵝子則熱勢稍減又用生猪油塗其手心則筋脈稍稍潤澤而發熱情形亦稍稍減退矣

癆

癆瘵汗出不止其心為其病易遲延日久者方用一味陳出膽蓋傷服之取效得能止瘵不言其救手得其意問病人其心乾燥者用之常驗此為病人不知非為重用情懷是其所有

狂

喜則傷心或致成癆此較之憂思悲恐驚怒則遠甚矣七情之中憂思最傷人最多

常恐多慕虞必無恩恐必無藝又一定之
理惟悲怒則單行此亦一陰一陽而怒亦
亦可發憾之怨其不自發憾之怨傷人尤
甚肝氣之病皆能成瘵甚則死焉也人之
受天地生氣素具保護花往不宜乎

女科与他醫不同而女人之病一乳一陰戶
又難中之難乳證雖亦人肯与醫者看而
看之不得其技則潰不看戶內之證往往
羞懼不肯言而邪證愈害愈不肯說則醫
者更難措手非精於治者不能奏效也

暑天驕熱之地不宜阿膠不知此風則穀道
受燕氣而生瘡在女子則更重陰戶陰塞

三三

河北人亦很癭証

氣頸在南方多係人而自山東而上則稚瘻

實寸許者領項扣不亦不為害項間自膊

管胃管而外竟不通氣但看豬項兩肉則

自明矣外科書要昔頸瘤日久則生蟲

亦不盡然但此病多在婦女亦不知何故

豈女子生氣從上出下耶

西醫用萆麻油大炒熱燻臍氣壯實者服

之自妙賢於百順丸多矣然多親見人

服三粒萆麻子仁至於腹瀉不止又親見

人飲萆麻油瀉肚至五十餘次而仍無恙

者其胆殊不可解

天行風溫瘟後熱下迫腿之跗腫並痛不能

行但發熱口苦餘無別證以清涼藥之防治瘧取陽明清時鼻衄即自愈兩子春夏之交已愈數人

桑寄生粵西一種以為土宜實則桑樹既老而樹大鳥銜他子寄生樹上得金水之精氣古方云桑枝治風火為奇效亦是此理也則不必桑寄生即桑樹枝葉亦無不可桑麻丸之所以延壽也

世俗謂不可禁病人食如禁病人食則脾臟虛寒元氣大餒其病有不可勝言者往往汗出冰冷如脈絕即改用藥治愈其日效之病危急迷也

程杏軒醫案云石淋有破法，未得其詳，近西醫竟能破石淋，並云用藥在膀胱內剪開，可以取出淋石。按膀胱者清虛之府，如何能使生石？即使本人精液滲入膀胱，得其生氣凝結堅凝，如泥沙凝如石頭，亦必膀胱內結成。膀胱空有口，手即有口亦難，不能用剪插入，西夷之醫法固多奇怪，然總有理在也。予固未敢深信。

婦人乳證最多，曰乳癰，紅腫發熱，奇寒作膿；曰乳疽，堅硬作腫，皮色不變，日久方潰；後發斑者可治，男亦兼治；曰乳癖結核，乳房之內忽起一核，按之微痛，男子亦遇之，並肝火鬱結證；曰乳癧，乳房之肉中有數

核，思之如串珠，按之痛，六脉弦，此症曰乳
巖。初起生一粒，日漸長高，近則一兩年破，
遠則數十年破，此謂之思欲不遂、肝大
自其破流腥臭水，其氣如醃鯗汁，隔鬱同
陸六閲之，初起即治，治之得痊，六不過止
往使不長大，程未見有治愈者。曰：乳癧，乳
上生一毒，日久發熱，欬嗽，形神精燥，胃口
不佳，即乳癧也。一日[illegible]痢，左乳初生一癧，
潰破之後漸加添，初起生至三个後破，
頭一个，生至四个後破第二个，生至五个，
則破第三个，由是自之不愈，加至六个，則
左乳牽至右乳，發生十三个，而形瘦肉消，
不可救藥。此皆誤治何医，若早服補中益

散氣藥，亦能不至成串也。治乳疽等証，忌
用刀針。一用刀針，則即能治好，必有瘡疤
矣。見有乳串，即勸病人勿動肝氣，方可與
圖。一曰乳癰，乳之黑暈內外生細瘰，瘰漾
流水，作痛作癢，形神日瘦，時發時愈，有由
思慾不遂而致者，有由其夫患瘡毒成
瘡者，有由乳房生瘡，傳不自清而成者，治
之宜殺虫止癢。一曰乳懸，兩乳忽然腫墜
者，大如斗者，有長如瓶者，不過一二日間，
脹墜腫痛，治宜大涼，或大補，此証由本
婦產後，或喜食熱物所致。一曰乳細縮，
乳房下收，忽然縮入，腹出一管，徑自流水，
者盈缽滿盆之勢，其人自汗氣微，則難保。

急，欲令減少，按之大痛，作大補偏。使無乳
以因髮不能生，一日乳裂。乳房與乳頭交
界之物，見出裂出一縫，疼不可忍，氣墜痛
小，是知治策若熱，花論如何，要用本婦頭
髮燒灰研細末搽上，外用白蠟、豬油熔化
敷之。其發物忌，則搽人乳，救立可收口也。
人乳即收快
其次則摩黃珍珠，否則出可敷，但須研細
未如粗則又痛不可忍矣。一日乳吹，小兒
吃乳時呼之不覺，其風入氣，使乳內痛作
腫，乳頭上往之起白泡，甚則成癰，亦有
在腹中乳上作腫作痛，乳頭起白泡者，時
人謂之內吹，治法照用乳癰。二日乳溢症
人多乳汁，乳勢下墜，遺溼身熱，甚懸

火炎甚，胃被爍劫所致。胃虚胞脉，乳自流
乳汁，主所生之兒不壽，謂其血母熱，傳之
兒耳。然初胎亦不宜一日即産，乳頭不出，
乳頭于未産之前未經揉出，及至産後乳
汁傳至乳頭，反壅塞于乳房之内，兒呼不
出，胃經大人呼出者，亦胃經呼不出者勢
必至難。一日初知知乳歸入肝，火太旺，胃
中氣滯，乳房内與肺氣不通，蒸化者多清
黄水，毫無濃汁，總惟通其肺絡者可靠。
冀然本脉氣乳不回，須玫出海，倘不散而
行通絡，然須在未産以前通補之，然後産
成則又恐不及矣。一日乳嗎回而此孤起
於瘀積所致，不遂散而生乳核，推則乳房嫩

腰膝攣、緩如痹，筋節皆不能舒轉，如此目瞪口呆，不能言語，而以死者纍纍之。子親見之，後詢其人，知未坐草而驚先患乳崴，後乳崴不破，而乳頭倒縮，如一空竅然。此其理易知，去人因此不甚遠也。一日和頭開抱婦人乳，究其因，成在孩兒含乳日久，而乳汁日益少，呼吸未甚，則乳頭倒翻矣。治法惟用補氣藥，以烏梅肉燒灰和末婦頭髮灰，微微搽之，用不得多，多則酸痛作痛矣。

三代以上之書，非先識字不可，故內經為最古。其間古字，不明其理，使不能解，既略能古內經拾遺一書，方知古字之不可不識

有恒雜記下册

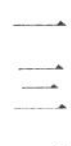

十一(三)

自漢至本朝所有天行疫癘已經傳遍者
兹留其病名并留其病狀如大頭瘟即
蝦蟆瘟也每年於夏秋季二八月左近
常有是症治之得法亦不傷人留宗金
還於根時毒也其方以普濟消毒飲加
減出之或輕或重隨時消息可已

吊
脚痧盛於道光初年間予幼時首見之
用刺法刺其腕中又刺其委中立時出
紫血使覺神清氣爽而去矣明白如
此又一樣矣先君彼時治病甚忙後来
將此法教與人施八爺厥後施景雲亦
從此出轄做留生業大得神昏未刺血
可已其神清而吊脚者則名霍亂轉筋

霍亂轉筋丸先君自製秘方以溫補脾胃為主其方開後

東洋參二兩 附子二兩 高良薑半斤先煮代水 高良薑二兩 炮薑二兩 野术二兩燒焦野术即蒼朮 破故紙四兩 肉豆蔻二兩現用麵裹煨透去油 炒扁豆二兩 吳茱萸二兩 川黃連生薑汁炒 肉桂半兩研藍冲服 北細辛二兩 宣木瓜二兩

右藥濃煎與病人隨後飲之亦可熬丸 回生此病係人有子午泥之說子不能到午午不能到子故也是以此方速進三四刻可以延至二三日而病漸痊矣

又

寒霍亂有熱霍亂有乾霍亂有溼霍亂寒者宜溫熱二者宜苦降吾友王孟英

治霍亂用大劑石膏亦有生者王使篤霍亂論一書嘗謂不盡然也乎又嘗見某人日記中有時病一症之說即此霍亂一證有用辛溫而治愈者有用苦寒而治愈者亦治病亦是一定之理然究之未嘗是定也此病不論口渴不口渴但論有小便與否小便否小便者多寒有小便者多熱十日其九矣熱者用苦寒立愈寒者用辛溫立效反是則危矣但看病人目眶黑陷者十不救一也環口青黑者亦死其證肢冷如冰汗出如油大吐大瀉漸漸腳筋吊者可治先腳筋吊而後瀉後吐者亦可治神氣

有瀉有不瀉瀉者可治不瀉者難治口[illegible]渴有不渴不渴者可治大渴者難治大渴喜冷飲不可吃冷水一吃立死至于乾霍亂則不吐不瀉而但聲啞神氣煩躁惟宜輕〻清暑解熱其他稱霍亂病即吐瀉並作者是

女科驗方

滋血湯

地　歸　芍　芎

山藥　黃耆　人參　茯苓

歌曰滋血湯四物　山耆參苓入。

溫經湯

芎　歸　芎藥　官桂　丹皮　蓬朮

牛膝　人參　炙草

歌曰溫經湯用芎歸芍。芎桂丹蓬膝參草。

澤蘭湯

澤蘭　當歸　白芍　炙草

歌曰澤蘭湯澤蘭。歸芍炙甘草。

生津湯

陰地　當歸　白芍　天冬　麥冬

葛根　紅花　桃仁

歌曰　生津湯地与歸芍。二冬葛根

紅桃合。

獨參湯

獨參湯　治崩沖

如神湯

當歸　肉桂　延胡

歌曰　如神湯。桂延當。傳喪風。

細辛羌。飲便齒。五苓散。

甘麥湯

甘草　三分　小麥一升　大棗十枚

歌曰　甘麥湯。麥棗甘。

竹葉湯

竹葉　茯苓　麦冬　黃芩

歌曰竹葉湯中苓麦芩。又有

一方歸梔防。

膠艾湯

阿膠　艾葉　一方加四物炙甘草

歌曰膠艾湯二味。又附方

四物甘。

桂桃湯

桂枝　芍藥　甘草　桃仁　生地

生姜　大棗

歌曰桂桃湯桂桃。芍藥加甘草。

生地與姜棗。芍藥加更妙。

斷下湯

人參　熟地　艾葉　阿膠　海螵蛸

當歸　川芎　炮姜

歌曰斷下湯膠艾〇参地海螵蛸〇歸

芎●姜用炮〇治經脉不調〇

清魂湯

人參　甘草　荊芥　川芎　澤蘭

歌曰清魂湯治產後暈〇參草川芎

澤蘭荊〇

鉤藤湯

鉤藤　桑寄生〇　人參　當歸　茯神

桔梗

歌曰鉤藤湯中桑寄生〇當歸桔梗

茯神參加

芎歸飲

歸　芎　地　芍　白朮　黃芩

歌曰月水過多芎歸飲。四物白朮芩黃齊。若久不止作崩衝。膠梔地榆艸黑荊。若久不止而作崩衝者加阿膠梔子地榆黑荊芩炙甘艸等味

逍遙飲

地　芍　歸　棗仁　茯神　炙艸　遠志　陳皮

歌曰逍遙飲治傷心脾。地芍歸棗棗甘草。茯神遠志合陳皮。痛加香桂虛參分。

调经饮

归 芎 桂心 没药 琥珀

甘草 细辛 射香

歌曰：调经饮治血停，归芎没药共桂心。琥珀甘草射细辛，产後胎衣亦可平。

固阴煎

参 地 药 菟 远 草 五味 萸

歌曰：固阴煎用参山地，萸远菟丝草五味。

暖肝煎

归 枸杞 茯 茴香 肉桂

乌药 沉香

歌曰：煖肝煎用當歸杞。茯苓茴沉桂
烏藥。凡屬虛寒皆可加，參术山茱
薑附地。

決津煎
當歸　澤瀉　牛膝　肉桂　烏藥
熟地
歌曰：決津煎用當歸澤。牛膝肉桂烏
藥地。

玉燭散
地　歸　芎　芍　芒硝　大黃
甘草
歌曰：玉燭散，四物。硝黃甘草入。

固陰丸
黃芪　當歸　白芍　黃芩　黃柏

生地　龜板　香附　樗皮

飲曰固經丸治淫水多。黃耆當歸白

芍朮。芩柏地龜（龜板）与香附。樗根白

皮酒丸搓

傷寒彙方

桂枝湯

桂枝　白芍藥　炙甘艸　薑　棗

小建中湯

即桂枝湯加飴糖

當歸建中湯

即桂枝湯加飴糖當歸

黃耆建中湯

即建中湯加黃耆

桂枝加葛根湯

即桂枝湯加葛根

桂枝新加湯

即桂枝湯倍芍藥加人參

當歸四逆湯
即桂枝湯加當歸通草細辛
當歸四逆加吳茱萸生姜湯
即當歸四逆加吳茱萸生姜也
桂枝加附子湯
即桂枝湯加附子
芍藥甘草湯
即桂枝湯中去桂枝也
桂枝甘草湯
即桂枝湯中去芍藥也

○歌
桂枝芍藥甘姜棗○加飴歸芪名建中○
加葛根湯加乾葛○新加倍芍加人參○
當歸四逆歸通草細辛○更加吳萸姜同生○
加附子湯加附子○去桂去芍兩易分○

桂枝去芍藥加茯苓白朮湯

即桂枝甘草生姜大棗茯苓白朮也

苓桂朮甘湯

即前方去大棗生姜也

茯苓甘草湯

即茯苓甘草桂枝生姜也

茯苓桂枝甘草大棗湯

依桂枝湯加大棗減生姜即茯苓桂枝甘草大棗也

○歌

桂枝去芍加苓朮○苓桂朮甘去姜棗○

茯苓甘草生姜桂○加棗除姜大棗湯○

葛根湯

桂枝湯加麻黃葛根

桂枝麻黃各半湯

即桂枝湯麻黄湯二方合劑也

桂枝二麻黄一湯

即桂枝湯合減一半麻黄湯

桂枝二越婢一湯

即越婢湯加入一倍桂枝湯

〇欲桂枝葛根加麻葛〇〇　合麻桂各半湯〇

桂二麻一麻減半〇〇　桂二越一桂倍方〇

麻黄湯

麻黄　桂枝　甘艸　杏仁

大青龍湯

即麻黄湯加石膏生薑大棗

越婢湯

依大青龍湯減去桂枝杏仁名越婢湯治風水病之肌熱者

越婢加半夏湯
即越婢湯加半夏也治欬逆上氣

越婢加附子湯
治陽虛惡寒即越婢湯加附子也

○歌
麻黄麻桂甘杏●加膏姜棗大青龍○
越婢大青減桂杏○加附加半風水清○

麻黄加术湯
即麻黄湯加白术也治風溼在表身痛

三物湯
麻黄湯去桂枝名三物湯治風寒表實而喘

麻杏石甘湯
即三物湯加石膏名麻杏石甘湯

○歌 麻黄加术风湿痛○ 三拗去桂喘寒风○○
加膏麻杏石甘剂○ 外寒内热喘收功○○

麻黄附子细辛汤
即此三味自为一名

麻黄附子甘草汤
即此三味另一名

歌 麻黄附子细辛汤○ 减辛加炙甘草方○
两感太阳少阴证○ 能发表兼里寒凉

小青龙汤
桂枝 白芍 乾姜 细辛 半夏
五味子 麻黄 甘草

附子汤
白术附子人参茯苓白芍也

真武汤

即上附子湯除去人參加生薑

歌

桂芍乾薑辛半味。麻黃甘草小青龍。

附子朮附參苓芍。真武無參有薑生。

乾薑附子湯

即此二物爲名

白通湯即前方加葱白名白通湯

乾薑、附子、葱白

白通加人尿猪膽汁湯

加童便膽汁于白通湯也

四逆湯

甘草　附子　乾薑

通脈四逆湯

前方加葱白

茯苓四逆湯

依四逆湯方加人參茯苓名茯苓四逆
湯治中利水
理中湯
人參、白朮　乾薑　甘草
桂枝人參湯
依前方加人參
附子理中湯
依理中湯方加附子也
治中湯
即理中湯方加青皮陳皮也

○歌並

附加葱白通剤○更加豚膽汁[illegible]湯○
加草四逆葱通脉○加參茯苓四逆方○
理中參朮乾薑草○加桂桂枝人參湯○
加附名為附子理○加入青陳作中湯○

五苓散

茯苓　猪苓　澤瀉　术　桂枝（或用肉桂）

治水停小便不利，少腹滿，蒸已熱。太陽頭痛發熱自汗之表，則不用桂枝而用肉桂。

春澤湯　即五苓散方加人參，又名合飲湯。治渴虛。

五苓甘露飲　即五苓散加寒水石、石膏、滑石也。治水停內熱。

蒼附五苓散　五苓散中加蒼术、附子。治水停內寒。

茵陳五苓散

治內蘊溼熱小便不利發黃

胃苓湯　除停水嘔食泄瀉

即五苓散加平胃散也

平胃散用蒼朮厚朴陳皮甘草

○歌

五苓停水尿不利○內蓄膀胱病太陽○

二苓澤朮桂各同○虛陽加參春澤湯○

甘露寒水膏滑入○蒼附內寒附子蒼○

茵陳發黃小便澀○食厚平胃胃苓湯○

梔子豉湯

梔子　淡豆豉

梔子甘草豉湯

即本方加炙甘草

梔子生薑豉湯

即本方加生薑

枳實梔子豉湯

即前方加枳實

梔子乾姜湯　梔豉湯去豉加乾姜

依枳實梔[illegible]加乾姜也

枳實梔子豉加大黃湯

依枳實梔子豉湯加大黃

梔子厚朴湯

梔子乾姜湯去豉加枳實厚朴

○訣

梔豉加甘加生姜○枳實梔豉加大黃○

去豉梔子乾姜入○枳朴梔子厚朴湯○

麻黃連翹赤小豆湯

麻黃　連翹　赤小豆　梓白皮　杏仁

甘草　生姜　大棗　如無梓皮以茵陳代之

梔子蘗皮湯

梔子、黄蘗、甘草　此方岑有

茵陳

茵陳蒿湯

茵陳　梔子　大黄

○敬麻黄連翹赤小豆。梓皮杏仁棗生姜。

梔子蘗皮　茵陳艸●茵陳蒿湯茵檳芙○

大黄黄連瀉心湯

即大黄黄連瀉心湯、後服

附子瀉心湯

附子並用与大黄、黄連、黄芩後而對

服

甘草瀉心湯

甘草　黄芩　黄連　乾姜　半夏

大棗

半夏瀉心湯

即用前方加人參四

生姜瀉心湯

即半夏瀉心湯中加生姜也

旋覆代赭石湯

旋覆花　代赭石　甘草　半夏

大棗　生姜　人參

○疑

吳萸黃連瀉心湯○附子瀉心大黃連芩○

甘艸芩連乾半棗分　半夏同上亦加參○

生姜瀉心生姜入○旋覆赭姜棗半艸參

十棗湯

甘遂　芫花　大戟　大棗十枚

白散方

桔梗　貝母　巴豆霜

調胃承氣湯

大黃 芒硝 甘草

大陷胸湯

即前方去甘草加甘遂此之役也

大陷胸丸

即大陷胸湯加杏仁芒葶藶子白蜜為丸也

小陷胸湯

黃連 半夏 栝蔞實

○歌

十棗芫花甘遂戟○白散桔貝巴霜俱○

調胃承氣黃硝草○大陷胸去草入遂

須○為丸更加杏葶蜜 小陷連半栝

蔞實

小承氣湯

大黃、枳實、厚朴

大承氣湯

即前方加芒硝也

麻仁丸

即小承氣湯加麻仁杏仁芍藥也

桃仁承氣湯

大黃朴硝甘草三味加桃仁桂枝也

抵當湯丸

分病之微甚擇用桃仁大黃水蛭虻

此四味也

三承氣湯

即大承氣小承氣調胃承氣合而一

之也

黄龍湯

、即三一承氣湯方再加人參甘草當歸桔梗

〇歌

小承大黄同枳樸〇加硝即是大承方〇

麻仁小承麻杏芍〇桃仁調胃桂枝長〇

抵當湯丸分微甚〇但用桃黄水蛭虻〇〇

三承合一名三一〇加草歸桔黄龍湯〇〇

小柴胡湯

柴胡　黄芩　半夏　人參　甘草

大柴胡湯

柴胡　黄芩　半夏　枳殼　白芍　大黄

小柴胡加芒硝湯

即小柴胡湯加芒硝也

柴胡桂枝湯

即桂枝湯小柴胡湯二方合了也

欬　小柴芩半人參草〇大柴芩半枳芍黃〇

小柴胡加蓮稍入〇合桂柴胡桂枝湯〇

猪苓湯

猪苓　茯苓　阿膠　滑石　澤瀉

白虎湯

石膏　知母　甘草　粳米

竹葉石膏湯

石膏　竹葉　甘草　人參　半夏

麥門冬　粳米

欬　猪苓二苓膠澤滑〇白虎膏知甘草粳〇

竹葉石膏除知母〇加參半竹麥門冬〇

小建中湯　[illegible]

芍藥　桂枝　甘草　生薑　大棗

飴糖
茯苓甘草湯　治水停心下悸
炙甘草湯　治虛悸
炙甘草　生地　阿膠　桂枝　麥冬
酸棗仁　人參　生姜　大棗　酒煎
○發汗下後悸小建中○水悸茯苓甘草湯○
虛悸肺痿炙甘草○地阿桂酒麥酸棗○
桃花湯
桃花　乾姜　赤石脂　糯米
赤石脂禹餘糧湯
赤石脂　禹餘糧
黃芩湯

以

黃芩　甘草　白芍　大棗

白頭翁湯

白頭翁　黃連　黃柏　秦皮

○歌

桃花乾薑石脂糯○石脂禹粮固脱功○

黃芩甘草芍大棗○連蘗秦皮白頭翁○

黃柏黃芩黃連湯

黃柏　黃芩　黃連　炙甘草

乾薑黃連黃芩湯

乾薑　黃連　黃芩　人參

黃連湯

黃連　人參　桂枝　甘草　乾薑　半夏

大棗

黄連阿膠湯
黄連　阿膠　黄芩　白芍　雞子黄
●歌、葛根連芩湯甘草○乾姜連芩湯人參○
連參桂草乾半棗　連膠芩芍雞黄
四逆散
柴胡　白芍　枳實　甘草
吴茱萸湯
人參生姜大棗　吴茱萸
烏梅丸
烏梅　人參　當歸　黄連　黄柏
細辛　川椒　乾姜　桂枝　附子
醋為丸

○歎紫苔枳朴四逆散○人参姜枣炙草湯

烏梅参歸連柏細○椒姜桂附苦酒需○

醫略
十二

杭州錢塘富陽交界之间地方山在四郎上游首
形如龜生長其间者皆毒也他處人偶居住數日令其
溪水多生鱉在小腹内能動令人腹痛月瘦久則
不救初起有土人能治之以藥去其蟲然後割腹而取
之其形[illegible][illegible]西如鱉[illegible]也土人云之鱉之以為方山下溪
水使然

桑皮內近有此業實者不為過耳，停種為即中先生壯皮
內所以安化氣，為者不足耳，種左右為且古
今之桑又自不同，即如今日所用花旗參即洋參，所用之
人參也，補力既薄，而又為松作根，且為殺戾，不如今日
之高麗參，其高麗參一也，在京用之為動火，因甜水性熱
也，在南用之為猶世，以水性下流也，即如麻菇，京師中吃之不甚
發，而出京便大發矣。物固有地異而性亦異者，不可不知。

近人學醫固無足言，為見其所以畢生學傷寒論者，正如張仲景
為攙雜，後使人疑，以昭見他議論，使不敢議其是非，其實不
然。漢張長沙所著傷寒論時，亦因他郡中人傷寒者多，故自己
蓋校醫學耳，自傳傷寒論於後，後人如劉河間、元素傳寒亦
書，又如王安道素治傷寒重複，不同此二人，李之醫宗金鑑無
采之，未必定以其人論取人也。讀書必宜觀其會通，微精此時是正傳
寒，即北方者正傳寒，亦未能如漢時之治法矣。天時人事
物性各各不同，豈必病情不同耶。

東成春夏之交最易發疹近時所謂春溫乃熱伏寒非傷寒也蓋
天士溫熱指為傷于寒因療溫病溫之說舒內經文傷于寒
三字為傷于寒水之臟其理皆當經文不藏精者必病溫
相同也則夏必傷于暑秋傷于濕春傷于風四字者自以風木之
藏氣舒之耳故新但說過時伏氣之病從無表裏膚理不
密所致使於此安知溫先特表寫罩諸均為溫者溫條
例分別細觀之知其與傷寒同而不同之故使知治病之大綱者
溫病風熱係多風以寒治之即是受寒亦已化熱經文所
謂人之傷于寒也則為病熱又曰今夫熱病者皆傷寒之類
也是其至理寒搏于外而人之氣並而為熱使是熱病又
不可不寒涼溫治之傷寒無汗而風溫自汗愈汗愈熱故以
養陰清肅肺臟為主

以上呈丹本寫

伯孫丁病近日無何代為含切無名之作看可用敷方通其脉絡方用右邊下腿穿雞山甲片炙酥為末再加白頸蚯蚓二條鼓道泥布淨祿兰數後洗淨焙研為末再用北細辛一錢為末再取帽子艷屑剪取右腿腳一邊共兩拾分將此四味末子看其光景多少然後配量用鹿角膠末多少和水為丸如菜豆大每日吞五丸取其藥力可到病處耳

生地用銅刀切薄片浸入老酒老酒灑也半日或一宿取以貼腳底止痛蓋治之傷起泡又治崩結作痛貼之可也治新跌筋骨血瘀貼之貼之而愈但生乃父云生地頗地不但吃的且貼的矣生石膏研末名天一散於諸損證及多瘀熱並之人用之不如說破之大

善化朱聲子我昨日見他為他小兒子生倫桑與者衆也凡十五六歲人
情欲開時以手出精者往往生是病也先咳嗽而後患痔漏者危
不生癆其先患痔而後患咳嗽者少緩了朱聲子為人亞翔

夏季松[illegible]之女因瘡後臉腫我從天津回京見他女肘坐向我
作揖叫老伯也我見其臉腫以手撫之并細視之向爲前云此
女非好病須好好治之當用消氣散加減爲之出門之後適有
伊仲吳素子松隨後診之仲吳視之曰不妨此風腫可越
婢散曰子松見我告以技秘曰係是風腫但恐不自發風藥不
對愈况食腫及至月餘病亦不能甚麻矣適有安徽
許某素識子松延診之許云此種須用消氣丸然恐長亦不及
矣子松乃告以某人先作用過此方未見也甚悔之悔亦牢至不散
仍使子松來仲吳不來他亦來必去請他方據得巧法也後來
子松問我原故我笑而應之曰此種病我們書經屬過人
家請看些之後我們良工發現細揣其故始知悦此生悟
此種病誤仲吳莫後再過二三人亦對不說好醫今程蕙峯
揣摩之前所見此種此病不行故程蕙所用方比較之耶否不
與往附也此種欣訝當崇師中耳。凡當崇人者在陰想而畏

寒涼張治候老先生年七十矣從江西坐轎到湘鄉路上大便不
暢用力硬掙前通至小便血而腹脹滿者以其倒閉症也大用其
補藥又用辛熱藥雜到他請我看我說不必硬醫隱在為
用甘蔗汁飲之須吃二十支甘蔗再說用甘蔗者原不過取其涼
潤而以補胃解雜藥辛熱藥毒耳我說此症初起來未必
須大黃以至於來不可也此今雖用矣不料伊門第大放其膽
而用大黃又不使多服僅用半兩了腹痛脹墜難堪又來尋我
我所以高聲問治便則其病脹也我說吃了實必不脹他才再
服通日大便雖通而腸痛矣欲擺堂不要用朮附我今日服藥南
頭向向病人自知兩熱而躁自是下焦有熱未便用辛熱
藥矣即將西醫人家治病多依稀彷彿之情了吾兄此等
比論極有根據不過說不出耳重似不如照此等體也初診
時初入仕途彩佳了負氣而行自以為我到老回也未要
作苦也及至到那時竟苦不能應敢云二者皆病其一說

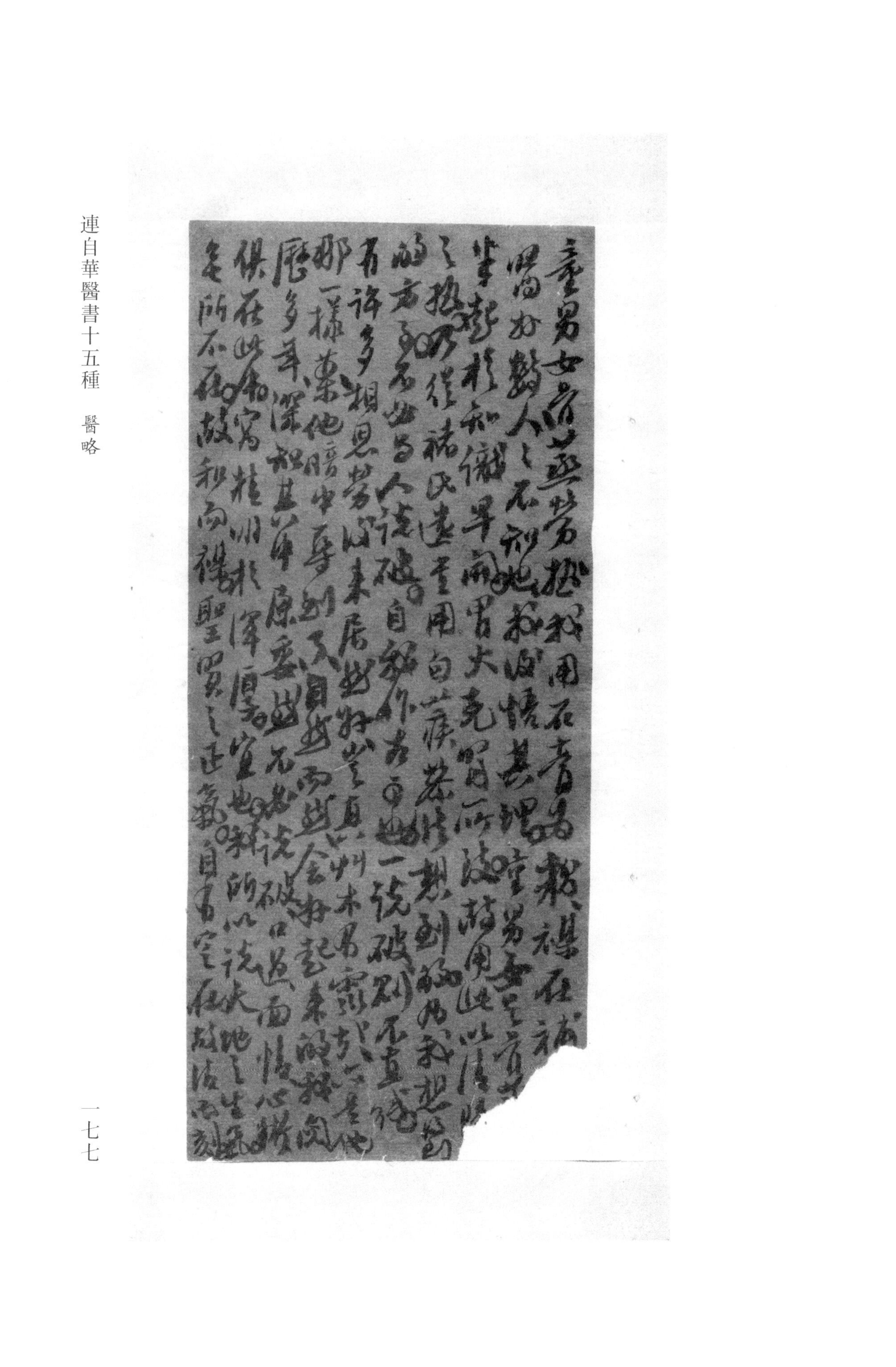

以寡婦床頭土和水用之，治其絶無生理也。凡真寡婦老到人前，有一股陰氣，面色憔悴，之至彼亦不樂與人多所話，未近人也。此種人鬼神避之，狐狸遠之，況不熏與擦眉畫粉，亦不好去看戲，是謂非行醫者見此種人須肅然起敬也。凡用藥，當方香開散為是。若寡婦之以寡居自命，志想雄長一家者，試問其夫在日豈能如何服侍法，如何親昵法，對其心不可問矣。女人照氣搬運到娘家，陪洁兄嫂，以為娘家不之責，而不知其弄得來夫家萬事不順，敏也。此種女人實與狐媚同死，一齊入阿鼻。其母家利而坦之者，亦必另一姓報

麻黄乃發汗之藥，服之若過多則亡陽，檉柳功勝麻黄
又稱其藥也，能清疹毒，英賢君子謹用。再用麻黄
後發黄疸，因而用大黄，至黄疸使人不覺之一陣神魂無主
青則研粉與之，或炒末砂，或和白以為末，然粉旦不要緊
全年得總而也，如用大黄、芒硝等藥，則恐致如此傚法
刻意要照此從此紫雪丹方合一紫雪丹，以便而
以大救人，仰望照行，得而即傳刻，設法合之，庶有益也
地方書齋無益也。京城西鶴年堂、怡安堂有紫雪丹出賣

赤游風毒，小兒血熱，被於風邪一激，對肌膚成塊者方有
從法不好也。總說是胎毒，何以從天胎毒而起天花
胎毒本其分，只消用黃連甘草膏一塗便好，何以起不
到入腹入囊者皆有之，然亦不盡合，書在嚴頗經內

瘡

瘡瘍皆陽邪有國好，然不宜如此，然法須知瘡是寒
熱相搏之祖，用熱藥翻之，因而以為然，古方有
用白降丹及敗毒，此後如此一相接，厥陰須常動不得

不論何病均有痧瘀能有痧者當先人瘀病者也時
人惟生氣二氣以其氣真流不出凝於其里得了
治之用我氣法一二回即消愈矣其法較其簡易
修之不用藥凡別病生病者即可照此法治之
用本人頭髮灰明眉心推撥了在頸或盛大處揩
子燒之初起如水後來便結成灰蓋着其處出
毛不燒透燕熱將他擦末即以熱灰擦手足處
甚則如本人頭髮灰不足即以本人親屬頭髮亦可
灰可用髮灰擦在痛處之處用絹包裹內衣左右宜在
上四邊背後前胸肉外四角仔細或個個包之以帶圍
在痛處輕輕揉之其三百五十其氣自然不流水
莫一次不好再做一次無不好者

黄水瘡总岸性瘡瘍大全方或靈或不靈黄連膏和散
性用不得草藥以豆豉煤煙洗之黄水瘡仍聿之爲生爲爛
者不必聽其生火不可先搽藥凡瘡均如此俱其惠可而
膿之別易爲力要知無益爲一人悉是

外科書目有三種大約告知爲係矣如寓便付更可臨付瞻衆。
如徐批外科正宗可以破從古之說要如西醫方論可以廣進
今之識見胶於全體新論均是後人勝於前人處即如
於更所生肚癰依書上說使出膿其害不甚且也往往有
輕所生於要緊部位者不可不知此中手眼光眼光執不使生
巧

令之頭痛是耳後牙槽風也在耳前
面牙齒兩夾牙關上是耳尖（係中間）之對
陰穴君命門本来虚病也初起即宜
八味湯從服我現在記性不好未干雲
世兄蘭現在湖北候補他於己未科場後
發熱昏睡自汗脉從他在在外金館

秘方他八日將為卯時往之乾隆甚遠託秘
請皮話稱試他是杭州人秘藏醫懷了
他有何的處秘必要小寶他書畫書應而
正卯時可以手擬此衛在旁看他然後下藥他的
也以來將為好方用生地熟地五味鹿各者
鱉甲龜板黃芩佐以清痰鎮神之藥
而人愈以又將為吳家第四子六兩是然此卯
個將為十四日壯熱服後自汗氏日腫一但如

此刻寸十五日上出大汗而愈我恨不得此
法喝作官也宜打欲宜記了等到記起來
他已只膿了皮包骨頭而已要月工夫瘦到
了乾乾淨淨每五更天必是撒秘其不中用
也
係現在行喝風五更嗽病甚者其病必
不活在外感但之賊占重位在內傷但之
法留相干我係記得凡咳嗽由雞鳴

时甚者胃气虚也切记切记獨恨不把他
官于归脾湯大而闻帮也他因查读不
独怕我打他便日曲了身子一以跳哭一但读
我初只罵他初不要读书了去年十月
间他在縣城內蒙頼学书逼他三下
他的阿婶遂来说短我还罵他的谁知
竟以此而精下而至短於斯頃可歎已

陸蔚廷之妃，綫之妻也。未嫁時便患乳中結核，蔚廷問我云：
常作痛，何故？我告之故，且語以辦方。說云之時，問以
年細捻之，便可消散。此乃思合不得之故也。即內經云
有所不得，隱曲之義。後聞其妻又復作痛，美經事至，欲望知
其方矣。我又在程容甫處見破書一本，內有多年歷年不
得日用本人服桂澤之，夫婦交合之後，龍擺澤之勢而傳
數人驗矣。欲知女子之乳，即男子之嘴囊，男子於交合時嘴
囊無小腹人患自力，女子交合，然乳頭亦脹，嘴囊卑壁癰氣
亦縮之，能衛也。此中淫慾之氣，秘知其病，道來女子往
之有未為反生乳者、乳核者，乃交合不暢之故。其夫為姻
飲所害，雖有夫如無夫者，形美材貌，為朱葉女人流
痛其怨，喜方少，其夫不能作勞，因而生病者，殆本亦思
數人，余於乳岩藥中摻破硃，以治此書之咲生但
之理，任也。至於雜色把藥破紙，余用不得破之，曝果太

不耐閒摘葉青之類之藥分。此要速行清散為妙
槁了，乾燒炭研末，以荒彥石膏皮，半煎湯調服
孔中任隗自出，如了權意油滲土之類，林屋山人來了
及也。縱然孔中核，是敗壞所結，與痰瘤同類也。藥
物之其大於友會時，以手搖之，久之自散。此數條須供
天生天化而到罷，氣常潤也。一讀此數言，人生天之道
共此之立矣。因任侶向及，故詳告之，勿虛過負也。此非
深於閱歷者不能道。婦科之方，大約與男子相同，惟其
不同者，我日而言之。內無煞，女外無臟，夫王道之說也，如也和若
說夏老的云，花記云，老者謂恨壯者所用仍有時暴躁富
孫獨療瘀諸皆有所著。此天下一劑大補藥，堯舜秋瘍
者。正是此歎，賢人之立速云，而說在之方，方即久病之方
也。孔窗見此亦頗得遇破了。人破則遷一正，前日密迅速必能好
故司命者亦不可輕許。人呼劉郎禮自到郎禮

後蘇生到乳岩乃自己之大境自西至閩生乳全然喪之
後爲我在許海寶人范某之人芳山吉女之家家看一乳岩我恰說此數語
不能治也然恰傷天地之和許某云大約一歸便好難矣
而應之區某說恰是此人每林多高茶先支彼日如失二痛
後來其婦往西洋人將此奶割去我曾討了一看
居然是其一堆血塊而不作痛未然我恰說
持來要依血而記之其速事越十六年自要不知如何我
又聚杭州祖寺巷我吳家一婦媳乳上有小核不過西米子大
他來家要我開我得應之今其喉屋黄乃官
主人次日告知我此媳自過房媳不許外國自報
也報笑而應之越二年果有一家人來接我看痛見

且以醫欺謬詢之，則當能勉強說話，誰然兩和處已例
縮退程矣。其人無病，一日瘦一日，再說話亦不能，而反昏
今日知其痛之不通，則有理，而此種怪病，未來遇之
有也。杭州歐醫有朱緣莊翁（號聖讀），其夫指官，幽蒔加做
一年，初時而起，其妻患重症，不能睡，例用藥九上
安眠藥而後復新，而食病人，求我如為自行服，以二千
金奉為，如囑不得速，即時服之不下，世國藏首自受苦
科德時告之以陽和膏貼之，內服三黃犀黃丸而已，或者
樹亦不退，帶病延年而已。後來被小澤蝶張鄭中用蝶
慎等藥作催命符常例也，脫離苦海矣。此數病勿
治之，攻瀉亦用桂附鹿茸，此不得其利，則雜不作假亦
不能救也

咽痛之病須分左右左則多胃火咽門也右則多肺火喉
門也肺金須資胃水養胃火亦易熱胃水凡陰虛者
每不病之京中有柿霜烏梅久之噙之自無此患
春天不妨吃冰糖也老年是天色寒冷之房中火盆一燃
火逼進裏去了我每每悟到孩兒們打開被頭因反要
袒腹四肢一冷則中間反熱外體一寒則中脘反熱一樣
如天氣一冷口中便有熱氣也若天氣驟熱則口中熱氣
亦少所以傷寒無不內熱而熱病亦稱傷寒了

一因虛痛脚作寒來，腹汽，宜補之藥，及白芥、獨頭蒜、蔥
痛，以及項頸上痛，其立作痛，筋不可用此方，和記得。
在虛痛者，手上寒多過矣，耳聾痛者，太半腎虛也。
作此等用溫補，以為其當，其實善治，並非及治血
誤，上痛從下也，以溫補藥並行服之，亦可此類。
痛一用涼藥，及掌心向上托，林金紗出，背火封胃
一邊直折，立刻頭眼，此所屬之一大經絡也，因此發後的
虛痛亦所，善用各方，胃痛者也，亦見亦有不能一定
的

壽生丸藥六粒，即分作四次，先用鐵屑火裡（六半）（先買肯製送服即用）
煆紅，以醋淬之，入鹽少許，並湯再蓋，桂元肉（與每亦可）
三四十枚，連核（核不必去用，只須用十枚）可也。即將此桂元湯调
入丸藥服之。如不能吃，以桂元搗和丸，亦可吃。（秀）
兩日後買鴻一轉，即買全鹿丸服之一兩也。或（壽春俱是）
到永勝買切好鹿茸片，煆之，和為四買，俗
五千文一兩，亦中此物不過四五兩一兩，比到此間
貨賣發廣信矣。
吃此藥時加金櫻膏少許

黄耆（不必拘道地，老者尤妙）四錢　炒棗仁四錢（或生炒各半）　覆盆子（小便數者宜之）一錢

青鹽三分拌炒熟地四錢　製遠志肉一錢

丹參（猪心血拌炒）三錢　硃砂拌茯神四錢　益智仁一錢

（自炒）陳蓮肉二錢　菟絲子（炒打碎）二錢　甘杞子二錢

（自有）生白朮（不漂）四錢　米炒明党參一錢　醋炒白芍二錢

龍眼肉三十枚（肉包黄連吃，核炒黄入）

琥珀屑五分研細末調服

方內龍眼肉或用金箔包裹服

新定霍亂轉筋丸方

此方已録喉舍叢丸未及寫入未必當去也

此方取大半細末取一半並膏作為細丸

每服二分立時下咽即可止泄幽法

先開為末者

東洋參　半錢

懷山藥　炒黃　半錢

白豆蔻　二錢

肉豆蔻　三錢　煨熟去油取霜

炒白扁豆 三分

白胡椒 二分生研

以上爲末，用細小篩羅過，好蜜 粗攪入成膏

下用

次用眼藥細末者

陳吴茱萸 四分

川黃連 一分 [illegible]半日[illegible]煉炒乾

天生白朮 二分

高良姜 四分

北細辛 一分

橘絡　三分

廣藿香（真的）　分　晒磨為末

烏附子（製）　分

炮薑炭　分　研末

以上俱共晒焙為末，細者留散，粗者入湯

再用

次用香薷方

黨參（米炒）　分

丹參　分

生薑半觔
川朴一兩五錢
宣木瓜兩
薑半夏兩
稱準藥品首時將藥兩次粗渣末
一併再入藥品三次歷去渣再濾首
將藥二次研成細末服法為丸如梧
子大每時用淡鹽湯吞服三錢
重病者每服一丸

日中未了四次卯卯好妹子係可知之去他眼上生一个肯（?）憾曰
必不會愈，我說此病當不離腎，緣其腎傷，肝木上生翳，
用紙搓兩頭，可穿通，却挽出何物來，可以作入肯手
要如此，藥如鏡以眼精望之，久久自愈，然以別氣
良法也。他如法禱之云已，如此以書送，夫眼可復。壽（?）
乎，記孫子又云，命代終難不離也，此方秘，莫傳程君，四板頭（?）
內，能書內看，得已明，如斯人然，亦以人治人之法也。可
見醫者意也之說不謬

前日我到汪家他們抱小兩女兒名美霞來看夜
他病是從日啼哭夜向要人抱了去臨即掌上青
筋滿痞舌上有一塊黑苔畫夜常咬牙齒延過
閑藏光直不熱腰轉說此係是虫病須用下部滅
痧他三錢益陽薑隨毛外面肛門口要燒肥燭肉
可以引虫出來他們依我一做當晚安睡一夜次日
出虫數條此方動若疑係此種病芽免不少

肯構風移作食者不知凡幾矣此症並牙齒上第一病
曾見一少年安食之後上城隍山看求雨回來便腳痠
又生此物我用補藥也家以為不好及至成末後子我
已不可治之此壞時是筋肉皮如紙夜自以敲得每日出
膿三四碗也此病我是見此一人而已就算風入留住不
至于如此情形也至于郭少逸所見者不知若杭州他的
妹妹將嫁矣其人忽生病牙關不開我用灸藥亦無
即艱啻故（一方者以草）若丹也此藥我在京城合過的用硫黃西北狼
入乳香末半沒藥末不地龍末半肥香末雞彈研末調油
和入攪勻即傾入磁盤內（即風傷）此方名叟皆書瞭元許一痛西天曉得
對了也至灸後復數之藥那時所用是神秘膏蔥汁為調西
也此方照錯丁香檀香油而已我能為灸實後醒醒中擇此
時方不能了　此行是芝庭寫

温氏氏肥兄蘭蘭兄患欬嗽二旬不能成寐身熱如火膚燥甲錯胸脘隱痛氣覺上衝呼吸不利診脈之象肺癰也宜用大涼潤藥一眾云斜方惡寒也但用涼旁日身熱而惡寒此是病亟宜用涼藥乃蘇梗海州黃芩五分生米仁五錢石斛三錢射干一錢桑白皮三錢杏仁三錢枇杷葉桑白皮冬瓜仁服凡三劑而痛愈肌膚亦潤澤如初大便燥潤矣不少

喉科壹書專門一種名喉症全科紫珍集蘇城坊有
此書價亦賤得此外亦可刻驗方新編十本
頭本內有喉科一本亦可要看得黃顙生受者分送
時疫白喉捷要亦可看得可向他討一本也行
內太厚難寄故耳
穆有一張柳與陸少蘭之庭使付可向他討回柳之亦
喉證痛傳世
可知其六大暗黃白喉證的係如何人下醫法
非疫也乾隆向來王教通行的亦無此名總之人說
破耳何以屬未見行而外邊指繩帖滿嘴是要奇
的痛而可至輕錯誤實多之藥此據其功效

喫烏魚蛋法 烏魚即墨魚，腹中有[illegible]墨[illegible]脏，

白墨墨字知名而遲言甚小寸[illegible]則陰面邊肉外

肉中有兩卵核形似論，可以治病，賢子也。南[illegible]

在中所賣之烏魚蛋，用開水泡過，連一次加

以薑便，再煮再漂，可以為過[illegible]指的兩用品[illegible]

食如木耳一樣，風味腥乾亦如之。小東眉城

不知者勤為江魚[illegible][illegible]點[illegible]香則[illegible]兩[illegible]白[illegible]

善之也。小東秋天書於[illegible]廬 眉城[illegible]賤亦可[illegible]

議[illegible]亦[illegible]

光緒十二年十月廿九日回省舟行經過雷家市對卡上去見張次
侯，再見林蓉台，林蓉台盡曉得，看見我，敍聊而來，速忙告
知我，說張次侯大兒子已經回而故，其父來了知也，云之我之見張
此來了說伊常肯周渭臣信也，非有他事，聽之生疑，他隨即此備
紙叫我去，使要去，後來壽鼎臣請了徐梅軒來，徐梅軒一看說
黃是徐芳山云周年伯之年卯也，其子為侄家為同其業也，回
省即伊說起他家夫人中風病，經詳黃子壽，宜等了昌林政
錯書喝了我說喝林政錯，恩之昔托李來想實為黃子壽
也，林氏說起當事，我說美者近來面行黃陳兩家，此不用此等家
以為不過此亦湖南之風氣，即如黃子壽家如其國一點涼藥譯不
以為陸昨日在衡州與蔣太常談，謂西太后之病以後因熱藥之為
是，我說寒藥熱藥都是良藥，總要用之得當，壽已即如蔡
氏八種之內中四醫心源，徐榮首藥之害，燥土二字此為一句以嘗
路在黃坤載自己在京，壽本了難病，久服涼藥而不愈，因此著

然陰用熱藥而陷己，服寒涼遂急改黃氏便說血證以涼藥之不救，其實他是藥用藥，非藥錯病也。此之如陳修園、薛己先等聞在京者，方時先考景岳為主，唐張介賓編成新方八陣歌訣為註，體行如神明，後來忽而治體驗得景岳全書七卷，寄入全主出始見之，而不必知常說古人醫藥有不可信者，此如所名師命許椒一樣，經之無其說，以人不察藥，而何以為病，有於十九歲當開幾上係我實大師婦秘書，因有肚脾不一，是我去加減疏治之，請侍如今吐出，則腳已攔，我為有時生之，說此如袖北書兒，當加知云，我門胃人家病為有不誤治蠻，即如我袖兆嘉有一付，女兒友華嚐嘗久而吐血，吐血而人瘦，人瘦而口吐臭，病很益趣，他肺瘦證也，誘死而已，有一日吐血甚甚，中吐出一碗，廠血寄審中人，將廠血碗剔開一看，則常穀蒼花生一莢也，成米出，兒說他前時是貴此事，說一顆吃著花生，一顆說話，誤入肺管，総是一分露，救不得了，他必為使中難為過而已，不料其竟是此故也。故藥調理月餘，無不是病瘡

此起先生亦以傷寒治之者即此也見我門朋友在外治傷寒
枉死人不少矣今攝統凡春夏秋以傷寒發表作治療壹一曲情
說不通白了我曾見前大學而已稱其用麻黃法其一被其人
罵死亦不錯此二句清熱宜和解說甚有理如此語也言言有深意云然
也大學院從前江春帆在京中開大黃出名後遂被行用藥治
的病多要用涼藥不錯我老大學言從前曾見子葉天士行乎
也子葉後改伊云葉江春帆云曾其帶久矣先生甚此世傳用藥
葉而愈感來再世再生用熟葉附子用之只多補者勝用
到一兩江春與諸其家人曰此子服不中用了佑门而罢二三两
郎子人矣多回頭一看把他忘了去氏可收賣藥料回歸鄉游華
曰仁墨了老先生注到千侍賤大與號不假而做郎中伙計
這郎中稍具五分實子也宗縣出去他行醫管書法膽論
果然華者必須老先生看一代也及到臨家具附果位匡祭
舉子某的白兒在板收發藥子某的兒子出來見了我叫我老伯
作其一樁我問其年紀看其面色乃知其謀云焉罵十分強呢

刚了伺子半痛肯昭[illegible]而書[illegible]去趣事了理你们全[illegible]惟上面
可虞感冒有瘡我又請你過村向衣服看了壯[illegible]一看藥[illegible]傷
青里内彭脹也一一看果然於是請樊班華曰此子不好也不
你翻藥正春[illegible]兩回要一也此夜重經過[illegible]在明[illegible]
熱氣切之難醫止必再發二也江用其藥要說此子不可救
而要你家買人參[illegible]其此子若再吃人參[illegible]而死無益
一再不用黃連黄柏等清其經熱而再補之則[illegible]間相干無益
脈細此之二[illegible]是你[illegible]果子若[illegible]請了樊班華過去說了一番
乎公公江院回憂連吃若應[illegible]好便聽他說[illegible]其[illegible]帶去[illegible]
連半[illegible]知也忘記不知是送他去家多他的向了這方子院的時
再說的可再得只好再說否則也不得也我來我回來
他也回到杭了去病人其不相他們被城我當人看見他在[illegible]
出门以内在此十二[illegible]被找之生三十八毛我比十[illegible]人[illegible]看三子他
去路城外此是樊班華所見我所傷後再去你我說話和其不[illegible]
[illegible]是其被城找不此被要人藥死之[illegible]豈非甜[illegible]

寄京醫札

十三

月十八日恭請

慈禧皇太后脈息左三部弦滑和緩與

候脈見稍緊象，系屬肝胃不

調，飲食未盡健運，右三部心

氣較爲開朗，精神覺強，中帶

滯，甚是肝火沖動，故有耳

鳴頭暈諸恙也。治法當補

宗氣，熄風，和胃，湯方用

歸脾合益氣[illegible]

人參 壹錢 天生白朮 三錢

茯神 [illegible] 硃砂研 五分 陳皮 一錢

廣木香 壹錢 炒梔 出炭 四

杜仲 炒 四

桂圓肉 二十枚

用金箔一張裹

白盖又作引

八月廿一日薛李汪莊馬李趙連請得

慈禧皇太后脈息和緩，心神日臻佳境之狀，惟晚膳尚酸脹之未，背脊微楚未除，總因肝虛熱未能斂降，今議仍照原方加減一味，只調理。

人參一錢　茯神三錢　白术一錢　杜仲三錢

枸杞三錢　法半夏一錢　陳皮八分　沙苑子三錢

歸身　山萸肉　白芍　杞

女貞子　一斤九

果味養人倍於他菓，既不損益，又能可口，胃和則能納食，強則精神自健，津液自滋，如花得露，如燈得油，天然鮮明，故將京城易得之果品可以有益於身者開列於後。

凡物有津液者，無不滋補，如桂元之補心，荔枝肉之補肝，棗肉之補脾，蒲桃之補肺，柿餅之補胃，皆生成有津液者，用藥亦然。

蘋果　色香味俱佳，第一種艷麗芳鮮，令人可愛。霜初秋即有，可以養胃。入過冰窖者，庭間只影。少猶甚，其棉軟霜，亦復胃也。香燥，故其脾及香脾喻之。火烈亦積亦相同。

山林紅　滇即山查也，產於東山，故又名泰安查子。京城通年有此，味極甘而酸，以糖拌食之。

或用開水略煮，去其皮，以松子圓塞之，挖去蒂核，更覺可口。此饌清而能補也。形似鼻孔，恍若洋陀(?)。

棗椹子

白色者味極甜。三月間即賣，便極廣，取而食之，大可補肝胃。不过此與江南棗椹而同，紫黑者多熱，白者性平和，如到京時宜必(?)此品尤大而美，後。取以熟煮，可以藥用。

松子

大食可以養老。京城此品價廉而又不甚百錢(?)。略和杏仁作酪食之，既香且甘。可以補胃液。其性與柏子仁相近，而甘潤則可以補心神。別有過之者(?)。

酸棗

圓如棗而色紅，微酸，秋初即有，用小刀割去皮，或以蒸熟，去皮核，拌糖食之，亦可寄郵(?)。福建之酸棗糕也。酸棗糕之味，實在查糕之上。開胃飲，肝健脾，莫與敵者。記得京城中通年有此品。

牛奶葡萄

此葡萄之別一種。色青而味甘，初賣時不甚可口。經冰窖收藏則味甜而肉爽。皮亦易剝。每食數十枚，不可多，令人醉，且易滑腸。

紫葡萄

即紫葡萄之青者，於其根邊種以蘇，久之則色紫，故京城呼之為蘇葡萄，味甘而色美，食之過亦可口，能潤津液。宜去皮，皮不可嚥，食之則澀口。宜剝核，核不可咀，咀之反舌燥。

盒兒柿

柿亦柿之別一種也。其形四方，中起腰線，如盒子形。生時可鏇去皮，銅刀切食。熟時則味甘如醴，大能清胃火，降肺熱，治腸紅、最宜。蠲熟者可治口糜牙疳。兩面而損上貼之，熱即易去，每月間燥火病大妙。

盒兒桃、即匾桃也，其核可作朝珠，京人長於刻此，此品以大為妙，以細為美，易於雕刻。

白膠、亦可合之。桃樹之津液也。度有細紅點，即可口，花繞以此為碧桃。

紅姑娘 九十月間，京市中以葦盛纏編夾而售之，或四五顆，或十餘粒，形如小柿，而有綠蒂罩其四角。味微甘，相傳此為山豆根之果也，故亦治喉證。一可乾之以待用。

柿霜 柿霜乃柿餅上自影出之汗液，結而成霜，故大能潤燥、生津、降火。山左人以柿子熟成，原不及餅上所自生者。然較之并無此物，則較勝矣。我為在京中見人患喉痛，勸人以柿霜裹梅肉噙入舌上，久久亦愈喉證之征，屢有效驗。柿餅上自落之霜不可多得，於買乾果時向鋪內討之，雖夾有塵襟，而撿淨，以布包紙內，即覺其寒重。

亦即知其涼性。從前在杭州南貨店中常討取回。恬

易消，他不如京城之可久藏。市中所賣者紹柿餅。

形方而色白者，乃人力所造，非天然生成之霜也。

此品入咽喉口舌藥中大妙。牛奶柿味最美，大可潤腸。

瑣瑣蒲桃

較黃白桃尤細小，亦無核。粒圓而色黑。能清

取以發麻疹物不可多食。古方書以此品同西河

柳並湯。今者西河柳又名觀音柳，亦名檉柳，而葉細如絲，

三起三眠，即檉柳也。為治麻疹之物，葉治麻疹亦一

日三潮，三百九潮而退疹矣。瑣瑣蒲桃產口外，京中亦少

有。肯信不誤。

牡丹皮

自陝甘來，京城琉璃廠有的賣。形如油紙，而

色厚，微有油光，味如酸棗糕，而更耐咀嚼。

亦能生津液。其皮上有龍鳳紋者，味較勝。向日

服之立見。名龍鳳紋者，便不能耐久。皮張亦較

粗。京師可以久藏不壞。入南亦所當審。

酸棗糕

閩產貢品。裝以紙匣。匣方而小。形如黄牛皮。背面有篾片紋。一塊者數層者。層以厚者良。揭而咀嚼之。遠勝楂果丹皮。比查糕味道美。此亦大能開胃。且養心神。凡胃液能灌溉。心神亦不當擾動。須知胃液之在吾胸中。譬之如人家之財帛。苟能取之不竭用之無窮。亦斷不至於心跳與胃怯也。凡汗與精雖出自心腎。而無不取資乎胃液。故胃氣能壯。人之無不勝壯也。人生五臟六腑。本係一家。何嘗另有區別乎。故我治人病。凡臨證。必先保其津液。津液從何保起。保其胃氣。津液自生。經云胃者水穀之海。五臟六腑之大源也。以後天之生氣。養先天之元氣。生氣不傷。元氣自固。人生精未病而傷元氣。金鑑故以神疲爲第一

白葡萄　產口外，無核。大能補脾胃。生津液。隨意咀嚼。惠而不費。

杏脯　杏子可看不可多食。食多則令人泄。味亦不甚相(?)惟杏脯則綿軟可人。酸甘得均。江南之半梅。北京之杏脯。百果之長也。其生津液之功。不可思議。

紅藷　紅藷處處皆有，而惟京市所賣者爲最。此品大能補胃。并能濇精，而衛口胃。食時諱其酒，取食之大料。不可不忌也。

棗　味甘而脆。去其皮。便不滑腸。雖多食亦無妨也。勿食冷茶。既不至泄瀉。其皮置香爐內燒之。另有一種靜趣。可供鼻觀。

鴨兒梨　梨至於此品。亦足稱佳極者矣。北方苦燥。有此一品，則肺金不患不清者矣。南方

也。食之甚下利。在北方則以為常果。不足為害

脾。氣虛者。則腸自潤。故又治腸紅

深州者不可得。市上所售者。甜而已矣。此外

鮮食者。知亦可供一飽。桃飽杏傷人。俗語

有之。生者亦可煠去皮。切片。拌糖。甚可口也。

桃

甘蔗、京產所無。此自海船運入。雖三月亦有

此品。與青果同賣。及此出處好美。可稱佳

前門外賣價須二三百文一枝。此時想已

賤矣。

青果 福閩廣船常來、色不甚青、而味亦略減

此其清喉降痰之功不減也。二三月亦有

之。北方有冰窖故也。此味苦濇。故亦生津。此生津而

仍可嚼。若口乾無津液者不宜。

烏梅 在上洋買了常吃。二三月間春氣甚[illegible]

對時。用水浸服。加糖少許。立能清心潤肺

人身水火如竈之有釜與薪也水火得均而不偏重則易蒸化食物使元氣生生不已故東垣老人以脾胃為先五志雖損胃液胃液一損宗氣無所發生日則悒悒不樂夜則惺惺不寐外加調攝為第一法（平日可常服之）

西洋參半（?）　枸杞子三錢　陳蓮肉三錢　懷山藥四錢

茯神三錢　合歡皮二錢（花亦可用）　白朮片一錢　佛手花四分

黃耆（量其氣足勝否用）半　丹參二錢　琥珀八（磨服）　肉桂四分（以白芍拌炒）

龍骨三錢（用生亦妙）　蓮子（連心用）十枚　龍眼肉十枚　辰砂二分（研服）　金箔張

口苦不寐心煩舌燥腿酸無力，書用此方

銀柴胡 當歸身 丹參 黨參 草 陳年血竭 九蒸之黨參 不

硃砂拌麥冬 烏梅肉 蓮子肉 黃耆

淫羊藿四錢 豬心血拌丹參 炙炒棗仁

龍齒

龍眼肉二十枚為引

若傷腎傷則陽痿精泄甚則汗出
心惕然若驚惘然若失者非大補固
甘甜之味不可
乾地炒去熟地生　合歡皮（自切[?]）　炙龜板錢（洗淨[?]）
酸棗仁三錢炒研　豬心血拌丹參三錢
制遠志八分　陳年淨萸肉三錢　茯神三錢
益智仁八分　陳年阿膠二錢　烏梅肉五分
桂圓肉廿枚

京城龍須藥郎並
母草苗兩[?]

思慮傷脾，脾傷則中氣下陷，兩足無力，好靜惡動，茶後董其或有血，古方以歸脾丸為最妙，然不如先補其母，使火生土，蓋恩之過甚則心亦病，非五志沸騰，即下焦虛寒。

黃耆（蜜炙）四錢　熟地四錢　白朮二錢　酸棗仁（炒研）二錢（心跳加此）

遠志（不可多）五分　松仁（代柏子仁用）一錢　益智一錢　陳蓮肉二錢

茯神二錢　白豆蔻（此即古人處方之意）五分　沙苑蒺藜一錢半　枸杞子（紅者良而價賤）二錢

龍眼肉五枚　荔枝肉四枚　烏梅一枚　生薑片

女子經病統由胃氣素問云陽明脈盛月事以時下即此篇可見又云二陽之病女子不月二陽陽明也兩陽合明故謂之陽明故凡治月事病者大都不離乎通肝經和胃陽令得宣通之藥附後

益母色赤能通血又血本以雖云功兼血物亦不盡然大約在崇婦以芎之間能行血

芎歸身味辛香潤世者不宜用如血燥女子又宜審陳年崇歸正取其清也

醋炒白芍芍以酸安脾者為佳現在所用俱出亳州性微寒清不能如本草所說

艾　性溫燥而行血，用時多以醋炒，不可太多，能傷血。痛經及胎前產後腹痛，春三月間胃絡紫暈頭州

延胡索　細如鬚眼者良，醋炒用，能理血中之氣

山茴香　能平肝，通經，凡女子少腹痛，男子疝瘕，俱用之，佐以荔枝核六分，香六七粒

高良薑　辛辣之味，能平肝胃，配以炒白芍最宜。本方良附丸用此，與香附同功

菟絲子　下元虛寒者用，與杞子滋益入藥中，佐以蓮肉。補腎，佐以杞子，則補肝腎

川芎　產江西撫州者為撫芎，即湖南人所食，早年皆京城亦胃之川產者，辛香走竄，不宜治血滯，大虛孕婦不宜，其動血也。凡虛證頭痛亦不宜用，用此味時須酌量人病體

熟地　色黑入腎，而滋之不相反，能助胃消滯，較為久遠，而致用之，以治心跳及一切虛勞中宮之虛者

杜仲　俗語云：頭痛川芎，腰痛杜仲，言俗醫之不識用藥，執着此種常法，奉以爲寶貴而已固時飲藥物。

人參蘆　此乃參之中形也，人參者益養氣血，性溫補能耗，血爲瘀所作痛者，用之極驗，不可多用。

獨活　治下焦風濕病，能入女子經藥中，可治麻痺足痛等病。

紅花　性能行血，與紫草相近。紅花性熱，而紫草性微寒。行血佐使之品，或用蘇木亦可近。人治婦女經病，用帽緯草下屑者，亦取其有紅花也。

桃仁　苦而破血，如實有瘀滯作痛，亦不妨於補藥用之，不宜多。日前物清藥如用山查炭，大可行血，雖嘗用以代桃仁，外教人不知有何意。古方往往用大黃炭逐瘀，瘀血去而新血生，亦未始非法，亦嘗與炮薑同用。

九香虫 為治肝胃之聖藥，果品以黄皮果為最。此品則能行血生血，大凡絡滯則血病甦，能通絡，治女人絡病，能如治男子亦病，則無往不。以其治男子之胃，即女子之衝，陽體從下生上，陰體從上而下，血故肝脾亦因以為用。性如蠶虫而熱。

鹿角屑 不在血道肝者，乃取未在血膠之鹿角劃而為末，用之血藥中，輕則二分，重則一兩或二兩。大能治肝鬱痛，凡胸中作痛者宜之。佐之以杞子、萆薢、茺蔚，以之功用与九香虫相敵。

五靈脂 而者血者所偏備用，或佐以木香、和香末，為血凡和營用，為梅冰糖、薑炭佐血用。以治血瘀經閉者，久之自致，然不宜多用。此品亦与人參同用。

血餘 同氣相求，故能治諸血病。陳年者不臭，亦不致損胃。通經絡，養心神，止血。補血藥中均可佐使。

治白帶方

砂仁拌熟地三錢　艾葉八分　萸肉錢

炮姜炭八分　醋炒延胡錢　菟絲子錢

川椒子七粒（腹痛者加）　四製香附錢　鹿角霜錢

丹皮炭錢　杜仲二錢　丹參錢

荔枝肉十枚　核並入藥

另煨淡菜以半斤鑊煎便效

丹參 二錢　杞子 肝火旺者不宜 或同菊花用亦可　白芍 二錢 肝火大旺者勿用

當歸 二錢 性滑者不宜　菟絲子 二錢 鹽水炒　高良薑 一錢 此味可用肉桂

川芎 一錢 頭痛者不可用 或不　杜仲 二錢 鹽水炒斷絲　砂仁 用陽春砂仁 研末沖 一錢

大熟地 四錢 胃弱者不可用 或用炒　鹿角霜 二錢 生者鎊用 或用二錢　烏梅 一枚

黨參 四錢 氣虛者宜 此不可用　淨陳蓮肉 二錢 去心　白糖 二錢

白朮 二錢 生用為宜不可漂　胡蘆巴 一錢

荔枝肉 七枚 核不必入 同煮

潤經種子

桂圓 十枚 胃心病者用之 或用廿枚

產後一兩月間，精神短少，肌膚不充，胃氣
未復，經行不正，當同此否
潞黨參三錢　紫河車一具　杞子三錢
丹參三錢　炒淮山藥三錢　白朮錢半
茺蔚子三錢　川芎一錢　山茱萸三錢
益母草三錢　杜仲三錢　陳萸肉[illegible]
鹿角膠三錢烊下　川續斷三錢

辛巳七月[illegible]　[illegible]

春溫即風溫也春氣發升肺失清
肅兼有溫邪京城北方高燥年來
又冷一時腠理未能發泄故易於病
治之〻法不外於清涼發散而已初
起之時與傷寒相似而治法全然不同
蓋吳氏有寒溫條辨溫證至於治门
闕之極易傳染故又近〻瘟〻溫證
之〻病人者也詳於拙著說疫一書
此書京城[illegible]　[illegible]

風溫證初起身寒作熱面微赤氣
頭暈口燥時有欬聲問其無汗否如
無汗者病必劇視其舌色赤唇如舌赤者
病必燥患宜清涼解肌（葉）薄荷[illegible]
荊芥穗錢元參[illegible]葛根錢
牛（炒）蒡子三錢[illegible]貝母（[illegible]）杏泥錢
黃芩（酒炒）[illegible]麻黃[illegible]
白僵蠶錢桔梗[illegible]（川[illegible]）生甘草[illegible]

咽痛偏左，咽即胃之上口，屬陽明胃，風溫

上受，邪害空竅，繼之肺胃同病，如但咽

痛、且腫、食不下咽者，速用竹葉石膏及

犀角地黃湯之類，清降陽明，使閉者可開。

易鮮生地妙

黃、

大生地半　牛蒡子三　甜桔梗卜

山豆根卜　射干卜　馬勃半

犀角屑半　石膏半　元參半

西洋參三　麻黃卜　炙草卅明

內吹金筆攪末

喉痛 編石喉以候氣息肺之上口也病屬手太陰風溫邪在上焦肺氣若挾往上喉痛甚至火爛喉丹痧危急之至速用清涼散發解救之 飲淡鹽汁湯出痧

西洋參一錢 牛蒡子炒二錢 麻黃八分炙 君藥者加

山豆根三錢 淡竹葉二錢 桔梗一錢 白殭蠶一錢 如白僵用

射干一錢 石膏三錢 蟬衣一錢 甜桔梗小

馬勃一錢 杏仁泥 川貝母錢

風溫二三日，胸悶面熱，並汗，口燥，時欬

欬聲如破，宜解肌兼清肺

荊芥穗一錢　甘草　桔梗　胖大海一枚

酒炒黃芩一錢　石膏四錢　西河柳一錢

麻黃　川桂枝半　枳殼八分

杏仁一錢　白僵蠶一錢　蟬衣八分

生甘草一分　枇杷葉去毛二錢

口渴者石膏倍用　有汗者去麻黃

身寒者桂枝倍用

風温經三四日，面赤且欬，欬甚汗出，身熱潮熱，顴顯，面有多疹，點有疹則歸，（痛）治，間其氣，欬有氣痛，痛甚有痛則歸，喉治。今此方出，擬其平常擬之耳。

當歸二錢　白僵蠶二錢　胖大海一枚（咽痛一倍）

須川貝母二錢　荆芥二錢　石菖蒲一錢（一の倍同）

桔梗一錢　牛蒡子一錢（一の倍同）　桂枝一錢

苦杏仁二錢　炙甘草卅分

風溫二三日或四五日發熱如焚身熱潮

汗面赤舌尖紅此疹發兆也問其喉

痛否喉痛左屬胃右屬肺一不能食

一併不限言者別治之

荊芥不可多用　葛根錢　殭蠶三錢　生地四錢　櫻桃核一錢

厚朴或之　石膏可輕可重　知母錢　淡竹葉錢

蟬衣錢　川桂枝錢　酒黃芩　西河柳一錢

有疹點者速用麻黃　喉痛者速用馬勃射干二錢

腳冷者用炮水湯之或用燒酒浸之

風溫四五日，汗出身熱，汗愈多，則身熱愈甚，乾嗽，氣急，喘，舌黃燥，或白膩，口乾渴甚，不思飲食，胸悶甚，大便秘否，秘則可用涼潤，如大便不閉，不宜用

酒炒黃芩三錢　杏仁三錢　生石膏[illegible]　夜熱者加用

牛蒡子三錢　生甘草八分　元參三錢

象貝母三錢　玉竹茹三錢　粉丹皮

胖大海一枚　蘆筍二尺　檉柳三錢

今將不眠及怔忡等證方藥開後

燈心草　泡湯飲以少代茶　患心病者常用此茶

地黃　熟者可補可填　生者可清心降火

秫米　即小黃米也　熬粥飲能令人睡

黑大豆　烘熱熨目睫　并可作枕　即烏豇豆

烏梅　或含或泡湯代茶加糖

榆莢　即榆錢也　可作羹飯　二三月間出

南棗　每逢夜間食之

松毬 取以烹茶病人具其香氣使人意

白鴨 可食 或取熱血飲之可以大補心血亦借假修真能

鮮山藥 蒸熟拌糖食取飽使覺胸中好過

鐵屑 醋燒紅醋淬過用須七分 放心再服 能治驚悸 鐵乃地之血

雞子黃 古方有雞子黃連湯治心火太旺不寐 用黃連阿膠黃芩白芍去渣冲雞子黃

葛粉 可如藕粉冲法食之

蕨菜 即南貨店所賣如意菜可燒肉吃

甘蔗 可補胃清心火生津液

紅棗　蒸熟去其皮核于香爐內閉其香氣如炭易過者而易焙安息香

麥門冬　去心入肺菜園大者補心肺

天門冬　易得壹兩　壞爛者容易賤天冬大而吃得不知上海

龍眼肉　口中含龍眼肉因其汁慢胸中易過者並大重滯如患其甜來使欲用苦降

荔枝　亦可交通心腎取其荔枝殼之

淫羊藿　能治頭目眩暈非重用不得力步則　三四年重劑五六年

鴨腦　可以止頭痛

豬腦　雖能以人之精補精然頭目不清時非此不爲功宜用川椒末蘸食

羊肺　入藥補其肺六錢交通心腎并開胃下焦

丶木

猪肚　益心肺及鐘帖即猪脬也同煮飽飲

其小腸大可補胃胃和則能安眠

蝦肉　能壯陽即能交通心腎每食吃些者用

以拼末麻油拌着菜吃之

肉鮓　用猪皮煮熟批作小薄片食薄食物以

麻油及鹽少許拌食　此病忌多吃筍

能補胃補腎可以任元而一發能消或之

魚肚　吉府買扶大塊厚者大概蒸食不可用筍

洋薊薊　一發能散者真小洋薊可以吃得

蝦米　可吃　惟筍乾及大頭小菜等不宜叢食

乾小吃不妨

白果　能治遺溺遺精降濁升清者時每

須先吃此品可以不常常小便便之切記之之

治胎産方第

丹參　用此一味要祛用の物且因物中有以其不耐于胎

紫川朴　可以消脹　与大腹皮同功

砂仁此之　此味香燥者砂仁更妙靈穀實味微鹹比諸砂好此有真別不少然不分分

大腹皮　輕者用此此氣向胸痞之歎

條芩　枯芩子芩葉鋪並爲分別爲胎産第一柄葉斷口葉以竹林寺胎産心法七十二方俱用之胎産心法或未宗稱爲之此地無只用下截至二三分此大約乃胎火者非此不可欲其上行欲酒炒

枳殻　此條留治皇后難産胎用束胎飲方中藥也初起少年婦女宜之轉瘦人少之用之亦可與甘換用小青皮六七分

廣木香　運氣和血用之，怕燥者不必用也

紅參黨　黨參以此為代，降西黨潞黨北京多用之，西等均用之

嫩黃芪　脈動不固者用之須也，圈黃芪中心白者，少則二三錢，多則四五錢

熟地　口渴舌燥脈酸者用之，多則四五錢，少則成生

高麗參　京城甜水性較故佳，不宜盛氣虛人尤好用

阿膠　寬山東省帶來者較好，能補肝元，胃口不好妙用

龍眼肉　宜於婦人血分病，微有熱性，以西洋參拌入可也

龜板　能開胃，十月滿之時胃口好人宜之

佛手乾　此亦消脹藥，根稍之屬，大能散氣，故胎產方多用之

生地　酒炒　胎產多火，誠故以此徐徐平其微熱，或用

白芍　要阻滯亦可用，須醋炒；不要阻者，酒炒亦可

全當歸　或歸身　歸頭歸尾俱能行血破血，故用此。然易於動氣，氣沖者不可用

辛竄藥用亦宜少，不可依古方重用

麥冬　此味能清心火，可以泡茶，京城或用至錢二兩

烏梅　並入丸藥　大能斂肝平胃，熟用一个或半个，敲碎殼

荔枝　能[illegible]于胃而[illegible]而[illegible]

紫蘇 治胎產諸病俱效惟蘇葉不可多用

益母草 宜於胎產故名以名京城二三月賣蔬欲
草即其苗也以清醬内二林油醃拌食之

吉老根
白者 大物 味亦甘美 用開水灼過即可食

髮菜 生海中可以平肝補胃清降以薺菜湯煮食
或加蘑菇炒尤妙 性與海帶絲相彷

杜仲 可補腰腎而已

兔絲子 能補腎 然只可用二三錢

山查肉 可以消膈大能平胃通中益補
京城有酸查亦同功效但難補矣

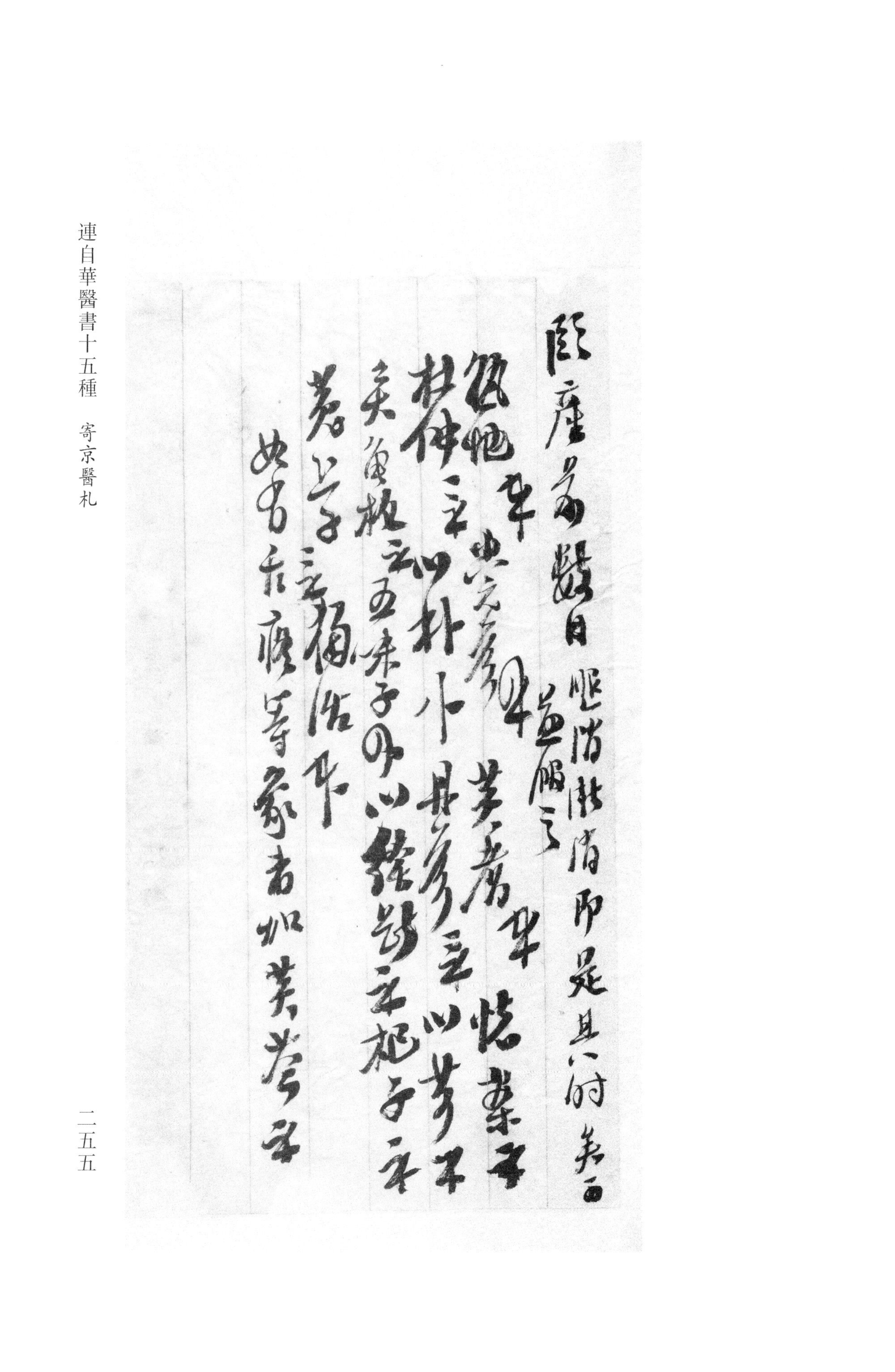

妊娠三四月調理方最要阻者宜之

真人參一錢 蒼朮一錢 艾葉（口苦者不用）醋炒一錢

米炒黨參二錢 陳皮肉一錢 大腹皮二錢

山查炭二錢 醋炒白芍二錢 砂仁研冲一錢

酒炒桔梗一錢 紫蘇梗二錢

胎覺動者加阿膠二錢 黃耆一錢

照書方減輕用

未可加用或一倍或半倍 二年己巳正月廿六日姚

暑月分娩應用方法開后

房固不開窗通風，此不可不通氣，晴開下吋。德

須開窗。如怕蒼蠅，以紗布糊之，千萬不可閉氣。

俗說有熱煙一說，非經驗記得研蘇宜生時

並不曾煙也。房內有一煙爐氣，使易鼻燒不

分娩眼

分娩之後，產婦須自己當心，小衣不可受風，宜在床

上宜戴住背脊，不可太平，之因易睡，恐氣衝血

暈也

生化湯中有炮薑、紅花，不宜多用，如其產婦氣虛

酌不用，藥亦不妨，當歸、川芎、產婦閱其氣時討

歇，說如其閱時以覺得沖脹，便不宜再用，不如以丹

參代之

天色果熱氣悶思涼茶，如肚腹好的，儘可喫西瓜。

暑熱勿依書中老套頭話，非腎好多久矣，甚至

二三日即令其喫西瓜，亦無些毫事也。

房內用瓷盆于內安冰一塊，即不至十分躁悶矣，

且可避暑也。冰宜常常換，冰化下水，旁人可以燉

茶。

房內切不可置菓蘭，恐其熱也，置于房外階沿上

可也。

免氣宜早催，氣滿自順，尚揉耳。多叫人扶掣。看

見芽兒後即喫，大人心裏亦甚難過也。

既產儘可喫補藥，勿限天熱，易外感也。上等時

喫高麗參，徐徐進之，可免血暈。即將大參

研末，開水沖調服，藥尤效之。

產婦氣亂並慢產事切不可操心事也須知小
兒是否有口福自然有人可催也此說可講與產
婦聽之使可解悶矣
胞衣不下不可以為急以油塗產門令穩婆常動
其臍帶係產婦有力氣時即將其頭髮
梢塞入少許於口內一打惡心立刻自下
產門不閉定在是備過在門口森可蓋風處
似乎　先湯薰洗產門亦可使得也甚
試之　大小薊用石灰得

今將小兒易生之病如何治法開後

初生小兒以保其自然為好，不必用一切兒科老上法，便可安然無事。

俗語云：若要小兒安，常帶三分飢與寒。此一定之理，不將

初生小兒如此，即至四歲以上，亦不可過熱過飽。

小兒易於多食，多食則腸胃易滿，肥必易生病矣。一切冤氣發脹之病，切不可過食生冷，不易消化者，更須切忌。

三四歲小兒生不同疰夏病，一生疰夏病勢為三年如此

治小兒病以健脾清食為第一，健脾清食之品往往辛燥

小兒純陽之軀，為遇夏天元陽為虛，以致形消肉瘦乃

是陰虛不足外損也故又縱頤任真以致勞
初立夏時未病之先宜先以條參湯常之常茶條參賤而
難故不多購又可代茶飲之自然精神健旺
古方治小兒病平調之方有肥兒丸資生丸二方肥兒丸
以消食為先資生丸以補脾為先稍寬經為加
味資生丸方用以調治之可合用　高麗參　果蒼朮
懷山藥六錢　炒扁豆四錢　陳年五穀蟲五錢　砂仁一錢　烏梅二錢
冰糖六錢　地骨皮六錢　炒米四錢　山查炭六錢　以上各為細末
以紅棗肉廿枚蒸熟搗爛為丸如桂元大每日服一丸以
有效驗

第一論我之精神。你說我有精神，使盡你等福澤，此言惟是
我之精神並不見得，不過從白忙忙碌碌，種種眼熱心專
了。在揚之時，日日買物，買到了相識無多，逐人不得不買此二東西。
一則銀買皮貨，孰知買不成大之鬼，緣了一件皮貨，把醫官也。我
之生在人世，不但無益於人，並無益于我。我原不怕別的，只是一家
墮落在外，上有老兄，下有諸兒，祖墳未修，住屋未有，各債未完，偕
着不測，叫你們這一班人如何度活，不得不留此老本，以為耕作之計。故
我自思種瓜得瓜，種豆得豆，我今日究竟種了幾多，把我後人印我。
如每活二十年，則下一輩可以將就過去了，你的功名，他們的才料，也可定
見了。

第二論惡吃藥。方三娘不肯服湯藥方，此所謂無微不信，不信也。所云
靈符名目，賢之未始非慎疾之法。依我意思，如無別項，所以不藥為醫。
藥如吃酸，含酸含以梅乾為第一，在京城莫妙於吃山查，或向乾果
鋪買蘋果乾，含之可也。蘋果乾于我從未買過，此舊太無甚長，嘗吾五舖。
我初意以為蘋果脯，後知又另是一又甜味，蹩別致。你試先花幾文向
太無甚長買而食之，以後再吃查脯之類，譬如吃藥，只須幾文錢也。藥方等等
聞去聽蘭谷自行商酌，如何以麥先生的說話，恐怕是非得住的哈哈。

第三論伯穎之病。既經你與我方加減，吃過十餘劑，一路順，枇杷葉當是
毛病可不必就慮，然書中數味藥可以治斯病者，本性皆和平，
你即告知，皆是可也。北沙參能治下元虛損，然腿軟或筋骨酸
痛，莫如每用五分羊肉也。此惜本草上不載，我見我父用之效，我試用之亦效，
然必久而後驗。我從瞧肺熱痿癖，故借肺法耳。在北京城中即

玉竹亦可用也。玉竹須新而白者。一法用倖魚兒偕呼蕕迫搗爛加入

鹽少許，盦患處，不半日臭不可近，俟其徐續煠了，卻碎落去。後再

用生薑葱之類擦之。此方可治膝眼風及鶴膝風。今他病在裡面，

服藥或可嘗試。臨渠羊藿治下元虛弱之腿疾，萬不可以此。我所恐

人不少矣，然不可贊助慾火。他說話只補腎藥，並未有助生氣也。固非

我謂究用春藥也。此種說話是湖南浙陽點我。醫方而言，不必理他。我

前谷浩雲想云（浩有烟癖，且有睡即絕中病，絕非有陰萎空舉也。我因他鴉常說他躁作戲用淫羊藿），你且慢，

了自然會好。他說本草云助欲火。我說你且論其看他助不助火。他又說淫

羊藿要用羊脂炒。我說著本草的不通。羊合此草陡一日百合，便用羊脂炒說

竟我所謂的病是人無笑笑，他笑之一笑。此時一蓬頭葉，使自己會得去加。

但我之病，可重用迫，因為二三十也。但我耕叫他心即欲，並不叫他絕慾人

一絕慾便有窒滯之病，其禍更烈。此事我亦肯去說，並請他不必

二心三意，如嘗痰嘗淫，嘗試恐怕到要不生病。加上學習一種標準

後命腸所用，此藥我亦常用到六七回，此旋後用熟地，似不如再用黃芪。重用
熟地一兩治腿疼，古人方中詳論及之，不必理黃坤載也。本草亦有此說，係不是
他卻如猪腦，華佗亦一兩治頭痛，而本草乃有猪腦傷腦之說，顧此則從
日食肉必傷肉，熟者能理肉。你說他人畢竟一兩亦無非畢竟也。未之
見而空中臆造其說耳。我說你之病，你用力努傷，今觀其以上烟而
為信矣。你且看他存也少腹，並痞硬脹也，此是大腸部位，然日後為看
出出。腐腸大全有烟蟲痛一病，我曾見過三人，肯[illegible]病[illegible]。
弟回說，倒而辰事，我[illegible]行，少他請我看脈，我把到尺部上浮，一面把
脈便問他究子若干歲，他一面氣急，一面說話，我記的回來告知
你錯，你今日從此又并他究子說起，只因此一事，同此人情，然我看
還有一個老太太，今年二三月要添此事，適為陸蔚翁談起，他說應
人以德云，以此事大概不知三[illegible]，那孩氣太偏，你且不必說破。

第五論，八九日的天花漿不足之頂，陷色白，瀉泄，必定石用保元之理，蓋救偏頗言之。用大黃、歸、桑，是兩用的。米不可用到灌漿以後，凡是灌漿而缺粒，白圈，有根盤而少紅者，須用此等草、蜂房及茄，故殺太做。方書未之詳也。凡天花初起，不值攻發太多，須留此二毒讓他出化為要。所以初看無宜發氣漿多，看到所往的吃橘子，天下多死麻矣。可笑庸醫讀書此驟子故也。近日所往，胸氣亂，彼之作如好，隔一層，反不如阿姊与袖子御寫字一樣。所姊寫小楷，小者退藏。

第六論，病似驚風，与產後驚風，係是那入時喘一脚[illegible]，是夫人餅而陰陽。我曾用人參再造丸，獨好兩三一个，即是其擬，以附究子，曾亦與產後發驚風之婦，已治意錢年餘而瘥際，此當王既答之女子相同可矣。之矣類專宗，對牙關開，可以道業。湖二奶之產後傷風，氣亂喘，我用石膏可以对。

第七論，癆子自果翻而擂，肚泄而脹，此病不物，論理必死，紫是虛證，也易

一、後出樣，你所得係余未曾見，所用蒂丁方，柳你你所說之犀角地黃耶。
疹子鼻衄謂之紅汗，本不要緊，然亦不可太多，多則血竭矣，此即纖佳
所謂鼻衄紅汗，若衄陰血為嚴竭之禁。凡風溫證多有之，不可亂
止。其麻疹子之世有書上說他好，有書上說他不好，然皆有理，務要相
起宣清肺，平胃疹子出四時，均宜用溫補矣。
胃小酸醋之味，酸少則斂，多則發，凡酸者皆如此。我之繼母患內傷
自汗，凡止汗之藥皆不能到，汗後不止，時在四五月之交，余因不以安
楊梅吃，斯大大肚動輒生氣，我每一日看書說不過只須去買半斤，結
他吃，一見斂者隨吃隨斂，汗汗竟停，止不出，此即其酸能斂也。為
不知此等發汗之反，微可凡辛能發散，為辛則斂，一酸能斂，為酸
則發，邪傳至詞，至凡傷風初起，吃一碗極酸湯，使毒迫此法也。
西洋人治傷風者，一瓶白藥嗅之，酸不可當，立時自愈，恰恰物工
夫也。你吃酸要出汗，乃是急急之道，京城黃者亦常之吃之

第九論嗜賭 嫖人不如嗜賭，嫖人見其窮困而快之，賭之喪心不以

也，即傾家蕩產亦復不恨，轉與其與人爭論是非而出惡聲

風氣不如經行直遂之為妙。但京城居一種長頸人，意欲藉此欺

詐騙者，不可不防。杭州有余郎中往上海，遂令大費吾盡悉

我不以他性命當我的兒事，觀可向心無愧矣。

第十論京中時氣病 北方地土高燥，旱寒而脫熱，八九月間即

腠理激密，春二三月地氣上騰，不能十分宣發，灰土飛揚，阻塞

人生清竅，更容易生病也。幸有人製烏梅冰碗兒

不少，則人要得大病矣。京城酸梅湯亦大有用也。京中所苦怕者

瘟子、咽喉，此二者向來如此，至今尤甚耳。然瘟子依期看去不

難也，分順逆險三項，列為一表，以記其日數，如第一日必發熱，發一

經壯熱不退者，有先發寒一陣而後發熱者，有發熱而即退者，

者病勢合同，順逆險即從此分支矣，科如精精將來必列一表以

備科家知之，可以為式。至於疹子究竟比瘟更少少，為此地

至於喉痧六經

未完

第十一論肝病[illegible]作呼，當病兒其[illegible]欲以病兒[illegible]結[illegible]矣
血海燒於陽明，陽明脈空，則氣熱[illegible]帶而[illegible]阻之之狀
中焦不能食者，有能食一二碗而不能化食者，間食[illegible]有
臭氣穢色，腹尤甚，法須以酸為宜[illegible]古方[illegible]
苦者前藥方，原不妨重用黃耆，加用黃連[illegible]用黃連[illegible]炒
美[illegible]藥亦可也，止吐之法用[illegible]糖醋擇自[illegible]其[illegible]而
已其以[illegible]如山查，即山楂仁也，又黃如烏梅乾，又[illegible]如杏子均
可用之[illegible]者[illegible]餅亦可用[illegible]

第十二論[illegible]酒一壺[illegible]者八味石斛十兩之數[illegible]手年[illegible]如何[illegible]
[illegible]起素飲者年七五外又可[illegible]黃[illegible]又寄[illegible]
寄[illegible]付共六千〇不知有[illegible]留記如依你代上述[illegible]在京付[illegible]
用完可寄[illegible]如何[illegible]五十[illegible]僕[illegible]年[illegible]二[illegible]也

第十三告知[illegible]自回家之[illegible]此看之病如[illegible]上[illegible]到[illegible]歷十[illegible]
服[illegible]膏[illegible]方一料不復再看二素知病故其[illegible]患[illegible]聞[illegible]我
開原[illegible]吃了又易胡[illegible]有尊去矣[illegible]道[illegible]同年代寄者
[illegible]三次病而已一日我見伊它就面色晃白我說[illegible]都
也回[illegible]王[illegible]已回不[illegible]又同[illegible]上有土[illegible]色兒男人白[illegible]

[illegible]
上有紅血三日吐血女人自臉上有紅血之產難此一定之理咸來其
人不出三日吐血三口其弟急和說他是肝火太旺所致他說
不識年少氣旺故也因云理而知之謂之神何其不謹即此公
自己又說乃前亦以此病不保故甚操心事我說天生不飲酒不
太甚不要作勞而蓄鬱焉至吐血病從生小事惟之人飲酒則腎責焉
人豁拳以酒量自豪飲者不犯此病者亦非此等事須從勿
謹慎切不可於宴會上鬧酒不鬧酒先從戒止豁拳起。人家
如要依豁拳。你可說又會不准豁拳，爹爹再要罰，我許他人
自然不相爭勝氣，知此外和他胃病此因老太太卯金正月初四日從
他換人乃此他家老境子半中向要改換又張次侯的母親每年
七十一大壽四十餘日不舒前四用過桂附等藥於吾起甚勤吾不
知費皮來羽叫他遍甘蔗他自要吃菓實羅漢果又因吾貴雖
得大便而怵後不得便在雖常能咽物而胃氣全無矣吾等
王仲達前門上嬸母皮任印×蓉與皮任李其烟癮與七八年
年紀卯什餘歲患噎膈由下向起矣如果燥為草等飲合不下者
三日王樹門陳松生而大吉龍雲診用猪胰汁真熱藥加以消胸之
品前其吃後趙用猪油炒過次日又以伊吃豆腐不吃藕粉居然
能下咽於說服過七月餘大年方好吾則曾思胃氣已騰也現在
他想出門吾做到京罗等和不好向他說恐未必及亦好說吾
中將半六不能成不如在此地存成服罗等歡許之也　又朗杰成

近日在此所醫之病、我隨便談談看、也是法子、

一童觀看於去年十一月廿[illegible]理、[illegible]面色[illegible]黃、精神短少、去[illegible]我視之談此[illegible]風[illegible]偏枯、乃風痱症、速用補氣祛風藥、許伊坐月、將口眼喎邪治好、收來店謝之好了、此時我店以他七月内漸淨、補原來治、蘭李枝作雅色、兩六名字向了、此事他名爲發、忍其妻拜巧成拙故

以下[illegible]不必錄出

其[illegible]

之□要是之心閑用此藥也後來文書一

失，他便放心，故一切文好不計其文書四

南，俟須十日，故我許之，並因其害。非由病原在此

其所謂也。我知其原而不說破而已。

一陳只鑄珊之如。及開來婦人，就將通文，且多

看書，忍其發熱，發作心焦如火，似厥非

厥，我去看時，據伊用燒酒澆熱，捶胸口

忌，他只當攢手，不當捶胸，並與當底其否

厥後，日又看，再令其捶胸口，且常以用冷

自然不熱也大，既方用此以手搓緒擬熱

二

泄血之、如皮膚中隱疹出、乃用發疹藥因其氣閉故知是疹

後之、以下上海西某先生語不錄按期等相、他不於心、又延

關吳耀堂、稱因他是年輕、宜讓去、然他

欲另要騰些、縱不為事、聽其自然

但告知他病來不要緊了、後來吳耀堂

又叫親兄陳文國在泗去了一檔、年已了

之、此人為三九孩兒、大好、惟命是聽、是夜

服常進去、那也不會說他、去年色伏定

乃子生病、煩舍之看的郎中、童為元之

妻伸，每日當卅千，如此優侭，今算錢世只
想必頭而不能，財運了歎，倒也未復而
言惟步自行止吊烱手而已，遠在石灼
之浦市，亦與亮軍石相上下。

一我盧方之妻，本有四營枯，亦本病，成來
發熱，肚脹，我用涼藥治愈，方內用春
小豆他家當之，此非相恩于，懷年時降
氣，（此亦不錯之甚）我因受張問生条子，他又不來
了，我推到開般似圖，乃上去，般似開迎來了

三

人印忙、一半為其口才也、若使文紅昌

院六老不相上下。院六通滬付宗。告

下院五六兩救心。湘卿先生、若主容卿

悴形面子、院五當美。

一陳堯叟夫人年四十九矣、患吐乃瘁風也

其女是胡久芳夫人、久芳萬同兩爛脫

兩宜而日就困不能戒酒而病劇、其

女告知乃母、一室妾肘向芙子壽于襄

藥只假某术去何以氣為秘和寶也
伊那陳子襄又來拜請我當即去診
他所風本不安吃物寶、但作門心裡煩
不肯歇、不肯兩用之、照從所降氣藥
只之（初步之醉）啟敘止、了乃台州知府也、其那現
在到彼此江去了、送我一席酒（已開方）、菜、我謝之
物其我省地方寄也、又另（已開方）藥物寶一貼
一重現寒者呃逆、病由來甚久、一日我在
彼看脈、他說呃甚難過、我說此事不

の

雖亦須將核桃中間隔子放十个在藥

內可也，他如隨而念不差，發過此一事也

又有一大桃知將搖把者辨陰生

老夫因在院上看文章認識此等呢

或病他來尋我看我開方與之令伊

加十个胡桃搖後之念皆久病也乃知

此痰之常之藥如此靈後既有靈藥

燈及函之為靈亦不可思議

示樸軒了然[illegible][illegible][illegible][illegible][illegible]樸續看相軒思來請先，拜印書看，告之此似疹病未發，乃風溫也。出汗太多，神色疲倦，西用白虎[illegible]蘆[illegible]子無治之。劉兌樸[illegible]邀風他別他聽拜而治，念於其他表若狂，未發而其家人盡行發疹，謂俟出，覺了，後又到了，言子兒子月工，經方以發起，疹未痊，告以已發盡透。又我說未見發出，即曰已經發透，何以當用[illegible]退？余即伏才醒，乃解居此

又

大為運發滿月笑室阿妥我告以大多了他說是人講的某人講的人急多恣的我說也要他收回原書她此我總不放心三月十三我方子上寫出你請匡某主政桐軒道我敲了（音蹻，乃是本訓）他了此段不有來請到了十五下半日才曉得他病急不而解雖又據告知呂行百而呂又不我會至十六日病少隆了相軒女兒三姑更母女壹行出痧柳不要緊且女兒若立正

者亦俱無物，而獨傳其丕藥者，當即

非耶。

宜西門內有獨脚蓮，鬻藥

可以備之。雖然不可不知。郭坦道語其史推賣的

金絲吊蝦蟆，留發背之好物，不可言。郭

近日又治金黃楂柳、化善、吳蓮士者

知之。吳蓮士生面搭毒，親治念，並治

其妻之疔瘡，此藥能愈者也。修府

可尋，識備作用也。

據聞野山東世醫汪林

掄月某老中名金絲重樓

又馬蘭頭可治癰毒，而森看方子治河

腫，惜其效驗，不知何處發出，據什降之

鱔拱頭者頭上生癤彼此相通或年或
膿血不止或堅硬如石纍纍毒另服毒
瘍誤用刀針往往久延不愈輕者納
頭瘡爛垂者甚至形脫羸宜用大補
大涼治愈且或用大黃托裏其血不
止或搽膿後膿者汗出肢冷頭傾欲厥
用桂附參者一劑而起膿四肢遂止其成者
則用聖愈湯平之聖愈湯者參朮中
再加白芍 [illegible]

一枚白芍亦可炒灰用棕葉烏梅地骨皮煎亦可以退熱止痛也或壯熱口渴兼小便閉者則宜用紫雪丹此品京中大藥舖有賣或高熱驚厥邪陷降參湯調服之一劑而平狀外面多用仁和膏貼也輕者臍窠膏亦妙生此病者其頂頸肉有核乃肝火也並非瘰癧令其塗藥油或桔葉膏調稀搽之

奉化要靈驗藥方開後

黃連膏方　在京城買鐵杓一个配柄使可熬矣

生地二兩（手摘碎）　黃連一兩　黃芩一兩　黃柏一兩

麻油十二兩浸七宿。冬月可多些二日子。文火熬枯。至合藥成炭。此後取起。用布濾去渣。務須淨盡。此後熬此油熟。時加黃蠟四兩。夏宜加，冬宜少減。切薄片不住手攪之。至冷成膏為度。此藥加石膏便可受紅或。凡此黃蠟六二兩成此紫色。治各種爛瘡極驗。并燙湯泡火燒皆效。再跌形五黃。此紫膏尋常處家多有之。賣但不如自己製之為佳。

凡癰瘡作膿燃赤作痛者宜塗之。立刻可止痛。

梦雲丹方 此方王郑文林所得和隐治阿魏之瘴 下江西贾挑土者索
疮已效，敲附及之
哮胡桃肉 罗胞 皂核 烧灰 研末 烧炭研如膏
此药在京甚美，只须在药店内买皂角末亦可用
二味拌匀，用手搨擦腫处，次日可以见效，治一切
漫烂不堪，此方可以救急，可以止痒，并治小儿
奶癣 方内或加冰片少许研末亦可
此方以山西细油调同而煤烟之性稍缓一层，故可
治各种烂疮也

紫金鹽散方　此藥宜改名寄傳完實散

京城內無此紫花蕊皮故用以代之

地榆皮灰一兩（本應用甘花蕊皮灰）　兒茶二錢　綠豆細末錢

黃柏末半　赤石脂半　煅爐甘石二錢（黃芩黃柏湯煮過）

以上俱為細末，重（用夏布捆一斤）四層紙篩過，以細為妙

去渣（此渣下次再和併研）

其細者可用芽三錢，真上冰片五分（名為糠米，大店內買）

在乳鉢內先輕輕研過，再隨加為藥末

樣樣抹入，用磁瓶幷扣緊存貯，治一切頑爛

年久瘡瘍並治湯火傷瘡無不應驗

凡瘡未開之 可以乾摻可以用大麻油調 摻患處難仍以麻油蓋過即可用

紫霞散 此藥止痛極驗

三仙丹 藥店內買 煅石膏 丹 皂礬 以加 各

冰片 煅加卜 赤石脂 三分 五花龍骨末 要真 丹

凡研冰片須輕輕碾末在京城內研冰片即置在光桌面上用筆桿手捻輕輕成細粉

輕粉 先研以無亮光為度 煆爐甘石 半

以上藥為細末 除輕粉冰片另研外 碾過極細再加和研勻再和過

文火熬膏方為度然後再加輕粉再加石粉再加

冰片 研 待自以磁瓶收貯臨用以大麻麻油調

二紫散　即前一方附後另貯

所用時以瘡破清患之如瘡出水多則加紫不爐散　瘡多則加紫霞散　用菜油以麻油調搽　或稀或乾　隨便清患之

烏金膏

以真好山粉　即京城銀了圓内粉　即洗髮内定下者　羅細用頂好醋一兩粉多少浸化　火上熬透　熟如漿水糊一樣　存貯愈久愈好　塗上即紅腫癰毒立

肉消腫定痛但須由[illegible]

俱不消也并治一切脚腫亦可塗之

拔疔瘡膏　此方可治女人脚氣

蒼耳子蠹扁剪開取出肉肉如米樣者約十許研在桌上用棍子捍過數次取其細末包起再將萆麻子淨肉四錢六分如法打爛要他極粘如泥即拌入蒼耳子末再打勻然後再用桃仁去皮共搗爛隨搗隨拌入前藥要他起粘性時然後再打入嫩松香再再攪拌以粘爲度然後拌入麝香末即成藥已搽入磁研即成紅色可以點各腫漫頭癰疔并能小兒口舌瘡癤極驗

陽毒立消散金液
用此京金黃散再加入金果欖末
和拌勻，敷以搽各種陽症癰
瘡大驗。視其所剩則用酒調敷其
圍；堅則用醋調；欲其收束根盤
則用蔥蜜搗爛加酒与鷄子精
調

膿窠膏方

松香 要揀白嫩者去淨皮屑 壹兩

此度日

銀硃二兩 要好

萆麻子肉一兩 去殼淨搗爛如泥

真好糠青 即銅綠也 然銅綠不如糠青之色 糠青上海買 每六十文一兩 京(?)

此膏能貼諸般惡瘡 並成漏而久不合口者 亦可貼之

樟腦丹

先將松香存鍋內 或用鐵鍋文火化烊亦可 隔水蒸化攪匀 加錫糖一 揀出後再入樟腦 萆麻仁 隨蒸隨攪 以色白為度 隨加糠青末 漸漸和之 再加銀末攪之 然後用油紙攤貼 貼一面也 如嫌燥則再燒蠟油二兩攪匀 閱則微火烘之

龍膽膏　大小の治眼中外障

取山羊膽二三十枚瀝汁入碗內日曬　此方可二百件　黃花礐草膏　去皮不用　化出

夜露再用黃連黃芩各菊花再

龍膽艸果清水煎湯瀝去渣澄

煎文火熬乾加白蜜三早收如膽汁多少　須用布濾過

搽目再待日曬夜露攪之攪時隨　日日　攪

意加水須細末少許　大須膏子再加水　須五分可也

神效塌腫方　此方我得之京城治癰腫欲出頭未出頭者大妙

當歸尾四錢　此方有新荷葉亦可加之　威靈仙二錢

乳香錢　沒藥錢　紅花半下

桃仁錢　貫仲錢　角刺个

蜂窠个　加鳳仙花一支　龍葵亦可　葱一支

大蒜辮子一尺　無則用大蒜亦可

喜溫從溫服　喜涼從涼服　溫涼隨時

酒煎溫服出汗而自消腫止痛

避疫法

京城每年常有时病人其家診病時須預防
因思各法附後

一至病人家見其屋内如有青氣（此氣如烟如霧莫可名狀）即是瘟氣也其觸人必歷亂此是類傳病決不救往往死亡相繼然亦不可坐視人成殮茶若勸其將人速行服法補藥如黨參當歸黄芪當歸之類又用菜豆芽湯亦可當茶飲則免氣其常常嗅醋氣亦是一法

一至病人家見其女眷切不可因其美貌存别心如是則正氣因並而邪鬼不能安乎

一醫者平日不貪人財不乘人危而詐索人錢物則處心光明正大正氣浩蕩自然不染時氣

一[illegible]

者至有人來以是以下切不可無氣須補服者病人者

坐的或翻身時或掀帳時切不可不屏氣，然亦不可過屏，

過屏則遠氣流以進氣也。

一急防之法，以麻油塗自鼻，以隔穢，粘鼻上，嗅之，以蒼朮枕貼鼻，

以雄黃塗土自鼻，出門時自己拂兩衣角，勿令人見之，不靈矣。

一勿對病人對面語，恐其口中之氣也。病人欠伸或放屁時亦宜

留意。

一臨服時不可入病人家，胃氣不足則易受病。入其家雖茶

烟亦宜留意，切不可亂喫其飲食等物。

一凡有病之家或先已有死喪者，切須留心，聰明同病之情，

詢明是否親人，如是親人，於侍病時須顧其正氣，未

免悲傷，悟事者先調其心氣為上。

急救法

今冬近時方行病也若等時者決思良久再行下筆

聞方則病危者刻不可緩矣故另列急救法

吐血不止　速用黃酒溫熱服其足之凡鼻衄不止者如

大汗不止　速用醋薰

氣閉欲絕　速用燒酒溫熱用布絞罨之

發痧難忍　速者立服不妨立刻便好以熱薑湯

加醋糖少許頻飲之

頭暈欲絕　以天南星醋磨塗足心男左女右

裹足之小者用熱醋調灰麪罨脚踝擂骨

喉閉欲死急以醋和水令病人漱口即嚥下不

妨立刻開關矣或涼或熱斟以病情

息出之症

外科諸瘡毒紅腫者用鮮金絲重樓搗塗立

刻減輕可稍一半如是鮮者用金果欖水

磨者半磨搽患處

大便不止者半時許如水瀉速用火鹽置臍下以

病人坐其上則立刻通暢可以免虞

治多年不愈瘡方

有枯瘡何謂枯瘡生毒之處膿血出多肉不能長因之乾枯

凡用膏藥宜補之草如甜味藥可用紅棗蒸熟去皮核搗爛貼患處視其膏藥上如有細細眼乃有蟲也又須麝拌入些米少許貼之此藥如欲其收口可摻入珠砂使不知是麥肉矣

有冷瘡何謂冷瘡瘡久不愈肉性冰冷氣行不到故須用熱藥方宜生薑搗爛澄取清粉曬乾搓之如來不及可向藥店內買炮薑炭併赤子米和入本人頭髮灰如無即加以別人髮灰又包好用藥店內無須炭亦可取豬脊筋少許剝去皮搗爛拌勻罨患處用布紮緊隔兩三日視之如有臭氣即換貼一張新膏藥可也如免臭氣即可日數使將前膏翻轉再貼再紮直到半月知癢患處則一月可以收口長肉

有蝶瘡何謂蝶瘡流水過多津液乾少患處不能開合而生肌須此係用天下第一金瘡方爲妙

有虫瘡無論何項瘡日久均能生虫一有虫則瘡口搔痒觸肉穿出如眼瞼瘡癬頭上禿瘡均是此類有一法可以去虫先用豬肝貼之貼後用膏藥膏藥用乳香木鱉二味同蒸化乘熱拌入樟腦末少許再蒸透攪勻待其成膏用洋布攤貼或用油紙攤亦可

有漏瘡瘡久不愈患處時時流水內宜服補劑外宜貼補天膏補天膏藥方芙蓉葉天下第一金瘡藥方也隨意加入末藥如高麗參末　鹿角膠末　赤石脂末　頭髮灰末　上梅片末均可用也若其不粘則略加豬膏末

除臭虫法　京城此項太多，鼓掬此一張

即壁虱也，牆上或木中縫或壁間

硫黃研細為末，和棉花，可燃烟熏二三次

或用零陵香草及樟腦可殺其勢

用新的油紙鋪席下，可以不生，得手

臭虫，在床帳頂摺縫中，宜常常拂之

用淡竹大竹、青州木瓜，寫此貼于牀腳上

一云：張三畏畏少木瓜，不食年一去三十年，六貼床腳上

一法：畏木瓜，一夕臥，臥時以手拍瓜口念

云：張世傑，張世傑，先少河南木瓜，客人身木瓜

客人今在此，臭虫速去，不去來年逐年

瘵陰元煞 光白自出東方壁畢元藏天数地数月数
時数一年四数七十二数一切数皆惡数盡清殺
除臭虫滅跡 京畿朕香玉能辟此種
臭虫吸人血不必遍口口也一大者在前小者在後隨
其去到何處口吐白光使能吸血遍漸飽而後
方諸云臭虫一十晝夜生五代團不可書盡隨地六
不自不知

　一方訣云木鱉川芎麥對條硫黃作供焉叮嚀用密為丸燒
　一粒小指君安睡遍天明治了

臭虫日久成群化群臣虫伏於草能偏稍吸人血初之
者其人益氣衰而面色血色枯亡露者以為勞
病從遲而精業瞭者亦不自不知

一法以爛黄〻瓜水塗壁間及席褥間即死

一法以蕎麥莖葉燒灰水淋之

一臭虫跳蚤　吸人太多則生瘡

一臭虫入烏烟管吸之立死

一臭虫血滴喉中立刻治喉痺　此方本草綱目未載

一錢蟢兒人月上即生虮子也果先生曾物方可向化物之記得用党參的又用輕粉樟水然不甚清楚可再詳問而記之本草拾遺曾一方用臭〻出搗爛塗搽

一法以臭粉團花舖抹席上

又京城多蠍子，如受其螫，用頭皮上泥罨之可。每每着用木梳上刮下亦可。

又京城有白蛉兒，即蚋也，亦能螫人，易腫甚痛。

蚤與蟲同類，吸人血，以糞遺子於床褥榻縫中，子化為蛆，蛆長分許，微紅，蛆能作繭，色白如黃子大，繭中蛆即化為蚤，跳躍而出。春時蚤生於鼠耳，捕鼠視其耳根，有如瘤者，剖之則蚤匿此出，初剖時尚不解，十分跳躍也。相傳貓食鼠其耳根，蚤瘤破，即串並入貓毛中矣。

蠓

種多矣，有蠓母卵生者，有孑孑蟲變者，有青草內生者，惟楊樹上生蠓，此不可解。初起楊樹葉生一二滴，殼每葉一枚，久則瘤，內生蟲，蟲日久，穿之出，即蠓也。　蠓吸人血，則不為拄。脫殼續即能過矣。　孑孑蟲之變蠓也，初則尾滑如蝌蚪形，不能自即出水面，遂脫而飛，俗呼為鴛蠓，色黑而有白斑。

婦人腿腫，骨側並而痛，法究經絡，謂婦人有腫骨症候，骨

者不足爲訓乎見女庶明之占而粘背也

騾爲陰陽騎馬與驢交而生騾騾無子也女子陰者騾陰者雖

情性不能生産亦謂之倮其交背不能開也人或云騾偶亦

生子即爲特駒日行千里騾皮益腎功能補益

核兔魚形如鱸魚而大有四足爲小兒形皮色與鱔魚相同

人或云能鳴

河豚魚湖北人食之未作蛇珠河豚腹中白爲西施乳其雄河

豚腹中兩白肉也其味與勒魚白相似但膩而已以爲湯羹

亦別爲藪乳田

鯽魚人或以爲塵魚湖北有名食之者亦足和魚殊諸中亦有佳

說也鯽魚其富黄糟魚好作料亦不詳也一味肥潤而

也

惟若等不可泛論。惟究由情志拂鬱之故,內經所謂不得隱曲者是其病根,故室女寡婦患之,而愆期之女與思想不遂之人亦患之。大約將破時必先抽痛,抽痛時必用橘子核一枚煅灰,用黨參湯調服,此方治乳岩大妙。先刺痛後起[illegible]疼,漸漸皮破,而破破流清黃水,未幾也,百天以後則腥矣。其腥與澡液氣不相遠。而嗅鼻則甚之,甚至隔數房子亦能聞之。往歲我在京診王小山夫人,乃究薛診,其人瘦弱。故王洪緒、陳遠公紙上談兵,視為易易,實則所陳不多也。破之後身上不發斑為要,延至一發斑則立刻[illegible][illegible]夫人者也。此種病近則二三年,遠則[illegible]期。

一方用馬牙齒燒灰可以清核 備而未用

一方用山羊糞燒灰油調搽之可以降臭 用之甚驗

乳岩破後當貼不白膏藥金貼人參太用蜂窩扯開

貼之可以止痛而已

舊猪膀胱一個剪去外圍再剪去半月形像月形之

鐵霜可以襯得到乳下便用帶將剪過沿邊包

好釘三根帶子一條腦膛上縛或如兜肚釘圍

腦的亦可一條肋後一條縛去乳後縛去便可攬

住衣服大襟衣領上既透氣而又不磋磨作痛此法大妙係毅

挖出來的可用之凡生乳癖者均可如法用之

刺究花京城藥肆中皆得賣，賣一文可
以縮一日，連期賣二文即可縮二日，經驗
京中娘究門戶之新嫁娘往往驗者
用之皆驗，究未知其何物也。日下舊聞
內廷[illegible]有之，使中內人讀起，隨時閱之
獨御蓮遷齋京城西華門樓左近有一
家賣之，失記其姓矣，使弟隨時探聽
可也。其名已載綱目拾遺矣。郭[illegible]道程[illegible]至湘中用之教
天地生物之理，即當受人之正氣而[illegible]乎之兩

世須者可以備之者如野果也則生瓜
時寒也則生姜秋天燥燥勝藏寒勝
形是者錦囊可以滑腸者蕎麥可以澀
脾長夏者暑濕者濕濕青蒿藿香
可以驅逐暑氣及瓜紅豆可以滲利積
水能勝其偏氣而出乎土即能平其偏
氣者也此種自然治法平時須息心體
會所謂天地好生之德也

右關為足陽明胃經，系脹胃火旺者，恰好此不如右部脈清而平，其浮躁之火因以身熱胸悶者，宜之花粉青黛，則當用疏降胃火。凡胃熱日久不退，可于清補藥中參用之，此勿使人知之，則多怕宜服花天花粉之可治頭暈之症，而易見其效。

右部脈有數種，其脈神氣大如今本脈所謂者，即李修山右部形如金絲，而毛微者細而頭上微有芒痕，且其脈向微有緩

[illegible]

形如[illegible]之只[illegible]粘牙齒，是其補性也。一種色黃而細者，乃風蘭之細者，亦非石斛也。本草以充霍山石斛者，名而無性，性亦不能補。其次則金釵石斛，色黃而扁，故又呼扁石斛，但能清胃，無補性也。湖南現出者，乃兩種，一曰銅蘭，色黃而多滌；將一種鐵蘭，色青黑，亦出滇；將較黃者更潤而肥，用以治溫大妙。杭州藥以常用之。此物出廣西，以售至杭，[illegible]徒之，與鮮生地同用，實有清

熱救瘉之功大凡熱病俱可用之石
斛之最下者曰川石斛又呼木斛此
木而細硬色老黃且多雜皮醜而清
熱不可也角斛遠甚市人以此用沙炒
粘獄之使角將以充角斛耳毫
無清熱之力一切之則色不黃矣
若在腸中作響聲據陳孔臣說其甚害
此事然予總不信以腸鳴之理例之

則遍六脈以此推者也臨此拘脈者之也

病乃行矣令羊穴餵内有蟲癱吃小錫

一日自過者在錫窠内不能以之去所以病

傳數隻小錫教之原易過命廢其外

醫可以治箕兜搖風也誰知是否脈

者非雄雞也劃其腹則慄慄動者風也

枚頭在下邊也予反悔之此然並見脈在

腸中不遠也乃故洗窠保載產婦指

中往往有生子在旁之洗此鼓換人收歛

传忠公出破使其服在旁予素依說
昨日見狗云三十年我所見五狗
俱以其生如狂犬也狗不過一年一服似
此則一年兩産矣
茺蔚雖有益母之名實非補藥京中天壇
所賣益母膏因或是地氣使然亦可通
藏宜在京中向人家借日下舊聞故
之我欲補書公可日下舊聞有生行
淦來手書予即[illegible]

行氣石上住如糊作

出處者能續之都可以補著生仙幽澗

南挽罷君又兩有白花益母草云為

指也京城三二月向所賣龍須菜者味

甚柳主人云此即益母草苗子也其根

性甚硬茹苦乃快于是又一村之白花

益母草也李邑開花矣不免思其苗

白花夏枯草潤目損遂以為療肝藥

予曾見之或云可治驚風來之藥

錄予

咸事不說馮聽時此等證宜大補元陽到了危急之
際不妨與伊家說明留得命在。才可生病。依我意
見到了此種情形祇有保命之一法惟死生不可
知各有天命在了金鑑傷寒門中有獨參湯
原是大夫本領科內杭人惟一嚴萬三懷得此理者
重用補劑若張聽泉來聯亭等雖有盛名不中
用也嗣後如遇此等證治心可用溫補藥三件出
多日知表實大世數服劑裡虛矣表裏俱
虛再用一切攻伐解散劑（飲證求常用之。）豈速之逃生丹本非藥
宜我生平最不喜此品補生平學李東園第一
變初及在京屬書生白自[illegible]

[illegible]陰虛之華以陰補
見效甚則先清解廿餘日後其形皮日瘦與兩
水兩損傷頸飲之加介兩劑遲回再用大造補
一劑而食愈此亦一法也乃歸存劍增一二又園常則
一劑而身汗者過垂死者醒也乃回陽之方惟懷
抱甫則用大原菜後食所謂淳菜亦可養兩
壺冰汗西酸梅湯也灌後但與以汗東佳參
湯而已此乃甫能自言之也
果係大熱跡元氣虛者先用兩服水調紫雪丹
灌之旋即進參湯亦可秋色用西瓜汁人參
湯調紫雪丹本治老年六十餘歲的中

示兒編一册

十四

示兒編

偶有所得隨手筆之以示兒輩姑先教所記問之學耳俟原[illegible]吾兒能於索解則積少成多由微知著庶幾默識不忘也

此本前半讀經，後半讀醫，均不過隨時記注，而時有未到處，受律診一臘窮，自書其精之首頭編集矣。架上四診抉微，惜已沒于兵燹。吾兒在京時再購一冊寄來，為老頭兒清閒之所厚覺。

吉月、月朔也。詩曰二月初吉。古人以朔望記日，遠於朔望者則回識幾日，每月之中，初八為上弦，廿三為下弦。月每日行十三度有奇，每三十日而一周天，其小盡即積閏之法，每年三百六十六日，去其小盡，積而成閏，每年得十日有奇，故三年一閏，五歲再閏，此即考曆法，以閏月定四時成歲也。鄉黨記吉月必朝服而朝者，即八佾篇告朔之遺意也。

必也正名乎。是時晉納蒯聵而輒拒之，父子之名何在。孔子相舊正，子路以為迂。天下事凡正道無不迂者。然正可定矣，未有名不正而可以為政令者。孔子云政者正也。孔子有正名之說，故後來法律家祖之刑名。

六十四卦大象，皆云君子，觀卦稱先王，泰卦稱后，无若哇愴亦秘竟是、復卦道先王垣、惟剝卦不但于上、可見剝之為道最不利于君子、能不敗也、陀云剝矣、而猶云上以厚下安宅、而見剝剝其民見斥于君子也久矣、曰厚下曰安宅、知上之為上、不可日從事于朘削矣、以象讀作上以厚自、下安宅而、亦通上以厚其剝上一陽也、下安宅其剝下五陰也、剝卦大象詞成艮形、故云安宅、一家之安曰宅、十月之安曰牀、居而安其曰廬、行而安其曰輿、爻象與大象同、剝床以辨、辨足脛肯名也、足至外曰外廬、足之內曰內廬、辨在內外廬之間、此正與以膚一例、醫人未掃衛寶公穀、寶作保、保古通作保、保與寶音相近而字亦通、左傳不及公穀之詳、蓋此必重序云

遂伐三朡俘厥寶玉對寶玉之俘也不獨獲人為俘
无妄无字、即有莣氣字天缺西北曰无易中俱以无
為氣
正月本讀如字即岸正于中之正也左傳元年春王
周正月當書正月上日正月元日俱讀如政自秦始
皇名政後避其同音因讀正月如征今八庚韻因習
正字其實正讀如征玆非古音大戴禮夏小正篇夏
时行政之書也政長、正也故小正猶言小時也虞書
以齊七政小正之為順時行政也專此、
樊遲請學稼在樊遲意中只見得春秋時勢干戈擾
攘民不聊生故為此反本窮源之計耳此即丈人荷
所詆四體不勤五穀不分是也當時如沮溺耦耕之
並此義孔子謂樊遲不自稱圃不足學而但曰吾不

如云云此即所謂大人不親細行也樊遲既出而孔子曰以小人稱之小大者即孟子所謂勞力者也蓋服用情一自上好禮義信而民應之如響即所謂君大人之事也蓋學稼學圃之類必至如許行並耕而食饔飧而治也

執圭朱注以為諸侯命圭也恐未必然諸侯命圭惟朝于天子則用之未必使大夫執以通信也凡諸侯相見則用圭聘問鄰國則使大夫執之如君親也五圭則桓蒲穀信躬命圭外又有通問之圭耳禮記云家不藏圭者此也如係諸侯命圭則大夫穿車不能藏

離麗也麗如日月星辰麗焉之麗詩注鴻則離之則離于罘雉離于羅之類俱作麗字解離或通作羅

月月合而成明字。繫詞註語日往則月來，月往則日來，日月相推而明生焉。大象云明兩作離，明兩作也，謂之日月代明也。日月有明，故云明兩作。月為陰象水，而離卦之明兩作，在陽的道，陰陽不同道，陽也。洪範五行之數，二曰火。火之為物，必有所附麗而後明。如取火於日，而所取之火，必有所燃而後見也。故有有形之火，有無形之火。無形之火，日行天地間也，陽氣也，生氣也。有形之火，附着于物者也，蓋陽之氣也，化熱之氣也。萬物生天地間，非陽氣不生，非火氣不熱。太過則成亢氣，內經所謂亢則害，承乃制也。又云陽生陰長，陽殺陰藏。陽之能生能殺，即火之微甚也。假如哺雞卵，的以微之陽氣照育之，則能成雞；如用熱水泡之，烈火烤之，則雞卵不過可食之物，而不能

成焉矣此天地生物無物不生也故火有陰大陽火其在人也曰君火相火內經云陽明兩陽合明也即爲明兩作離

習坎之坎即盈子盈科之科坎土窪下處土窪下處水聚之水此聚處曰科坎象曰水流而不盈凡水到窪下處隨其流者則無盈滿之患盈子盈科而後進凡水科聚處滿而後溢溢而後流後流矣則無盈處亦無害此皆坎象也

篆文水字巛此即坎卦之象天地之道縱橫如一也篆文火字火此即離卦之象離中二陰相交而後成火故離中虛也離本作离以二氣言則實陽而水陰以一氣言則離陰而坎陽坎為中男離為中女陰中有陽陽中有陰也離中之二即坎世坎中之一即離

也故水中者火火中有水醫家謂之元陰元陽繫詞云一陰一陽之謂道是已

古人名字皆有取義顏夫子名回回古文回象水波瀾也凡水深則有瀾孟子所謂觀水有術必觀其瀾其字子淵者淵水深處也淵古文𣶒川象兩岸也中即水字象流連形文選高唐賦巨濤子回滴顏夫子之父名顏繇繇古文由字由行道也孔子云誰能出不由戶何莫由斯道耶道猶路也故顏夫子之父字子路其稱顏路者去辟仲夫子之同名也子路夫子名由由即繇字也爾雅路道也子路亦字仲由

孔子論直多矣曰人之生也直言人之始生本性也曰斯民也三代之所以直道而行也言人之直道亘古不易者曰直哉史魚邦有道如矢邦無道如矢言其所以為直者至死不變也曰孰謂微生高直言其

其所以為直者出於假借也曰古之愚也直之是者
之病在于太直也曰直而無禮則絞曰好直不好學
其蔽也絞亡其經行直遂之情往往失于切急如君
子有惡辭數而掩其失亦太直耳至與葉公論直一
章尤為至理可以定千古之綱常名教者也論其他
即如葉公述其直躬之事語便急切而夫子之言則
温厚和平中自有一種光明正大之氣使天下之論
直者可覽會而不有完侍候天下之行直者有守經
而亦可通變正與志士仁人無求生以害仁有殺
身以成仁其理一貫卷一靈樞者直也而其中自
有是非百折不回者直也而其中亦有可否
繫辭云夫乾其靜也專其動也直言直為乾之陽德
也乾為陽也然後坤六二爻直方大象傳云六二之

動直以方也，知乾動而直，坤動亦直。文言云：坤至柔而動也剛，剛故直。孟子至大至剛以直養而無害。孟子善讀論語者也。孔子言言必信，行必果，硜硜然小人哉。孟子即云：大人者言不必信，行不必果，惟義所在。凡此類者不勝枚舉，讀者必善於體會。

論語孔子在陳曰：歸歟歸歟，吾黨之小子狂簡，斐然成章，不知所以裁之。又孟子萬章問曰：孔子在陳何思魯之狂士？孟子曰：孔子不得中行而與之，必也狂狷乎！狂者進取，狷者有所不為也。此二章並而事也。孟子盡心篇萬章問曰：孔子在陳曰盍歸乎來，吾黨之士狂簡，進取不忘其初。孟歸乎來者，即歸歟歸歟也。吾黨之士即吾黨之小子也。至此云進取不忘其初，萬章此據又與論語文異矣。及孟子引孔子不得中道而與之，必也狂獧乎！狂女進取猥女有所不爲也則意以狂簡章爲即狂狷章矣孟子云如琴張曾皙牧皮者孔子之所謂狂矣朱注引莊子子桑戶死琴張臨其喪而歌又引檀弓季武子死曾皙倚其門而歌論語仲弓問子桑伯子子曰可也簡朱注引胡氏說以爲即莊周所稱子桑戶注中又引家語伯子不衣冠而處是伯子之簡與琴張曾皙之狂是一流人物蓋皆放浪形骸之外者然所謂不忘其初爲猥者亦所不爲亦正相似若章但云狂簡而孟子因狂及猥狷即猥字誤不得起篇字而篇章所云進取不忘其初又似與論語狂者進取狷者有所不爲句相因矣狷即簡者一數歌柳狂簡二字不可分析疑而朱注以爲狂簡意出而睽乎事則簡即狂矣

論語作於有子曾子之門人故其篇中獨二子稱有子
曾子餘則單稱子某如子路子張之類是也孟子作
於萬章之徒故七篇之末一鄉之善士章下節萬
章曰一鄉皆稱原人焉閩古注疏本作萬子曰近來
刻集注者則俱作萬章曰而不復知有萬子曰矣
土爰稼穡爰字與上四曰字一例爾雅爰訓曰又訓于董
子於此段論五行之性土性能生萬物而以爲物之數而穀
爲長故以稼穡統之爰有曰義爰寓始義也姑于此耳
詩綿之篇曰爰始爰謀爰契我龜曰止曰時築室于茲
爰曰于三字互用即見古人文法之妙
生事之以禮死葬之以禮祭之以禮此孔子告樊遲
者也孟子則以爲曾子之言意者孔子之言而曾子
嘗述之耳依孟子天子不仁一節及子服堯之服一節

文義所論與著謂同一次序而大旨亦相同孟子固
服學孔子而推尊曾子子思也篇中稱曾子之言為最
多
孟子七篇先儒謂孟子自作今讀其書與孔門之書
一例如第一章云未有仁而遺其親者也未有義而
後其君者也即大學未有上好仁而下不好義者也未有
好義其事不終者也同一大意大學經篇而竟
此謂國不以利為利以義為利也即孟子何必曰利
義矣其云老吾老以及人之老幼吾幼以及人之幼
即大學上老老而民興孝上長長而民興弟也其云
國人皆曰賢然後用之國人皆曰可殺然後殺之即
大學民之所好好之民之所惡惡之也大學云此之
謂民之父母孟子則云如此然後可以為民父母也

其云行或使之止或尼之行止非人所能爲也天也即孔子道之將行也歟命也道之將廢也歟命也公伯寮其如命何與臧氏之子焉能使予不遇哉語意合符其云賢諸兒而舒之見孟子問曰伯夷何人曰古聖人也則與冉有問衛君章吾將問之入曰伯夷叔齊何人也曰古之賢人也文氣一例其云君子不怨天不尤人即論語不怨天不尤人也

爲長者折枝枝即肢字古人假借字例也趙邠卿注以折枝爲御今按摩爲長者折枝言身老者按摩四肢也此說最爲有理與爲長者三字一貫與本是不爲也非不能也二句文理亦一貫且與上句挾太山超北海比喻爲一貫若如朱注解作折草木之枝則如松柏之高荊棘之刺容者不能折者詞義不圓

左傳刈蘭而卒刈蘭言其時也夏小正煮梅蓄蘭叢蘭有時知刈蘭亦有時矣

然則從之者於子曰弒父與君亦不從也左傳字家雖而從之此弒君之從者也

禮記人喜則斯陶陶斯咏咏斯猶猶斯舞舞斯愠愠斯戚戚斯歎歎斯擗辟斯踊矣一本有舞斯愠句上則喜愠為對下則舞踊為對於理較優

及其旄倪倪即兒字古倪字从兒从臼兒寬字當从兒也後改兒為倪人遂以兒為兒童字也兒寬兒字本从郳後廢郳為兒又改兒為倪字之變遷也旄即耄字禮八十九十曰旄旄即耄字也古人字少故多叚借今禮記作旄擣釋文本又作旄

論語足兵去兵孟子兵刃或兵兵也皆指兵器言非今兵卒之兵也左傳天生五材誰能去兵夫兵猶火也亦指兵器言古未有以兵為卒伍者故可足亦可去可接亦可滅也

咸丘蒙述孔子曰於斯時也天下殆哉岌岌乎孟子曰此非君子之言曾子述孔子曰喪欲速貧死欲速朽有子曰是非君子之言此之類不曰非夫子之言而曰非君子之言可知當時學者皆崇夫子之至其言之有不甚近理者必曰非君子之言見其心中並不敢認為夫子也夫子聖人也子曰聖人吾不得而見之矣得見君子者斯可矣為聖人者難免為君子

文

他未疑敏展行也詩人既刺莊公不能防閑其母使以為齊侯之子而詩詞必表而出之可見溫柔敦厚之旨矣彼春秋世家書世子生者而莊公之生獨特筆而書之曰子同生即此可知詩與春秋相表裏也猗嗟名兮朱注有目上為名一句以此類推知昌公要字若有所指也昌黎云天庭要豈是髮角佚老注疏而補之

孝有三大孝尊親其次弗辱其下能養不孝有三阿諛曲從陷親不義一也家貧親老不為祿仕二也不娶無子絕先祖祀三也陷親不義即辱也不為祿仕即弗能養也絕先祖祀即能尊親之盡也不孝即孝之反也甚矣孝之大也

者謂鰥寡老而無妻曰鰥老而無夫曰寡鰥一作矜詩所謂不侮矜寡也矜鰥字通鰥魚也魚目不合鰥夫夜不成寐故謂之鰥不敢失于臣妾臣男子也妾女子也左傳男為人臣女為人妾言其賤也而況于士民乎士四民之首也四民士農工商也

荐紳百姓今指衆庶而言書平章百姓詩所謂百官四海依爾雅為九夷八狄七戎六蠻禮記其在東夷北狄西戎南蠻雖大曰子荐夷蠻戎狄之地皆在海濱也禮記推而放諸東海而準推而放諸南海而準推而放諸西海而準推而放諸北海而準寔則即禹貢東漸于海西被于流沙朔南暨聲教訖于四海地形長方西北高而東南下東南皆為海西北皆為流沙流沙平衍水

沙相流之地今沙漢之地也亦謂之旱海東南之地勢窪下故江淮河濟四瀆皆歸此地之尾閭也眾流朝宗于此

孝經甫刑今書之呂刑也呂甫声今國名之不同也呂甫字聲亦相近詩成甫成許成申皆呂地蓋雖太岳之胤

旦日在地上也莫日在茻中也茻从兩艸即今莽字說文有茻部與莽字暮字同部暮本从茻㫰在茻中也今皆為暮字失其本體矣莫又為暮字更失其本來矣論語莫春者本應从茻也

權輿射夏屋渠渠夏屋即殷禮簋豆大房也因祖器房俎夏屋渠渠之文言其狀俎眾多也下向故取之云

每食無餘下章又繼之曰每食四簋權子云見若夏
夏屋者矣曰夏屋則知夏屋不當作大屋矣朱注
云夏大也渠渠深廣貌失考
貽我來牟來小麥也牟通作麰大麥也來通作麳又
通作釐來釐一聲之轉說文來周所受瑞麥也詩貽
我來牟今借為行來之來并此知來字是小麥之名
本字也後人假借為往來字遂不復知來為麥矣依
來字形論从木从从从即麥形也麥字从來[illegible]來
夾麥之一稃二米也惟周詩瑞麥故詩云貽我來牟
帝命率育也小麥因上帝降種故借以為行來字遍
子今夫麰麥麰大麥也麥即小麥也詩貽我來牟三
家詩作釐牟三家詩者齊魯韓也

孟子兩日至至於日至之時夏至也月令謂之長至又謂之南至言日至南陸也千歲之日至冬至也月令謂之短至又謂之北至言日至北陸也長至短至在尚書謂之日永星火日短星昴古秝法惟以夏至故尚書有數歧一而獨係之仲夏後來秝法漸密以冬至起算故孟子云千歲之日至可坐而致也至極也言日至此時而長極短極也詩所謂冬之夜夏之日也

中庸言期月匝一月也謂周一月之久而不能守也

論語言期月周一年也謂十二月云久而已可治也

論語之期本作朞尚書所謂朞三百有六旬有六日易所謂凡三百有六十當朞之日也中庸期之者期

亦一年也論語期已久矣期可已矣俱卽朞字也今詩三百十一篇其次序與左傳吳季札觀樂相同雖其篇次章句不可考證似非孔子刪之至三百者太史公以為古詩三千首孔子刪之為三百十一篇朱子宗其說以為古詩不存者如貍首祈招之類又云有篇刪其章者如唐棣之華四句有章刪其句者如巧笑倩兮三句是也其實孔子既自云蓋有不知而作之者我無是也則豈不刪詩之說為正論語一則曰詩三百再則曰誦詩三百豈有聖人既刪詩而猶自強言其成數之理乎如詩三百為孔子既刪之詩則豈禮儀三百亦為孔子既刪之禮矣舉彼例此不待辯而知甚謬詩果刪矣則何以三百十一篇中又有

筆談之有醫意詢者耶孔子何不并刪其篇目乎內經云、望而知之謂之神、神者、神明不測也、以醫者之精神、測病者之精神、神而明之、望而知之、其中自有莫之能遁者、然醫者之精神、必平日豫知養生之道、與人治病時、尤不以貧富榮賤動其中、故得神者清、失神者昏、若病者之精神、必隨事觀察其變化之情、既纖悉病時、不難以虛實寒熱辨其證、故得神者生、失神者死、何以言望診必先求醫者之精神也、蓋精神之道、如影隨形、鏡必先自明、而後屢照不疲、水必先自清、而後澄澈不亂、其知養生者、平日必能寧精含神、既又能息心靜氣、不趨炎附勢、則遇富貴無所矜持、不貪利避名、則遇貧賤不生懷忽、其存於中者，如懸鏡，如止水，則凡物之妍媸美惡，皆不至於朦混矣。今之業岐黃者，或嗜酒，或吸烟，或偕以逸斜，或祗以炫名，心術奇衰，志氣昏昧，其既從也，又復一知半解，茫無頭緒，詳不自虛為實，視熱為寒矣，故望診非神明於醫者不能道也。今將望診所宜者，列於後。

一、望診必先望氣，望氣者，看病家之氣有病人之氣，何謂病家之氣，入其室，如烟如霧，陰氣逼人，燈光不明，內外上下，張皇失措，舉止不順，其病雖輕亦重，如遇時感，勢必傳染，此氣之有盛衰也。至若病人之氣，一望而知，氣盛者多壯實，其病雖久雖危，亦可治。氣衰者多怯弱，其病雖暫雖輕，亦不易治，而且寒則有冷氣，暑則有熱氣，濕則有晦滯之氣，火則有躁

三

稜之氣；貧賤困苦，多勞精氣；富厚豪華，多驕縱氣。此其形氣，不必醫者知之，凡閱歷久者皆能一望而知也。而醫者尤要身假如此，性之病，其神氣即隨所論而見，以諸之病，其神氣即隨所感而發。大約氣有餘者多熱多實，氣不足者多虛多寒，氣之所在，神色即因而著之。　一、内經言望而知之，不言視而知之，望遠而視近。望遠而視近，首病人五官眼前一望而瞭然者，有胃五面病齒，一望而了然者，其中自有難言之物。假如病在頭目，則病人上部必有可觀形；病在胸腹，則病人中部必有攣擊形；病在腿足，則病人下部必有趦趄形。此其最為明者也。病溫者頭必如裹，身必難動；病風者肢體多不仁，肌膚多不澤；病寒者，齒如粟粒、肺如索急、病火者、多目赤、唇焦、聲音躁疾、病燥者、必毛悴、唇裂、顏色乾燥、病暑者必氣粗、息賁、神志昏、諸感於邪者、雖有陽邪陰邪之分、而見於象者、亦有假象真象之別、然同一濕也、然辨濕熱寒濕、同一暑也、然分陽暑陰暑、同一風邪、而或專為外風、或兼有內風、同一寒邪、而或專為感寒、或竟為中寒、同一火證也、有因火而傷陰者、有因陰虛而生火者、同一燥證也、有因燥而燥液者、有因液枯而致燥者、此其為標為本、隨診望而可定者也、既已望矣、再須仔細察之、詳悉辨之、庶幾十不失一矣、至於內傷之病、亦必有流露於外者、如頭面部位、可以測人臟腑之疾、其中自有一定形證也、面青者多肝病、面白者多肺病、面黃者多脾病、面赤者多心病、面黑者多腎病、 IX

此皆五臟本色，然亦有克害刑之之異，假如婦失[illegible]動者，筋縱而面青，憂思憔悴者，眉偏而額黑，好色者容顏光澤，而目色精彩，嗜酒者，肌膚腴潤，而氣多粗急，富貴者，有餘於外，不足於中，往往唇紅顴赤，而多痼疾，貧苦者，既勞其形，復困其志，往往形消肉瘦，而成羸病，愛賭博者，目常瞪視，胸膈如貼，贏則臟青，輸則臟黑，其面色常不光澤，好吸烟者，睛如水盈，肩背若縈迴，飲則精神來，失飲則精神衰，其氣息常不充足，此又人事之變遷，隨地隨時，各有不同，非閱歷深積者，不能相喻也，故凡精於醫者，未有不神明於相法也。

望氣之後，莫先於望色，色有明晦深淺之異，大約明亮者多吉，晦滯者多凶，深厚者多真，淺露者多假，必先知其人之本色，而後可辨其人之病色，本色如畫之粉，病色如畫之加飾。人面不同，而白者居多，黃次之，黑又次之，赤者絶少，青者間或有之。即以黃白而論，南人多白，北人多黃；少年多白，老年多黃；富者多白，貧者多黃；澤居多白，山居多黃；貴業多白，賤業多黃，而他色可類推矣。如素不輕舉動作者面白矣，而失血者面白不澤，蓄水者面白如浸素。人善飲頭善著者面紫赤矣，而嗜酒者面赤肉浮，風痳者面赤。賣剝執殘役者面多黧黑矣，而嗽瘀者面黑。嗜癮者亦然，面黑。辛勞勞瘁者面多萎黃矣，而蓄癖者面黃。樸勤者亦面黃，多怒鬱壽者面多青赤矣，而恐懼者面青，鬱悶者亦面青。此必辨其為深為淺，而後可決之也。又如同一顴紅也，有胃熱者，有腎熱者，戴陽者，有各陽者，有女子行經初兆者，有小兒斑疹乍

熱者因一鼻赤也有肺瘋者有胃瘋者有酒病者有
風病者有因面色黧黑而後成者有因痺氣觸腦而
後是者藉非明辨之孰審之則亦茫然而莫之知矣
故望不難難於望而知之耳 望色之後次望其毛
髮髮血之餘也皮毛肺之榮也氣血充實者毛髮必
光潤氣血衰弱者毛髮必枯槁人之生氣有一分則
毛髮亦有一分故雖極重病人其髮若日不長而遍
身毫毛亦可以榮悴而分其虛實耳髮爲血餘血生
於肝肝旺者其髮黑而密肝和者其髮青而柔雅
人髮際高根淺而長俗人髮際低莖粗而短用心
者髮多丫枝而細脆勞力者髮必粗壯而濁膩髮卷
曲者多燥病髮脫落者多痼疾髮早白者血必衰髮

初藥者氣不足肝氣鬱髮必直豎心火甚灼髮可棠板女子新婚或難產髮必焦黃而生新小兒痘瘡或病勞髮黃脫根而萎葉大汗亡陽垂危者髮如油潤失血傷陰髮稀者髮如絲柔髮吃如此毛可數推毛孔粟起身似戰慄是寒也毛脫氣根膏如麻布是燥也面毛茸茸環口青如有髭者必成瘀癆眉毛眉遍身刺如有針者多痛頑風老年病甚死生髮潤髮枯為敗驗垂腹體分春天盧寬皮急不費蓋室女即是腳帶月事不調小兒髮際光油膩中痞積氣鼓而面色鮮明非痰飲即多酒癖不勞而形容憔悴非毒福必有隱憂凡若此者無非以氣血之盛衰定之也

毛髮之後則望其五官五官第一曰目目有光為有神目無光為無神此人所易知也陽病者戴眼

陰病者喜瞑，惡日惡火者多熱；喜明喜熱者多寒。目霧赤無光者多燥；眼多流淚者多悲；頭目不清，眼必昏昏欲睡，鼻鼾如夢，神且奄奄欲絕。目暗視者非顛即狂，其中亦多詐病。詐病者，以我久視之，而目逃矣。目瞳神上眩者，不死亦厥，其中非無感證。感證者，使人厥噎之而神回矣。他如目直視者、目上瞻者、目轉睛者、目無精者，皆在危險之候，固又不待煩言者也。●

五官第二曰耳。耳司聽，為腎竅，神存則聲入心通神，此則耳聾不明。大約喜靜者多陰病，喜躁煩者多陽病。外感邪閉者耳聾，內傷精脫者亦耳聾。風邪上乘者耳鳴，經邪下襲者亦耳鳴，輕則明，而重反聵聵。神氣之若存若亡，遠者聞而近者昏昏，魂魄之散離者昏至

若察耳輪之厚薄可以覘腎藏之堅脆望窺觀耳垂之長短可以驗壽數之修遠夭折則秋淺之易事也

五官第三曰鼻鼻為肺竅呼吸通焉人身之至中至正者也鼻準可以覘人之壽夭鼻梁可以驗人之窮通此猶淺之淺者也鼻梁崩壞其人必肺虛鼻準紫黑其人必胃敗鼻頞青者多寒多熱鼻孔黑者多火多危鼻常煽動喘生而療如風假鼻若鼾鳴鼻聲而肺失元樞鼻癰鼻瘡固由肺氣之不清而腦門不固者十常八九鼻淵鼻衄鼻痔觸風熱之上蒸而蟲蝕髓虛者十之二三鼻齆初由府積久則六府膠滯鼻塞常屬風邪中氣之憊心肺主呼息之出入氣之寒熱尤其可靜驗者也自此而外厥惟口舌口胃之竅也舌心之苗也口以

味辨。舌舌賭知口燥多熱，此亦胃格陽，以喜飲不喜飲分之。舌白多寒，此亦為胃氣，以知味不知味明之。撮口者多風，弄舌者屬熱，口燥烈而舌反滋潤，明屬假熱之形。口歪斜而舌不轉動，必是外風之襲。唇瞤多屬胃虛胃熱，燥渴亦然。蓋此唇枯皆由胃熱，唇虛津枯者，未嘗見之。張口而睡，醒必燥渴，不可因此而議為火。挪推之唇，其齒齦者常復此也。舌卷而短，語必昏譫，不可因此而別其陽脫。若舌囊縮陽萎者，尤難治也。至於環口之色，青白屬寒，黄黑屬熱。傷寒之證易辨，雜證之象無窮。舌苔一層，尤有本人捫久病之色，然舌白多痰，舌赤多火，舌黄膩多烟酒之因。舌灰黑多辛酸之染。其人陰虛者，舌常脱液，其人肝膽者舌常出青。小兒舌本白滑，中有氣積，出積者時黑灰黃。女子舌常薄白，平日喜烟喜茶者間有青，蓋此先安行不測之常情，不能以一定論之者耗，醫者神而測之耳。○一病人垂危汗出如油，按其鼻尖冷者不治，顴冷者立死。○病人印堂明亮者雖危可治，如晦闇者不治，初起之病兒之亦宜小心。○一凡一家之中，其父母有病，但看其子若孩面上有氣晦滯之色，若其小輩先有面色晦滯者必不吉。○目直視者、眼視者多不治，醫者以目視病人，其人避視者非祟病即詐病。病人卧向陰，目常斜視者主有祟。○鼻冲如烟煤者死。○齒燥如枯骨，牙床肉乾燥者死。喘出青筋動者死。○戴眼轉睛者死。○耳輪其枯死○舌赤如塗硃如霞及上浮者死，豆滲者有救。陽，證可以溫補回陽，間有得生者○外感證舌黃如精肝紫者必死，先陰補其真陰，患有過七日十四日斷有生機者○患外感證舌白如粉者必凶，或舌上白苔忽然如皮脫落一層者必死○病人舌燥，其舌尖縮進中有縫者死○視病人當先察面貌之外莫如視其手，大約枕葉細者其手必柔，必柔潤；枕葉粗者其手必硬，必粗糙，爪甲色紅而韌，壽夭詳見內經○小兒眉心青者多驚，必有抽搐，眼丹內有青絲或紫脈者主有蟲，印堂光亮如油皮，面有書劉起如微陽乾巴者，腹有痞積，肚必大○婦女眉心不明亮者主月事不調，寡婦見此其人面色如水浸者多病

攸

童年女子面色常紅者主月事將行顴若塗朱如炊
焙者先天不足常常勞瘵其人先有足軟者可以補
陰液々液含六多不壽○童年子女常有口涎自流
者為胃津不下行滋潤常成癲癇病往々廿卅身必
童子者主暴亡○目有光則有威氣威光者其人必
懼內○目常下視者多憂疾視人常睨睨者多傲慢
○與人言語時其目睛不相屬者其言必多代寡主
多詭計○與人言語時其目睛忽轉或閉目瞑睛自
轉而頭向上昂者多詐多謀其性常陰險○目陷視
此轉而欲彼復覷視睨者主有所欲○睛突常若有
所思者內傷憂多情志惑外感憂々多胸腹痛其病垂
久者胸必滿悶○目睛突者其人躁急多暴怒或

血或於死。鼻乾者常夜不成寐。耳聾聲音亮而語言必重者屬實，耳聾聲音低而語言自輕者屬熱。耳聾人言聲若蚊，聞細小聲自言能聞，此是虛證，或由驚恐傷腎所致。鼻內通心肺，鼻破缺維者其人必貪。鼻梁上有傷紋者其人多憂。鼻息不通利，視其鼻梁帶不能合者主肺氣虛，肺痛在鼻梁作痛，腎痛在心。或胃熱上衝在鼻梁崩壞，鼻梁横閒在腦，腦漿不出，其人多用心，甚則成瘜肉，聲如甕中出，主不壽。頻嚏鼻衄者多腦熱，久則腎必虛寒。鼻洞其下半身或潰，鼻梁常冷，冷長而用溫下藥如麻黃，凡滋腎丸之類服之而已。鬚髮以下而鬢及眉必然汗斑作青色者，其人肝葉甚盛，鼻則死。少年心不

靜思欲不遂者面多粉刺亦有得之稟氣者。 廿

人之真氣所在其義有三上者所以受於天以通呼吸者也其治在肺經曰膻中爲氣海是也中者生於水穀以養營衛者也其治在脾胃經曰脾胃爲水穀氣血之海也下者氣化於精藏于命門乃三焦之根本其治在腎經曰腎間爲氣海是也氣聚則生氣散則死氣平則和氣偏則病

先天因氣以化形陽生陰也後天因形以化氣陰生陽也陰陽二氣最不可偏偏平則氣和而生物偏則氣乖而殺物

人之大寶只此一息真陽先天之生我者由此而受後天之我生者由此而栽

實熱爲病者十中不過二三四五虛火爲病者十中常見六七

實熱在火之盛元氣未衰所傷故可以苦寒折之也
虛熱者即出于元虛過用則必傷元氣上虛火乃真陰
之虧也苦寒傷胃之品所能填補則況寒之性純
無生意非惟不能補陰抑且善戕真陽
經曰五藏主藏精者也不可傷傷則失守而陰虛陰虛則無
氣無氣則死矣又曰腎者主水受五藏六府之精而藏之
是五藏之精總皆藏于腎也腎者精室是為命門
乃天之所依即真陰所居也精藏于此精即真陰之水
也氣化于此氣即真陰中之火也
命門為元氣之根為水火之宅五藏之陰氣非此不能滋五藏
之陽氣非此不能發實先天真一之氣藏于坎中自下而上与

後天胃氣相接，此生生之本也。

火之有餘，由水之不足也，故不瀉火，只補水以配火，壯水之主以

制陽光。火之不足，因見水之有餘也，亦不必瀉水，就于水中補火，

益火之原，以消陰翳。

肺為氣之主，腎為氣之本，凡氣從臍下逆奔而上者，此腎氣

虛不能納氣歸元也。

五藏所藏無非精與氣，夫精為陰，人之水也；氣為陽，人之火也。

水火得其正則為精為氣，水火失其和則為熱為寒，此因偏

損所以有偏勝，故水中不可無火，無火則陰勝而寒

病生；火中不可無水，無水則陽勝而熱病起。故水虧者

陰虛也，只宜大補真陰，切不可再伐陽氣；火虛者陽虛

也亦宜大補元陽不可專傷陰氣凡治虛之要如陰虛多熱者最嫌辛燥恐助陽邪也尤忌苦寒恐伐生氣也惟喜純甘壯水之劑補陰以配陽則虛火自降矣陽虛多寒者最忌凉潤恐助陰邪也尤忌辛散恐傷陰氣也亦宜甘溫益火之品補陽以配陰則虛寒自化矣若以氣虛者宜補其上精虛者宜補其下陽虛者宜補而兼暖陰虛者宜補而兼清此陰陽之治也其有氣因精而虛者自當補精以化氣精因氣而虛者自當補氣以生精又如陽失陰而離者非補陰何以收散亡之氣水失火而敗者非補火何以蘇垂絕之陰此又陰陽相濟之妙用也故善補陽者必于陰中求陽則陽得陰助而生化無窮善補陰

者也。于陽中求陰，則陰得陽升而泉源不竭。蓋以精氣分陰陽，則陰陽不可離；以寒熱分陰陽，則陰陽不可混。此又陰陽邪正之離合也。

陰虛者，水虧也。有陰中之水虛，則病在精血；又有陰中之火虛，則病在神氣。

人之元氣，本乎中和，太過則熱，不及則寒。寒固能病，熱亦能病。

虛損之微者，真火尚存，服寒涼猶不覺其害；虛損之甚者，真火漸衰，服寒涼則日形其敗。

人之病痰火十居八九，老人不宜速降其火，虛人不宜盡去其火痰，須固元氣爲本。

先天水火來源，同實火以水為主，水潤火為原，故取之陰在火中求水，其精不竭；取之陽在水中尋火，其明不熄。

男子多用氣，故氣常不足；女子多用血，故血常不足。故男子病多在氣，女子病多在血分。

治寒以熱，寒之而熱者取之陰；治熱以寒，熱之而寒者取之陽。此根於其所屬也。人知以寒治熱，而不知熱之不衰者，由乎真水之不足也，故取之陰，在能以益腎水，水之不足而制心火之有餘也。人知以熱治寒，而不知寒之不衰者，由乎真火之不足也，故取之陽，在能以益心火，火之不足而伏勝腎水之有餘也。此其所以在二者水火之不足而求之於所屬。

氣脊久病，中氣傷，不宜剋伐，宜補益中氣，佐舒脊行血

111

之品。血虛甚則氣將脫而南

失血後大熱大渴煩躁，症似白虎，惟脈浮虛不實為異

耳。誤用涼劑必死，當歸補血湯主之。

血不歸原，責之胃陽。涼藥屢用不效，用炙甘草、炮薑等

藥引血歸元。如凡鼻衄、齒衄、唇裂不止，腿脚酸軟

者，用虎潛丸、滋腎丸導之下行立已。

故血虛者必求之于陰，血無陰不降，虛則上逆，當斂而抑之。故氣

虛者必求之于陽，氣無陽不升，虛則下陷，當溫而舉之。

腎主閉藏，肝主疏泄。腎之陰虛則精不藏，肝之陽虛則

氣不固。

身衛外之陽為固，太陽衛身之背，陽明衛身之前，少陽衛身之兩傍。

手之三陽從手走頭，足之三陽從頭走足，足之三陰從足走胸，手之三陰從胸走手。

天下之氣逆流，水入身而倒上，上為痰。故善治痰者不治痰而治氣，氣順則一身之津液隨氣而順矣。陽虛之痰生于腎，腎虛則氣自旺，氣旺則痰自清。此治虛治本之法也。陰虛之痰生于火，火降則氣自清，氣清則痰自已。此治痰治標之法也。

汗多亡陽，下多亡陰，此古語也。然汗乃一身之津液，腠理開泄之後，其津液亦因而枯涸，此時有用溫熱，如暑雨天圍火爐矣。下在胃中之飲食水穀不化之後，其飲食亦從而洩，此時有用藥腹出，臟月夫遇冰雪矣。故止汗必治中，斂陽使氣自能收藏，止下亦陽

中國陰陽氣所以應化

地氣上為雲天氣下為雨雨出地氣雲出天氣此即天

地氣交之候故陽盛則亢旱而露雲不雨陰盛

則霧露霖雨不雨不晴人亦應之因內因無時晦夜風

精氣至時有汗出如巫山雲雨也其亦精氣

大概內外皆有汗經所謂陽之汗以天地之雨名之

也此內外病不慎即成風風勞經曰入房汗出當

風名曰內風此其證也然病者治此初起即宜補

中益氣緩服表藥有久被成癆損

中思蟲遊腦人以為昏睡之證不知寔是腦門受征往
精甚且夢中腦將來甚不得腦地以為可腦而
腦之不料其在臥榻地此病多起於勞積心思
或讀書時先生打頭或學業時呼傳嚇唬罵甚
也人家使女其主母醉癖者往往當著二病醉後
鼓扑人甚至遂腦如鼓兒此證者莫而於是
伊諸此之由家君信先為著洗藥者天生為
丸不服可治此病此亦是誰全功

病之方要當以形氣血積其要不外臟腑一曰先
天二曰後天由[illegible]亦得之父母生身時其別
有經絡臟腑[illegible]其[illegible]再[illegible]三陰三陽[illegible]
一在當其時成三四兩方之說載十二經脈是[illegible]
出膚不得其正[illegible]仍[illegible]一經[illegible]
思野在[illegible]

取名蟲類者皆不易治

蟮拱頭　如蟮魚之易穿穴東西生孔三五相連既閉復潰

鼠瘻　一云食鼠饞食則生形如鼠伏俗呼癧串為鼠瘡

蟭螂蛀　生指間多患於小兒指節忽然白腫微癢不疼漸漸粗肥成流注死

螻蛄串　生臂間初起如癧久則漫延氣息臭如螻蛄

鼠痔　痔之別種形如鼠奶或通呼痔為偷蓋老鼠

田螺泡　生腳上破後臭穢但流清水臭不可近手上亦生治之得法須半年

黃鰍癰　生腿肚上自上及下俗呼鯉魚笑子

魚口 少腹之下旁胯骨之上橫一合一開如魚之口以其難收斂也

蛇串 即纏腰火丹也如蛇圍腰間有頭尾痛如火燎有寃孽證治法畫龍虎符

纏腰火丹醫法

此證一名蛇串，有頭有尾，在腰間。見其初起時，即用符禁法可免纏繫。其法於看見病人後，勿與說明，用清水磨濃墨，取爛頭筆離墨。離墨時凝神息氣，向各時主方，春東夏南秋西冬北，吸生氣一口，呵於筆上，向病人患處緊從頭起好肉上橫畫一龍字，須一筆落，不可間斷。龍字尾尖即帶至患處末梢，略離開，向好肉上畫一虎字，其虎字尾即隨筆帶與龍字相交，則不致兩頭鬥攏矣。令病人先揭起衣服，並撬起病一邊臂膀，以便畫符，不令先知，并不令旁

人見其龍字虎字隨手帶艸撩寫不必明白但不可斷故落筆時須輕漸漸加重則一筆可以寫完

流而忘返曰悠々、遠而不可及、亦曰悠々、待白悠々、我心悠々、又曰悠々、我思均卽憂心

也。

武成書序、武王伐殷、往伐歸獸、云々、孟子言武王之伐殷也、革車三百兩、虎賁三千

人、據書序、此當是武成文、今孟子所引之武成、不可復親矣、執書而論、必非今之

武成也、

周書時訓解、季冬命漁師始漁、天子親往射魚、射射魚未嘗無其事、易井谷射

鮒、々亦魚類也、公羊傳云、百金之魚公張之、張訓為張弓扶矢之張、亦通

鞠乃菊之本字、鞠菊皆菊之借字、菊卽大菊、此處不知何物[illegible]未填麥也、鞠蹋鞠也、蹴鞠以草為

之、故字从草、所謂捥草為鞠也、鞠一名毬子、合草而包裹之、綴以毛、可以蹴蹋

者也、蹴鞠必曲身、故論語云、鞠躬如也、菊花不落、形如毬子、故借鞠為蘜、剖

黃、故鞠衣為黃桑服、蘜剖皃為黃暑也、鞠黃、麴蘖亦黃、[illegible]謂之麴塵、麴

曲也、取麥鬱而曲之、則成蘜蘖、此卽曲之作麴之曲也、菊花本有兩種、

一艾本大小菊也、卽今九月五月所開、菊花不止一色也、一菩本小菊也、卽

秋華菊、其花雖黃白色、味甘、可茹、菊草本也、亦黃蔓生、每近牆、則乃蔓而生矣、亦近以蘜為治牆、當是治牆之誤、

大衍之數五十有五今本落五字其用四十有九此易系辭原文即上天地之數也用四十有九乃即六虛義

日生于東没于西地形東西為經也南北在日之橫運故南北為緯說文暨為日頗見亦是此義極南極北之地日不能全見也地形西北高東南下南亦海也北亦際少故曰暨

蚩尤惰猾作亂延及于平民見于呂刑昔者黃帝伐涿鹿而禽蚩尤見於國策星名有蚩尤旗則蚩尤之造兵于傳有之

治兵即祠兵也祠治古通字音同假借也授兵于廟即祠兵于廟之義祭而授

之也兵指兵器非兵卒也古傳君能為材誰能去兵論語去兵足兵並不
專兵均係指兵器而言

元氣初分之時，先有金而後有易，非重濁下凝為地，則氣之輕薄清亦不上浮也，
此混沌初開一定之理，用之以太極本之無極，倚此象也，歸藏易之所以首坤，
連山易之所以首艮，均是此義，金所以先易也，
造字者于其文從彡會意，及象形者，皆以三而止，即如參之從厶從彡是也，乃即
三生萬物義，
冓，即今結構字，從冓象屋造屋而起，詩中冓之言，亦是此義，
數始于一，終于十，而一為數所起，十為數所歸，俱不足以言數，故參兩之數，
不數一而數三，猶九章算之不以十為數也，一為零數之極，十為總數

之変、此即數之終之始之之義、數中所以寓理也、參天兩地之數、而曰備、

即是此義、備著也、備著于天地而後起數也、

堂後曰北堂詩言樹之背昌良樊背之北堂也

詩宴爾新婚、如兄如弟、是之爲行義也、使天之殊、篤而親之詞、

不盡信書、不如于子孟子也、子貢曰紂之不善不如是之甚也、蓋有感于書

文而言然耳、共言天下之惡皆歸焉、即書所謂爲天下逋逃主萃淵

藪、乃下流之一證、

造舟爲天子之舟名、臣因文王冊制之役、故以名之、當日文王爲世子、如何有天子之

舟、此如辟廱靈臺文王作之、而後來推爲王業者、遂以爲天子之制、亦如天子造

舟、周之定制、詩造舟、周之始制、

未濟小狐汔濟狐象曲曲蹻車作樣蹻即曲禮之樣馬也

投壺譜奏貍首間若一則貍首是可歌之詩樂記左射貍首右射騶虞則貍首又可射之詩禮記且不同其說騶虞采蘩采蘋詩在二南貍首既佚而曾孫侯氏詩辭類似小雅文與南詩迥然不同矣依禮記文凡雅八篇可歌而白駒亦在内知貍首本雅詩而逸之耳其詞亦出入吉日車攻篇也

不榮而實曰秀此亦正文然苗而不秀者秀而不實之秀實不吐華曰秀生民詩實發實秀是也爾正言其不榮乃言其不華[華]敷榮也

貍首之班然木之中心文似之也執女手之卷然言其滑澤耳不於登木之歌求其象而反從今時之字強生注解讀女手為汝手以為時令之證然則男女及時而會亦可妄證矣不知仁氏何所取爾

說文蠡蝗也从䖵彖聲彖古文終字螺蠡或从虫累聲是螺為蠡之或體字也

實有富義，故果實、穀實字得叚之。易翩〻不富，皆失實也。富與實相因，是其

一證

北音於平聲不甚明晰，狀南音於入聲甚不甚明晰也。蓋施舍之施字為發語詞，庚心之時之始，尹心卜他兩已字，亦是語詞，聲讀來之相近，亦職是故。古音於支灰韋相通也。

巽為風為木，木能生火，其卑伸如此。再與離合，故為烹飪，鼎所以變物者也。卦止火在風上，而以鼎為名之，此其象之象也，與水風井之象俱可意會耳。易以風火為家人，象曰風自火出，乃由內達外之象也。而鼎卦微異，鼎之火在木上，是已然之火也。家人二爻无攸遂，在中饋，饋即鼎烹義，與鼎之有實，寡通也。畫以鼎卦使象鼎形，係辭所謂見乃謂之象也。鼎六爻所言顛趾、有實、耳革，及耳與鉉，俱以卦之上下比例鼎之上下，此義人〻知之，而書以鼎字，亦象鼎形，此

義惟明之六書者可以語之。

閏月王居門中，此即古王居明堂禮也。明堂十二室，孟月左个，中月太廟，季月右个，中央土令居太廟太室，閏在何月，則居其月之明堂，而闔門左扉，正月則出。根據禮之居，閏月則立于其中，不出也，視朔告廟，則在祖廟耳。

以四方言，則中央為土，東南西北，分木火金水；以四時言，則中央屬土，春夏秋冬分木火金水。究之五行非土不成，故十二月中，以辰戌丑未四季月分屬土令，各五十八日，合七十二日，與木火金水同直，而周期之數也。月令紀於夏後秋前者，以一年之中也。

土雖能克水，而水非土不隄，江漢朝宗於海，即禮所謂水歸其壑也。易以艮位東北，云萬物成始成終，亦分坤土者也。

五行相克，據其用而言，若其本體，則未嘗不相生，而并不見其所謂生。說見五行大義。生之之根易生，生也易即克也。

五行在土中是其本然中央土在四時之中是其當然夏秋之交乃土之正令
未月乃在四維之中是其不期然而然此坤之所以貞于未也
央如夜未央中央如宛在水中央言一歲四時之中不但夏秋之交為中央即年
薁。蘡薁。說文毛傳 蘡薁燕薁 詩傳詩疏本草圖經 燕薁蘡舌也 廣疋 薁
實如龍眼。色黑。齊民要術引詩疏 蔓生。其本連藤 詩疏 其味甘微
酸。可以釀酒。本草 蘡似兜纓絡累累之相生。木果曰櫻桃。此言蘡字義
櫻桃亦纍纍之相生與蘡薁相似 藤本曰蒲萄 蘡薁與蒲萄異名同形 山蒲萄
野葡萄 山蒲萄一名野葡萄葡即蘡薁 蘡似燕薁 葛藟 此辨薁之相類
爾疋山藟本州謂之千歲藟 秦宓之山中蘡(?)白華。罝實。擇如蘡薁
州宮薁之異類也見中山經 文 郭注子滑澤
也。說文引詩異文稀詩說也 爾疋釋草 藿山韭 六月食鬱及藿。藿山韭

義惟明之者可以語之。

閏月王居門中，此即古王居明堂禮也。明堂十二室，孟月左个，中月太廟，季月右个，中央土令居太廟太室。閏在何月，則居其月之明堂，而闔門左扉。正月則出，謂披閏之居。閏月則立于其中，不出也。視朔告廟則在祖廟耳。

以四方言，則中央為土，東南西北，分木火金水。以四時言，則中央屬土，春夏秋冬分木火金水。究之五行非土不成，故十二月中以辰戌丑未四季月分屬土令，各五十八日，合七十二日，為木火金水同直之周期之數也。月令紀於夏後秋前者，以一年之中也。

土雖能克水，而水非土不盈，江漢朝宗於海，而禮所謂水歸其壑也。易以艮位東北，言萬物成始成終，亦分坤土者也。

五行相克，據其用而言，若其本體，則未嘗不相生，而并不見其所以相生。說見五行大義。生之之理，易生生也，易即克也。

五行在土中是其本然，中央土在四時之中是其當然，夏秋之令乃土之正令

未月乃在四維之中，是其不期然而然，此坤之所以貞于未也。

央如夜未央，未央中央，如宛在水中央，言一歲四時之中，不但夏秋之交為中央，即冬

春之交、春夏之交、秋冬之交亦是。

薁，既有山葡萄、野葡萄之名，則其形似蒲桃矣。時珍于蒲桃下云：神農本

草已有葡萄，則漢前隴西舊有，但未入關耳。陶宏景曰：葡萄不植淮南，

亦如橘之變于河北也。人說葡萄即是蘡薁，恐亦如由枳之為橘耳。此

則蒲萄之即蘡薁之亦可相證矣。別錄云：蒲萄生隴西，蘇頌亦云蒲萄

其根莖中空相通，江東出一種實細而酸者，名蘡薁子，據此則蘡薁即當

蒲萄矣

自朝至于日中昃不遑暇食鄭注說有此事內則惟孺子食無時論語亟飯三飯四飯亦主食時言漢儒師說固有此事

旅旨同字之義膂古文旅膂即人脊村膂本從呂象脊骨形

左傳為魯大夫魯字从旅故古文可象之也今魯字安得有古文

亦足唐棣移常棣棣是兩物為二論語唐棣之華與毛詩常棣之華字句雖同無必非一篇之詩據左傳言召穆公思周德之不類云云則論語所云豈不爾思室是遠而者詞氣亦不同并為字以篇刪其章疑之也

北斗七星與五緯星截然不同熒惑太白諸星是謂五緯各主一天所謂緯天星也天有九重五星為五緯即金水木水火土星也加以日月是為七政日月亦各居一天此非北斗也七星也北斗七星自有主五行者亦自有主五教者

易有太極即元之大一也周子始有無極而太極之說學人疑其添設無極在太極前者

或有之老子所謂元之又元也

退朝曰燕居退燕曰閒居二者有別

執圭、君之圭、言持君所授圭也、朱注以爲命圭、乃諸侯受封之圭、豈人臣執以行禮者

歟、朱子儀禮通解不誤、鄉黨註未及追改故云、

說文大即今人字本文篆文爲大象人形所謂天大地大人亦大也經典太極太始太

一太素等書俱從大不從太大讀爲太而已太之訓滑乃即汰之本字

豫錯小畜、小畜四之五即成大有、大有五爻曰、厥孚交如威如、朋友相孚也、豫四與大有

旁通、故云大有得、小畜有兌象、兌爲朋友講習、豫與小畜旁通、故云朋盍簪、

史記平原君傳楚爲蚍蜎簪韓詩外傳有婦人哭甚哀孔子使問之曰向者刈蓍

薪而亡吾蓍簪吾是以哀也非喪亡簪也蓋不忘故也據此則簪字之來已古

地形圓長，東西為經，南北為緯。東為海，南亦為海，禹貢入于南海是。西為流沙，北亦為流沙，漢書朔方多沙漠是。流沙即旱海，一名瀚海，非盡水者耳，故通謂之四海。地球四面環海也。

月令孟春不可以稱兵，夏正也，建寅之月也。春秋莊公八年甲午治兵，周正也，上承春王正月文，建子之月也。

奉席本無首尾，橫奉而方々之則如有首尾，右昂如有首，右低如有尾。此漢儒禮解衡字不言何喻。

食譫始素事學家言，朱子偶不及檢，遂以後世之釋前代禮。

不時不食，集注據王制文也。然王制但言五穀不時，不時如月令所云天下乃以雛嘗黍季，乃以彘嘗麥，皆有時食也。朱子說為不熟，不熟之五穀，即孟子所謂五穀不熟不如荑稗，雖熟食之者何為食之。

不得其醬如魚膾芥醬麋腥醢醬內則明之有之論語意原之說恐尚未允
不撤薑食如係偈然撤之則何必記
瓜祭上環明之見于禮記此時食之祭也疏食菜羹之祭乃論祭也易曰不如西鄰之禴
少祭言其簡朱子既依古魯讀瓜爲必而又訓祭爲先代始飲食之人乃即鄉黨文
君祭先飯之祭也又禮雜記云孔子言食于少施氏而飽君祭作而辭曰疏食不足祭
也玉藻文云唯水漿不借似較古注祭先之說爲長集注非臆說爲必也
礼也者履也履也者禮也禮履體三字同義故詩履甘然言書體王其國害作作礼
六休履易象傳云君子以非禮弗履
履之上天下澤即天地易曰天地定位即分於禮者也一含之爲之謂道即精字一者分於
太一者也由含易分太少由太少者含易即成四時四時寒往暑來暑往寒來也
叢揮旁通言乾之六爻不僅言乾之六爻也象傳云六位時成此一字之象至於叢揮
旁通則變動不居矣

右示兒編一卷　家大人戊寅辰年之隨筆也前半説經後半談醫當時意之所至信手寫之示　沖以規矩而已　家大人於咸同間以經學醫學名震於時嘗手解經説百數十本庚申之亂性命僅存餘物胥亡所箸一空此篇乃約記一二以當年無書亦復不能引伸厥後宦湘士夫問奇字者衆出胸中之素藴與彼都人士相質證無不愜其意以去上游亦以經詁卷乞爲批評　家大人乃朝夕鉛槧廣搜圖籍每一卷眉批鱗次旁徵曲引務成其才恆下筆

數千萬言不自秘惜沖欲錄之以書不勝書而止迄今一爲追憶轉自抱恨他年如晤故交當索還　家大人所示之批條也因跋示兒編遂併記之

癸巳二月初三日以元書

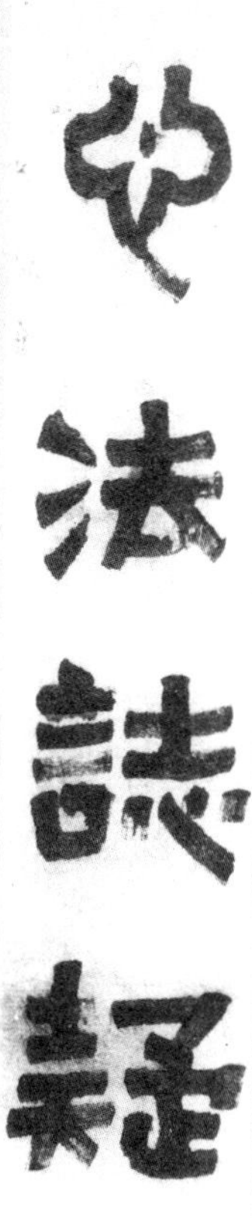
心法誌疑

讀婦科心法志疑

男女不同科，不但形體不同，即性情亦自不同也。諺稱婦病不易治，因由望聞問三診不能明白，便是切脈亦是影響耳。若不知其人之平脈，即不知其人之病脈也。經云：切而知之謂之巧，巧之一事，頗不能常，神而明之，存乎其人。醫者病者皆當運氣訣。

天癸　天一所生之水也。經云：女子二七天癸至，丈夫二八天癸至，是男女俱有天癸，乃是先天之精氣至此而化生者也。易曰：男女媾精，萬物化醇，可知人生生化全賴此精耳。女子七七天癸竭，丈夫八八天癸竭，至其年而精衰竭矣。然王註云：謂先天癸水中之動氣至于女子胞中也，此中理解

苟若此須天癸之在人如草木之有滋液試看桃杏
之后初起在中核有清水是即人之天癸也經云兩
精相搏合而成形常先身生是謂精此先天之天癸耳
前陰之病夥矣即以外科所列男倍多於婦科者外科
所不載而方書有陰陰挺翻陰臨陰瘡爛等證痛留所不闕
者方之美婦科中似當不為備
氣病之所以多者女子之氣自上行下其病即男子胃囊
也故女子胸中背之常多氣疾而寡婦必多患氣若
心膈中未覺甚詳動輒以四物湯為一定不易之法而
已殊明兩氣之為胃囊之氣但看羊氣羊胃便自明
白

二

天地賦形血初陽清而陰濁男子主氣氣百一行故五更時陽必舉雖初生小孩亦如此也女子主血血一月一盈故三旬中經必應惟女子婦女則不同耳其間鬱欲之感不免有淋帶等病因肥脈寬經易於蓄積故也乃陰家濁氣使然必知此者方可語帶下經漏與崩諸病

兩月行月經謂之並月此並字當讀爲併言併月而行也

居經暗經之名見於李氏本草綱目其一年一至爲避年與少女既行復止之避年同而不同然皆主不足

女子二七之期未行經先破而有往上不行經而其人或受孕或不受孕則仍視其形而爲之此即血留查

所混精珠結與未結之故耳依鷄鴨背骨上論之

常信然也

逆經之由原於肝火太旺然未有不由於陽明大炎也予見有因倒經而牙痛者頗有其人之苦痛或云虐幽報應然推其故總不可以闗蓋其下元太盛陽明之熱不下行則火自焚也少年多犯合之消耗者其人必瘋且狂同此一理人皆知識從開精血已泛須以通為補若一味填塞豈使之自焚耳此理不可不知俗謂男大須婚女大須嫁此亦天地自然之氣化不但維風俗併可免疾病

三

心法中每於虛證常用黃耆，但黃耆於補氣也

然黃耆品亦鮮佳者，用之不當，往往膜脹，女

子脈弦旺者每不相宜，故平日節但古方每古

藥即有古藥，亦非古病，相符而動，斯得之矣。

補

補氣用四君，補血用四物，自初學皆知之。然四

君子湯如人參，則即今之黨參，試問今之黨

參何性乎？紅黨常有澀味，白黨則令人放空氣，

甚補也。古人所用茯苓，多出于滇山，今則人心日

詐，取山間松枝，水漬之土埋之，日久而成茯苓香

多出于亳州不出於雲南也白朮一味各處所產不同現在真者所用之朮多出於餘姚其名為鋭朮取多朮烘而燥之可以致遠可以經久而其甘味其香氣則全失矣如福場中種地者不相遠而種地之外有生地又有鮮生地亦如人參之外又有東洋參西洋參高麗參遼東參諸品也白芍本以產臨安者為上味酸而色白今人亦以產亳州者充之性較異矣不用醋炒並汁物鮮不滯肝也芎藭以川產為勝然今之撫州芎似較勝

於何產者矣當歸一味頭尾異性味既辛烈易於動血凡血證皆不相宜不如用丹參之為妙也奈凡官局官方不如鄉間小小單方者是穩固未可輕率為也

地骨皮乃枸杞之根皮性能涼血然不如丹皮之涼血也丹皮炒黑用入止血藥中頗效若地骨皮似不如地榆醋炒成炭之為妙

逍遙散為婦女清肝理脾之方若執拗性成肝火熾盛雖用盡柴胡亦不解鬱用盡

薄荷六味寬舒艸木之性質誠不足以治氣質也吉方又有逍遥飲大同小异逍遥散中熱氏加薄荷意在取其辛涼發散耳

四物湯加羌桂謂之羌桂四物湯以治身有風表四物羌桂枝同夫羌活風藥也氣味苦散桂枝亦風藥也氣味辛散均是表藥如何可治氣表謂之身痛是表證而身痛必是氣滯而血凝用酒以行血而已古人云見風休治風况無風而用風

藥乎此則名可解者也

建中湯之用飴糖取其甘緩中也以今世甘味藥論之則莫如用糖霜糖亦能緩中也入血藥用血又莫如用沙糖色黑入血消并可去瘀生新耳

本事續治撥最良而依後文原方論之則爲五味焉因五味製法不同中間又有烏豆生薑米醋同煮之法抑取焙乾爲末者歟訣中並不分列殊不可解

丹皮之性究是涼血，麦冬之性究是滋陰，太陰但見用此二味與肉桂英茱萸並列，似不為例，豈六如六君之陳皮、六味之降陰耶？

二陽之病發心脾，有不得隱曲，女子不月，其傳為風消，其傳為息賁者，死不治。此言陽明枯絕生化之源，況謂身不得隱曲者，或思想不遂，或欠危不動，在女子主不月，知在男子當主痿陽也。風消者，消瘦也；息賁者，氣息賁逆也。此證明

点

並血枯經閉心法列之血虧經閉而皮文又以脫血過傷產乳衆則為血枯經閉此二條似並列謨蓋脫血狀而兼血虧以補之過淫狀而節欲以卷之產乳衆狀而絕慾分房以維持調護之峻補以血肉有情之品冀有可延生者若益損度咳嗽莫不至盜汗肢腫二三分而以藥調之也

風勞即勞風也經云勞風法在肺下蓋肺病也初起惟金水六君煎而療其病多起於房勞

蓋行房雲雨之時汗出肌表男女皆盡其能
懼亦近其生之道即死之基也精竭感風致
嗽者有之矣醫者不明此理專用表藥不斂
劑而遂汗發之矣又不斂劑而自汗淋之矣治
嗽愈甚表愈虛耳斂汗愈力滋愈燥乎
此皆不知其本之所情也予於此證先用大補
元氣等劑急救之况人生勞情者甚雜蓋
男勞之之爲病在血女色女勞之之爲病在不遠
男色也凡陰愈虛陽火愈旺

七

山查能消食，炒黑則能行瘀。心法中有益胃升陽加參麴。蓋因節語既曰升陽，何不用羌而反用黃芩？參此理不可解。問之壽恒老人，參必有說也。蓋其所用麴，不如用山查之炭之為妥，麴能殺胃氣耳。注中有氣熱者用肉桂調之方，仍升陽物理。

調經升陽除濕湯，方中黃芪、蒼朮、藁本、蔓荊三味宜慎用之，易於壅氣而敗胃也。既曰除濕，而羌活似宜易以獨活也。古方羌、獨活不甚分別。

中本草及有名分辨之羌羌活主風行上宜獨活主經行下宜其氣味亦獨活勝於羌活

白帶下諸亦有曰淫似是而非者又有白濁出膀胱女子廷孔之內精道水道總由於此病人急症乃別但曰白帶而已在後之者精於審察而已

赤白帶下自有溼熱寒熱之分或至於淋瀝不已下時水清或下時如水注者其陰中必熱覺寒徹有不同其尺當中亦有汗腰之別也

大七氣湯之七字必是七情字也，此作七字解之則不可通。喜怒憂思悲恐驚七情也。喜則氣散，怒則氣上，憂則氣沈，思則氣結，悲則氣消，恐則氣怯，驚則氣亂，勞則耗，此七氣也。

女子之病與男子同而不同，男子有七疝之別，女子則爲形，有名經云任脈爲病，男子內結七疝，女子帶下瘕聚，是瘕聚即疝也。治之之法亦不過辛溫辛涼二方，其要莫先于通絡。

至若婦經病證名目即男之疝病也。癖在兩脇名曰癖，亦起于血。疝病稱即男子之頂心疝也。此種病氣上逆則肢厥，外治法以酸物麥麩皮熨之可

三

以精止

形羸病甚先扶正形邪俟實去病急此治標治本之大法心法以治諸積似也然引經文云大積大聚衰其半而止而削先後一大半經文明云衰其大半而止耳此係另白文附說引羅天益曰養正積自除而亦絕不可如何之耗泄耳蓋養正則正氣足積聚必可自安而已豈能降之耶方術家治痼疾果少神妙方也半由慎用毒藥故也

青

肝黃脾白肺黑腎赤心主色帶下皆主濕係分五臟之色以別證色青者為風濕色赤者為濕熱色黑者為寒濕此三項濕證方書亦有之風濕因風而生濕寒濕因寒而生濕也濕熱則濕鬱而成熱矣故不能稱熱濕而稱濕熱也惟肺之清濕脾之虛濕二條則殊宜分辨脾果虛矣此條能黃但看脾虛泄瀉之矣不青即白赤黑黃也至於下之帶獨能虛而黃乎肺本清肅下行女人帶下白者其帶耳初必先白繼而青

繼而黄、紅、黑者之、甚則色黑具穢、惡、今分肺白
為清淫、名雖似而實非、有清濁、必有濁淫何
不曰淫濁之氣耶
帶下果屬寒淫矣、歷觀古時陳艾齋术心蓮肉用
茴香丸方以牽牛川楝茴香木香四味治之然未盡
寒淫之人多因腎虛而起宜溫宜燥宜補依總
括歌論則寒淫之病為黑帶乃其所病何甯卒
溫諸藥而僅之以楝茴耶
咸囊乃獲其珊瑚之後得地氣而成者本州原有

十十

豈前當茯苓黃蠟所能代之乎

固精丸方用菟絲韭子桑螵蛸茯苓龍骨牡蠣石脂是澀劑也心法中多用動血之藥而少用澀精之藥殊不解其故澀精之品尚有芡實蓮鬚等類似宜佐以豬腦髓爲同氣相求之品此方用丸而不用湯大有物理丸者緩也而使之至下焦而化不似湯劑之未及下達而行水矣

七癥之屬心法中祇列食癥血癥二項謂詳觀襍病心法內有七癥八瘕載千金內註云蛟蛇鱉肉髮

夙米也千金此載之名來覓怪誕甚也髮瘕米瘕婦女諸病常有之或謂食髮結而成瘕或喜食米久而成癖不可竟以為非此所列食瘕血瘕又在七瘕之外也據景岳婦人規中云瘕者徵也成形而堅硬不移者是成形者或由血結謂之血瘕或由食結謂之食瘕心傳列此二者大約本之張介賓耳惟與總括歌內七瘕八瘕氣血瘕似只係分羅斷也

痞有虛有實不必盡屬氣不宣通往往勞役傷陽宗氣不足呼吸只利而胸中痞悶者宜大用補氣藥佐以甘香立時扶開氣此謂痞病也今不分

虛實而一以助氣丸治之恐有虛虛之患即三棱蓬术拱殺檳榔木香等破氣之品未免用之過甚用以治下焦脹則可用以治中脘痞悶未有不加劇者

腹中癥血未成形面黃發熱腹脹痞而論癥血初起者有見舒凡女子印堂晦滯者其腹中必有蓄血屢試屢驗固不待面黃若已面黃則癥血必已成形不但良工知之也

疝病以三層茴香丸方為最安女子之疝虛寒證多熱實者少就是男子之疝亦穩如此嘗慟

發方僅能治熱病而不能寒病也方家毋固
執癥血症沖治瘀不至於冷厥即使寒明是癥
血症亦宜慎用猪劑也桃仁大黃檳榔莪朮
究屬過劑辛溫通絡只或失之熱不妨用辛凉
之品以疏散之助氣丸方名曰助氣而兼破氣之
甚者也所列開鬱正元散桃奴散葱白散芎歸散
等方猶不免失之過峻

盧陽應曰精曰血句古者諸病男子秉于氣氣一日一
行故雖初生小孩至五更時其陽必舉此非其
精血也今曰精曰血則男子須欲六年僞矣

丹田是丹田，命门是命门。丹田有三，下丹田为氣海，在臍上；命门居两腎之中，乃生化之门户，精自中出，腰脊（在两腎间）也。子男女論下案註中云丹田命门也，向是涵背腹而一之矣。在男子曰精室，在女子曰子宫，子宫即内經所謂女子胞也。精室内殊未是精之流通，男女無異也。易曰男女搆精，知陰陽皆有精矣。内經曰兩精相搏合而成形，知男陽女陰亦必皆有精而後成胎。此条第一句精血先後分男女固也，若褚氏遺書精開裹血、血開裹精之說，所誤矣。惟不以子宫分左右是也，而不能明白指出女子子宫之部位，因又失云：女子子宫偏左、在少腹当中、初受胎时，你自知觉，即至五更时，必脉跳动，乃为孕育之徵也。

妇人手少阴脉动甚者，妊子也。王太仆注内经以为在掌后陷者之下陷中，直对小指，全元起本又作足少阴脉，于尺内按之，谓尺里以候腹中之理，于合注谓庵又云：手少阴言手足之少阴，乃肾脉，非心脉矣。且云此指欲娩身时而言，此说荒唐，未为欲娩矣。谁复不知其妊子也，盖手少阴心与少阴肾截然二脉，决无同部也，亦同候，心经中注云少阴肾

十二

脈動甚者有子脈也於經文中橫加臂脈二字不知何據究竟以手少陰爲即臂脈乎抑手少陰與臂脈本自爲二乎至陰搏陽別尺寸混同亦可兼經文陰搏陽別謂之有子之同文也手少陰經文本不必陵蓋胞脈必備婦人手少陰脈動甚而上指左寸心脈而言心脈見動動之爲厥厥動搖即往來流利之消息所由兆也。婦女情欲不開者脈帶弦出寸口正是手少陰動甚姙子之反證也偽積稱姙子爲有喜此且以兼之歟

雙胎即孿生也其結胎時正片刻之頃男女同孕者在左傳有之諸注謂之畀夫妻依西醫書論凡雙胎有上下者有互相迭背者有一左右者雖未可盡信然據果品之雙結者往往有之似亦不無其為奇惟果品之雙結則無生者多而一大一小者更多人之雙生亦猶是耳心注謂生以男同孕謂因剛日陽時女同孕為因柔日陰時理或然也惟剛日陰時柔日陽時所結胎為男女同孕則又能生否別其依西醫書女子胞中先有精珠則其先後結成未[illegible]子矣此時感之而成胎也未必有剛柔日陰陽時之[illegible]

矣此種生化之理不可言明者也有以存為一說而已

婦人之乳姙子之後即覺䐜脹三四月即可見也何必待五月之後乳房幷乎甚至陽明火旺人五月之後乳汁自淋者且有之俗謂之乳泣難此孕之多不利可見凡婦人有孕乳房紫暈必先黑歟諸而乳房幷皮為乳汁幷更明白

心法中血之行止與順逆皆由一氣率而行焉此論治血之理

崩中之病非理氣不能見功血脫益氣也吳師朗著不居集其下編論血證歸於一氣并分八卦以為之象如乾陽盈主氣實坤陽弱主氣虛艮上盈主氣溢震下實主氣滯而坎為中氣滿離為中氣虛兌為上氣少巽為下氣陷雖不免於穿鑿而血統于氣亦自有一定之理義在其中耳

心法中又有曰診其六脈弦出寸口知其心志不遂情慾而有所謂

婦人情之至者也不但於人情了然且於脈學亦自明白之極凡診脈遇此等人須知此理

女科方務矣而規二于四物甚至丹參一味可兼四物者亦不襍一用不知何故且崩淋泛濫亂不據血似不宜用動血藥不知何故類用當歸川芎記　先君嘗語予曰女子之病慎用四物以地多膩陽當爲涼肝而芎歸多動血也

失笑散中用五靈脂謂其破瘀血生新血在人腔子裡未必便是瘀滯耳此理極易明白而古方往往用之殺其取快一時而已此方與手拈之治九種心痛同一法也手拈散以五靈脂此味爲巧此以五靈脂爲巧拙爲人用藥之妙處令人自思之

經云腦髓骨脈膽女子胞此六者地氣之所生也皆藏於陰而象於地故藏而不寫振此則女子胞中藏而不寫者也少陽多火則胞熱熱則不能養育胎而不孕少陽衰火則胞寒寒則不能養育胎而不孕或癡痰積癖閉滯胞中則亦難受孕也故身肥人往往無孕脂膜滿于胞也有腹痛人亦往往不受胎痰涎流注經絡也其人必多帶下

受孕行經曰垢胎其婦必體氣壯實血分有餘雖月月行經而自能養胎也

受孕下血漏胎名曰少年初孕經經有之一血熱一心旌須治之之法不必用補但欲清其血熱而已

血從陽化色正紅，紅者火之色也。飲食之精氣流溢于中焦，先白後黃，黃而後紅，此謂中焦受氣取汁變化而赤是為血也。血之紅色稍有停滯便變紫黑，不必定是熱耳。心經中有色變紫黑熱之徵，而黃不盡然，或指崩下淋漓之血而言，亦未始不可。

黃帶淡紅，瘀塞化而亦須看何處。瘀血之初起未是黃水，由黃水而至紅水，紅水漸濃便成血矣。此凡血之生化俱如此也。

熱化稠黏臭必穢，寒化清澈臭則腥，此而亦有天時冷煖之別。女子體肥者必下血多臭穢，體瘦者稍減其氣

非桂于寒察亦不能别也

淡少為虛不脹痛紫多脹痛屬有餘紫亦有先行淡少小腹脹痛漸多紫塊反不脹痛者此當分其滯與不滯耳不必泥也

經行發熱之病少年婦女思欲不遂者當解鬱來時多不安靜行往坐卧殊覺未定之者夥矣心中躁煩一言難盡須達情可清涼肝胃其有心熱者可用芷精握之球用辛涼行血之藥溫洗其下部亦可少止此數病不可補補則反成勞

痛在經前氣血亂此是一定之理也失調既久經
期之至亦能如此治法非用辛溫通絡如理疏
法必不能效
從前世傳自是脾虛心法用參芪白朮散是也此
有肝木用事之人侮其所生脾土受尅者往往腸
鳴作泄泄後暫快嘈雜不可用補脾但須依木乘
土病理其肝脾逆使不上僭則自能和平
陰絡傷則血下溢此其常也女子月事時下自由衝任感
滿而發焉也若是崩漏亦不過隧道自消非如陰

後果方傷損也喻者但當察其虛實論者常之消者論之可也心法中於論刻甚少殊不解其故

五色帶下亦其所下之色如此耳白肺黃脾青肝黑腎之別亦不必盡拘人生津液本自色白積久則黃又蓄之則青又久之則黑此亦常理使然也如所作之痰初則涎沫而已自涎沫而至濃痰則色黃矣自濃痰而至膠痰則色青矣自膠痰而至老痰則色黑成塊吐出時冷並不粘著矣當如是五色帶下亦當如此分別不必以五色分五藏也推赤帶下與

白帶不必常相兼並者，此由乎淺深使然，白帶其淺也，赤帶其深也。

婦人血病，主四物一湯為通部心法之要領，各門主方不過由此變化而已。如表熱有汗合桂枝，表熱無汗合麻黃，二湯則未免強合。倘使婦女行經之時，並非風傷衛證，而有時頭痛惡寒自汗，亦並非寒傷營證，而有時頭痛發熱無汗，豈皆麻黃桂枝湯所能療乎？

大黃酒炒成炭，長於治病血證，故回春丹中用之。此然必須先製備，可補可攻可通可塞，用藥妙處可

十六

串雅內編上册

串雅內編目録

卷一

截藥總治

黃鶴丹　青囊丸
鯉鯪丸　蜜犀丸
普濟丹　蓬萊丸
發汗散　松梅丸
仙兎丸　兌金丸
餘糧丸　八仙丹
花芯石散　三黃丸
紫陽塞鼻丹　神仙太乙膏

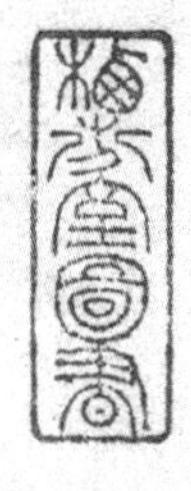

截藥內治

通真子救苦丹　半分散
治傷寒結胸　拿瘧
宣木散　升陽湯
辟瘟丹　截頭風
頭痛　鶴頂丹
痰火神方　時行痰嗽
保靈丹　六感丹
治尸厥　獨步散
膈氣暫開關方　起癈神丹
坎離丸　元德膏
解惡仙丹　治老人不寐
安寐丹　瀉火聖神湯

鬼毒風氣　截酒積
靈寶化積膏　燒鹹丸
蠶奩散　截癲
同癲湯　收呆至神湯
逐呆仙丹　起迷奇效湯
啟迷丹　起痿神湯
摩腰丹　貼腰膏
威喜丸　截臌
蟲臌　血臌
分水神丹　疝氣神方
十金不傳韋氏方　去鈴丸
腹内龜病　返魂丹

鐵刷丸　截濕丸
甯和堂暖臍膏　截水腫
截黄　截痢
加味綠礬丸　貼目取翳
治目多淚　做西洋眼藥
二百味花草膏　截障
開聾　耳聾開竅奇神方
通耳神丹　喉風閉塞吹喉藥
黑龍膏　冰梅丸
中分散　仙傳急驚散
神穴丹　陳氏神效小紅丸
稀痘丹　梅花丸

二

換痘丹　釘胎丸
治傷寒　千金硝石丸
珍珠滚痰丸　附接骨仙桃草

卷二

截藥外治

散毒仙丹　消毒散
陰陽黄　五毒丹
發背膏藥　大黑虎膏
一筆消　移毒方
大提藥方　黄提藥
白靈藥　紅升丹
白降丹　五寶霜

四金剛　五虎下西川
離宮錠　坎宮錠
鐵井闌　伐刀膏
生肌散　開刀麻葯
换皮麻葯　癰毒
决膿妙法　立消散
靈異膏　千里光膏
萬寳代鍼膏又　吹消散
護心散　透骨丹
醉仙散　再造散
大麻瘋　秘鍊楊梅瘡葯
乳香散　取疔膏

聚疔毒
瘰癧奇方
提氣湯
消瘰癧痰核
神授五公散
破瘻點葯
治瘡二法
掃疥
諸瘡糝葯
一擦光又
小金絲膏
九熏丹

消疔
生肌膏
三妙散
提癧丹
三品錠子
治火丹
擦瘡成水
七製枩香膏
破棺丹
諸般瘡疥
截癬
日本國癬葯

枯瘤散　　　歛瘤膏

治瘤　　　治流火方

取痣餅葯　　　點痣葯

點黑痣　　　治癧瘡

透骨丹　　　勝金丹

松肉葱白膏　　　小金蓮

撈傷　　　整骨麻葯

截骨神方　　　天下第一金瘡葯

接骨至神丹　　　陰囊爛盡

美首膏　　　手足皸裂

治陰蝕　　　治體氣方

免喉内生蛾　　　痘後生翳

卷三

截藥襍治

取牙鯽魚霜又　取箭鏃
黑髮倒捲簾　黑髮仙方
取輕粉毒　受打不痛
悦容丹　面黑令白
誤吞鐵石　脚减
足趾雞眼　截毛蟲傷又
紅玉膏　竹木刺
中河魨毒　虎傷
白果丸　禿雞丸
神效乾丹　內造白虎丹

洗痿立典神丹　仙方紅緞膏

養龜立大方　展陽方

頂藥

巴霜頂　四寶頂

牛郎頂　青綠頂

硫黃頂　黑鹽頂

輕粉頂　羊莢頂

截瘧頂又　三奇頂

金線頂　砒霜頂

皂礬頂　碧霞丹

吐蟲　瓜蒂散

倒頂痰法　陰陽湯

串藥

牛郎串　御霜串
黄甲串　巴豆串　無極丸　備急丸
烏龍串　輕粉串
犀黄串　天一水串
牽牛串　雙牛串
龍腦串　五香串
車螯串又　八寶串
瀉腋氣　腹脇痞塊
發背初起　逐黄散
絞腸痧
單方總治

金液丹　煖益腰膝

都梁丸　白虎丸

卷四

単方内治

金粟丸　神傳膏

青藤膏　雞子飲

白虎歷節風　骨蒸勞病

乾血病　治大風

癱瘓　卒心急痛

心痛　腰腿疼痛

筋骨疼痛　水腫

哮喘又　痰飲吐水

酒積
積塊黄腫
洗眼中星
痘入目中又
目生翳膜
驚風失音
小兒舌膜
鼻中肉墜
灌鼻出涎
耳内腫痛
痧脹腹痛
痞塊

酒積酒毒
風眼赤爛
眼紅
睡起目赤
喉風
咽中結塊
鼻血不止
噴嚏丸
耳鳴
風熱牙痛
暑天怕風
膈氣

治痞積　盜汗
消渴飲水　白濁
止呃逆　變通丸
治痢初起　血崩
夢泄　紅白淋帶
乳汁不通　生乳
烏紗驚風　急慢驚風
小兒舌菌　蜆子水
狐臭　驗胎散
神仙外應膏　鼻中出血
稀痘神方
單方外治

七

國老膏　烏龍膏
消癰酒　止腫毒
惡瘡疔毒　快馬癰
壽星散　多骨癰
疔瘡　起杖瘡疔皮
横痃便毒　一切癰疽
脱疽　指生天蛇
諸瘡努肉　棉花瘡
癰腫無頭　消瘤
腋下瘤癭　頭瘡生蛆
乳癰又　乳頭裂破
瘭疽毒瘡　甲疽延爛

鵞掌風
散毒
瘻核
喉鵞
金瘡
金刃不出
乳岩 又
火燒爛
湯火傷
水腫脚氣
一抹膏
疔瘡走黄

腿劈生瘡
洗癩頭
咽舌生瘡
跌打損傷
攧撲欲死
被斫斷筋
火燒瘡
火燎傷
癬
口吻生瘡
肛門痔痛
發背隂毒

項下氣癭

単方　摠治

誤呑銅錢

竹木刺眼

齒黄

小兒初生無膚

固齒灰

實女無竅

小兒鱗體

猘犬齩傷

百脚齩

蝎毒螫傷

拔白换黑

食生米

飛絲入眼

嗜酒不已

秃髩髮稀

丈夫陰痿

兒陰被蚓吹腫

蛇虺齩

蜈蚣齩

誤食藤黄

毒蛇傷
婦人乳癰
面上黑氣
誤吞針刺

奇病

猴子疳
產後肉線
截腸怪病
灸瘡飛蝶
血壅怪病
臍蟲怪病
熱毒怪病

精清不孕
截溺
舌腫
搽魚骨鯁
山鞠散
髮瘕飲油
米瘕嗜米
伐毛丹
眉毛動搖
筋骨化蟲
蝨出怪病

病笑不休
睛垂至鼻
大腸虫出
便後出血
脉溢怪症
蕩穢散
肉壞怪病
活水止蝨丹又
社㶇湯
救割全生湯
臂生人面
舌血

灸瘡出血
離魂
氣奔怪病
細縕結
頭腦鳴響
爛痘生蛆
石室秘丹
腹中生蛇
化癢湯
體中蚓鳴
舌縮入喉
掌高一寸
十四

十

男子乳腫
指縫出蟲
糞門生蟲
黄雷丸
喉中物行
病[illegible]
蛇蝨
渾身燎炮
足釘怪疾
熱毒濕瘡
猫眼睛瘡
消指散

指甲盡脫
糞門出蛇
眼内肉線
手皮現蛇
病蝦
上水魚
惡肉毒瘡
肉錐怪病
走皮趨瘡
咽喉怪症
肉人怪病
脣瘡生齒

十一

去火丹
消濕化怪湯
手足脱下
附録緒論

串雅内編卷一

錢唐趙學敏恕軒纂

截藥

總治門

黃鶴丹　乃鉢衣翁在黃鶴樓所授故名

香附一斤　黃連半斤　洗晒為末水糊丸梧子大如外感葱湯下内傷米飲下氣病木香湯下血病酒下痰病姜湯下火病白湯下餘可類推

青囊丸　乃邵康節真人禱母病感方士所授

香附略炒一斤　烏藥略泡五兩三錢　為末水醋煮麪糊為丸隨証用引如頭痛用茶下

痰氣姜湯下血病酒下爲妙

按飛霞子韓悉昔游方外治百病男用黄鶴丹女用青囊丸此二藥游方之祖方也

鯪鯉方　治一切無名腫毒瘰癧尤效

歸尾五錢　大黄　荆芥　桔梗　乳香炙　没藥炙各二錢　黄芩　連翹各三錢　防風　羌活各二錢五　全蠍六錢　蟬退二十个去頭　殭蠶二十五条　牛皮膠一兩土炒　雄黄七分

用金頭蜈蚣四条去頭足分作四樣法製一条用姜汁搽焙乾一条用香油搽焙乾一条用醋搽焙乾一条用酥搽炙再用穿山甲四兩亦作四製一兩用紅

花五錢煎湯煮焙乾一兩用牙皂五錢煎湯煮焙乾一兩用紫草節五錢煎湯煮焙乾一兩用蘇木五錢煎湯煮焙乾

右藥共為細末米醋打糊為丸每丸一錢二分硃砂一錢五分共為衣甕一瓶收貯内放麝香五分以養之每服一丸滚酒送下未成内消已成出膿神效

蜜犀丸　治半身不遂口眼喎邪語言不利小兒驚風發搐

槐花（炒四兩）　當歸　川烏　元參（炒各二兩）　麻黄

茯苓乳拌 防風 薄荷 甘草各一兩 猪牙皂角去皮弦子炒五錢 冰片五分另研

先以前十味為末，後入冰片和勻，蜜丸櫻桃大，每服一丸，小兒半丸，細嚼清茶下。

普濟丹 治一切瘟疫時氣，惡寒發熱，昏迷頭疼等証。

大黃製熟一兩半 生大黃一兩半 殭蠶三兩 生姜汁搗糊為丸，重九分、七分、五分三等。遇瘟疫時症，取無根井花水，即井中取起不落地之水，服之。視人老幼强弱為多寡之數。

蓬萊丸　治男婦老幼一切感冒瘟疫時症，大人一丸，小兒孕婦及吐血虛人只服半丸。

蒼朮（八兩米泔浸透陳壁土炒）　半夏（姜汁製）　柴胡　黄芩　厚朴（姜汁炒）　廣皮　枳實（炒）　羌活　蘇葉　木通（各四兩）　山查（炒）　萊服子（炒各六兩）

共為末，新荷葉煎湯和藥晒乾，加神麯六兩，打糊為丸，重三錢，硃砂五錢，雄黄一兩，研末為衣。頭骨疼，發寒熱，葱姜湯下；咳嗽痰喘，姜汁湯下；中暑，香薷扁豆湯下；瘧疾，沖姜汁服；紅白痢，木香檳榔湯下；霍乱吐瀉，藿香砂仁湯下；腹

痛水瀉赤白芍車前湯下飽悶陳皮木香湯下不服水土廣藿香湯下山嵐瘴氣蠱毒蠱積疾柳湯下諸症不識病原滚白水服忌食生冷麪食

發汗散 途路急用要藥

菉豆粉 麻黄 甘草各一兩 為細末每服一錢冷水送下即時汗出

松梅丸 健陽補中強筋潤肌大能益人

用松脂以長流水桑柴煮拔三次再以桑灰摘汁煮七次扯拔更以好酒煮二次仍以長流水煮二次色白不苦為度每一斤入蒸地黄末十兩為

梅末六兩蜜丸梧子大每服七十丸空心鹽米湯下

仙桃丸　治手足麻痹或癱瘓疼痛腰膝痹痛或打撲傷損閃肭痛不可忍

生川烏不去皮　五靈脂各四兩　威靈仙五兩　洗晒為末酒糊丸梧子大每服七丸至十丸鹽湯下忌茶此藥常服其效如神

兌金丸　有黑白二種藥共十四兩

白丑黃者二兩去殼磨極細末　大黃二兩　川連三錢　雄黃二兩　膽星半兩　神麯半兩　黑丑黑者二兩去殼磨極細末　蝦蟇用極大者一具須要黃者用銀鑵入內用油盞蓋住鐵線扎好外用

炭火煅出黑烟至黄烟為度放地上冷透出火毒劈開如墨黑者良如小者用兩具五月五月午時煅青黛二兩石膏一兩滑石一兩胡連三錢神麯五錢右二種凡藥俱用生研水法為丸如米粞之大每歲各一丸匀服蚤晚每進一次

餘糧丸 治脫力勞傷

皂礬八兩用紅醋二茶杯煅至餘糧通紅色放地上出火毒 后四兩醋煅七次 砂仁四錢炒 姜汁白豆蔻四錢炒
厚朴仝上 廣皮三錢 乾漆一兩炒到烟盡 白止
川貝各二錢 鐵梗 茵陳五錢 海金沙一錢

益母草一錢　廣木香二錢　地骨皮二錢　各爲末黑棗爲丸緩症朝服七分夜服八分重症每服一二錢酒下此方不獨治腫脹如婦女乾勞産後朝涼暮熱男婦反胃噎膈腹痛小兒吃泥生米等物及積年虛黄脱力黄疸等症極重者服至六兩全愈孕婦忌服服此藥須忌河魨終身蕎麥當忌

八仙丹　家傳秘方不拘小兒百病皆治

巴霜一錢　硃砂五分　鬱金五分　乳香二分　没藥三分　沉香五分　木香四分　雄黄六分

右爲末滴水爲丸如粟米大每服二

三丸隨宜引驚癇發搐金子湯下潮熱變蒸灯心湯下傷風傷寒姜湯下痰涎駒駘姜汁竹瀝湯下食積肚痛山查麥芽湯下瘧疾灯心竹葉麥芽湯下痢疾泄瀉姜汁湯下

花蕊石散　治一切金刃箭鏃傷及打撲傷損狗咬至死者急以葯掺傷處其血化為黃水再掺便活更不疼痛如内損血入臟腑煎童便入酒少許熱調一錢服立效畜牲抵傷腸出不損者急納入桑皮線縫之掺藥血止立活婦人産後敗血不盡血運惡血奔

心胎死腹中胎衣不下至死但心頭温暖者急以童便調服一錢取下惡物如豬肝終身不患血風血氣若臨上有血化為黃水即時吐出或隨小便出甚效

硫黃四兩蕊石一兩為末拌勻膠泥固濟日乾瓦罐一个盛之泥封口焙乾安西方磚上磚上書八卦五行字用炭一秤簇匝從巳午時自下生火煅至炭消冷定取出為細末瓶收用

三黃丸　療男子五勞七傷消渴不生肌內婦人帶下手足寒熱瀉五臟火

春三月黄芩四兩大黄三兩黄連四兩
夏三月黄芩六兩大黄一兩黄連七兩
秋三月黄芩六兩大黄三兩黄連一兩
冬三月黄芩三兩大黄五兩黄連二兩
三物隨時合擣下篩蜜丸烏頭大米
飲每服五丸日三不知增至七丸服
一月病愈久服走及奔馬人用有驗
忌猪肉

紫陽真君寒鼻丹

沉木乳没四味香芽皂華撥大良姜
官桂細辛各等分巴豆川烏好射香
又加雄黄硃砂等血竭硇砂共果勦

丸頭一粒指頭大呼吸鼻氣病離床
心疼肚痛塞鼻孔腹脹痧氣不須忙
水泄痢疾時間住牙痛見了笑一場
赤白痢下俱痊可渾身疼痛即安康
紫陽真居無虛語妙藥傳施普八方
好將一粒隨身帶途中百病亦無妨

神仙太乙膏　治一切癰疽瘡毒已未成潰者如發背先以溫水洗淨軟絹拭乾用緋帛攤貼更為丸冷水送下血氣不通溫酒下赤白帶當歸酒下咳嗽及喉閉纏喉風並用新棉裹置口中噙化一切風赤眼揑作小餅貼太

陽穴更以山梔子打樸傷外貼內服橘皮湯下腰膝疼痛貼患處鹽湯下吐血桑皮湯下以蛤粉為衣其膏可收十餘年不壞又治瘰癧並用鹽湯洗貼酒下一丸楊梅瘡毒潰爛尤效婦人經脉不通腹痛甘草湯下并攤貼之經行痛止一切疥瘡用麻油煎滚和膏塗　虎犬蛇蝎傷刀斧傷皆可服貼

元參　當歸　赤芍
肉桂　大黃　生地各一兩　麻油二斤
入銅鍋內　濾去渣入黃丹十二兩

再煎滴水捻輭硬得中即成膏矣。腫毒跌撲疼痛加乳香、沒藥。製丹法：黃丹先炒紫色，傾缸内，用滚水一桶泡之，再泼凉水滿缸，用棒常攪，浸一宿，去水再炒如前二次，方研令極細用。

内治門

遹君子救苦丹

治大人小兒感冒傷寒。

麻黄去根節洗淨晒乾四兩研極細末温水浸淨細贓用細布取汁餘渣再擣再浸取汁少要潔為上　甘草叁去皮淨研極細為末四兩以凉水浸照前取汁　硃砂一兩五錢研極細水飛　赤芍一兩研極細末温水浸照前取汁　升麻微炒一兩研極細末凉水浸照前取汁　雄黄一兩五錢研極細水飛　當歸二兩研極細温酒浸取汁　人參去蘆淨研細末一兩温酒浸取汁　柴胡去蘆研細末一兩温水浸取汁　細辛五錢研極細末温水浸取汁　枳實去心研細末五錢温水浸取汁　春夏加石膏五錢水飛

秋冬加枝皮五錢研極細末温水浸取汁

此藥脉有厚薄味有清濁故用水温凉而多寡不同各味浸透濃釅精細共合一處細羅再濾三五遍候乾研醋糊為丸黍米大每服一丸雄黄五分研極細新汲水半盞調雄黄連藥送下用厚被蓋煖處香燒三寸汗出即愈重者二丸即效製藥用庚申甲子日淨室中莫令雞犬婦人見之

半分散 治傷寒頭痛身痛發熱惡寒無汗

雄黄南星半夏川烏草烏硃砂加一

二十

味號天麻姜葱酒調送下傷寒無汗
被蓋之萬兩黃金無價
右藥共為末每服半分出汗如神

治傷寒結胸

瓜蔞一枝搥碎入甘草一錢同煎服
之
食結在胸非大黃芒硝枳殼檳榔厚
朴之類可能驅逐必得瓜蔞始得陷
之入於脾中尤恐其過於下也少加
甘草留之且得甘草之和不到十分
推蕩此變症而用變法真勝於用正
也

20

拿瘧

黄丹五錢生用 白明礬三錢生用 胡椒一錢五分為細末 麝香五厘

右各為末，臨發時对日坐定，将好米醋調藥末，男左女右，付手心，外將絹帕緊扎，待藥味熱方行，出汗為度。如無日，脚下用火。此藥一料能治三人。年老怕服藥及身弱者用之。

宣本散 專散肝木中之火，肝火既達，則諸經之火盡散。

白芍三錢 柴胡二分 丹皮二分 元參三分 麥冬 荆芥 生地各三分 梔子炒三分 防風一分 天花粉二分

右為末蜜煉丸彈子大每服一丸空心細嚼白湯下或降氣湯下

附降氣湯　虛陽上攻氣不升降上盛下虛痰涎壅盛

蘇子五錢　厚朴　陳皮　半夏　官桂　前胡加二　甘草五分

右水二鍾姜三片煎服

治尸厥凡見鬼者兼治之

蒼术三兩　右水六椀煎三碗灌之盡必吐即愈

獨步散　治心脾氣痛凡人胸膛軟處一點痛者多因氣起或致終身

十四

母相傳依名心氣痛非也乃胃脘有滯惟此治之妙

香附（米醋浸畧炒為細末）高良姜（酒洗七次畧炒）俱各封收因寒者姜二錢附一錢因氣者附二錢姜一錢因氣兩寒者各等分和匀熟米湯入姜汁一匙鹽一捻調下立止不過七八次除根

腸氣暫閘關方

荔枝（一个去核）將蚖蚰一條放在荔枝肉氷片（三四厘）摻在蚖蚰上即以荔子肉裹好仍放在荔枝壳內札好即令病人含在口內有冷涎水滲出可徐徐

嚥下俟一時許蛇虮即化完亦無水滲出令病人連売吐去即服一次可以立進飲食愈四五月但不可令病人知之恐其嫌穢不肯喫也

起廢神丹

治痿症久不效服之神效

麥冬半斤　熟地一斤　元參七兩　五味子一兩

右水二十碗煎六碗早晨服三碗下午服二碗半夜服一碗一連二日必能坐起後改用熟地八兩麥冬四兩元參三兩北五味三錢山茱萸四錢牛膝一兩右水十碗煎二碗早晨服一碗晚服一碗十日即能行步一月

即平復如舊矣

坎離丸　此藥取天一生水地二生火之意藥輕而功用大久服而取效速先賢王道之藥無出於此大能生精益血升水降火故能治虛損

當歸全用好酒浸洗三日晒乾剉碎　川芎大者用清水洗淨剉碎

白芍温水洗淨剉碎用好酒浸洗洗淨一日晒乾炒赤　川芎大者用清水洗淨剉碎　知母去毛与黃柏刺衣用各四兩　熟地黃八兩淮慶者佳四兩用砂仁四兩用白茯苓同入絹袋用好酒二壺煮乾去二味只用地黃　厚黃柏去皮八兩二兩鹽水浸二酒浸二兩人乳浸二兩蜜浸俱晒乾炒赤　右六味修製明白和合一處平鋪三四分厚夜霜日晒三日夜以收天地之精日月之華研細末用正冬蜜一斤八兩加水半碗共煉至滴水珠再加水一碗煎一滚

真茶入羌汁少許服之心上隱隱有
声待胸自散不動臟腑不傷真氣明
礬化痰銀硃積故也

疫火神方

牛黃硃砂各五一兩冰片半分射香三厘
用蝦蟇取膽和前四味末藥收碾晒
舌尖刺破點藥其痰即时下行妙

時行疫嗽

蚌粉少加青黛用淡虀水滴麻油數
点調服三分

保灵丹

治蠱毒一切药毒
大山豆根五分雄黃一兩硃砂淨一兩細研

斑毛去頭足二个半　糯米半生半炒　赤蜈蚣二条一生一炙

川巴豆肥者取肉不去油二个半　續隨子生杵末二个五

右藥入乳鉢研細末和匀，端午、重陽、臘月修合，宜避婦人及鷄犬。用糯米湯和丸，如龍眼核大，陰乾，磁合收。每一丸，好清茶吞下，不得嚼破，須臾毒物下，藥丸凝血並下，以水淨收，可救三人。

六感丹　治一切名利失意，抑鬱煩惱，七情所傷，不思飯食，面黄形羸，胸膈滿症，極有神效。

香附末二斤，用瓦器炒令黄色，取淨末一斤　茯神去皮為末四兩

右水煎服

升陰陽　李東垣製補中益氣湯凡陽虛下陷者用以升提而陰虛下陷者不及今增之凡陰虛脾泄歲久不止或食而不能化或化為溏泄以此方主治方失載

辟瘟丹

以蒼朮為君倍用羌活獨活白芷香附大黃甘松山奈赤箭雄黃各等分為末麪糊丸如彈子大黃丹為衣晒乾焚之

截頭風　治偏正頭風百藥不效一服即

十三

可天下第一方也

香白芷二兩五分炒 川芎炒 甘草炒 川烏頭半生半熱各一兩 為末每服一錢 細茶薄荷湯調下

頭痛 兼治腦疼

川芎壹兩 沙參一兩 蔓荊子二分 細辛五分 右水二碗煎八分 加黃酒半碗調勻 早晨服之 一劑永不再發

鶴頂丹 治痰氣結胸 不問陰陽虛實 妙過陷胸瀉心等藥

銀硃五分 明礬一兩 同研 以熨斗盛火 丸盛藥鎔化 急刮搓丸 每服一錢

和前藥丸桐子大每服八九十丸空心鹽湯下冬用溫酒下

元德膏　治聞雷即昏倒不省人事此氣怯也

人參　當歸　麥冬各二兩　五味子半兩

右用水一斗煎五升再以水五升煎取二升合熬成膏每服三匙白湯調下服盡一斤聞雷自若

解惡仙丹　治中惡中疫

人參三錢　茯苓半兩　天南星三錢　附子一錢

虛人多加人參水煎服即甦

治老人不寐

六味地黄丸一料加麥冬四兩炒棗仁五兩黄連三錢肉桂五錢當歸三兩白芍五兩甘菊花三兩要家園自種者白芥子二兩為末蜜丸每日白滚水送下五錢服後用飯此方老人可服至百歲

安寐丹 治怔忡不寐等症

人參三錢 丹參二錢 麥冬三錢 甘草一錢 茯神三錢 生棗仁半兩 熟棗仁半兩 菖蒲一錢 當歸三錢 五味子一錢

右水煎服

瀉火聖神湯　治各經之火

梔子三錢　白芍半兩　甘草一錢　丹皮三錢　元參三錢　右水煎服

心火加黄連一錢　肺火加黄芩一錢　胃火加石膏三錢　腎火加知母一錢　黄柏一錢　大腸火加地榆一錢　小腸火加天冬　麦冬各三錢　膀胱火加澤瀉三錢

兇毒風氣

獨頭蒜一枚　和雄黄杏仁研爲丸空服飲下三丸　靜坐少時當下毛出即安

截酒積

酒積　治飲酒過度頭旋惡心嘔吐及酒積停於胃間遇飲即吐久而成癖

雄黃皂角子大六个巴豆連皮油十五个蝎稍十五个同研入白麪五兩半滴水丸豌豆大將乾入麪内炒香將一粒放水試之浮則取起收之每服二丸温酒下

靈寶化積膏　治積聚

巴豆仁　萆蔴仁各一百粒　五靈脂四兩

阿魏醋煮化　當歸各一兩　兩頭尖

穿山甲　乳香去油　沒藥去油各半兩

射香三分　松香七斤半　芝蔴油五兩

除射香松香阿魏乳香沒葯外餘葯俱敲片浸油内三日用沙鍋煎藥焦

黑色去滓入松香少煎一飯時再入乳香没葯射香取起入水中抽洗金黄色煎時以桃柳枝不住手攪匀勿令枯用狗皮攤貼患處每日以熱鞋底熨令葯氣深入為妙

燒鍼丸　此葯清鎮專主吐逆

黄丹不拘多少研末用去皮小紅棗肉丸黄子大每用鍼簽於灯上燒過人乳汁下一丸

蠶蠱散　治山野人好齧蟲腹中生長遂成蟲癥久則死

敗梳敗篦各一枚各破作二分燒以一分

用水五升，煮取一升，調服，即下出。

截癲　治失心癲狂。

真鬱金七兩　明礬三兩

右爲末，薄荷丸如梧子大，每服五十丸，白湯下。有婦人癲狂十年，至人授此，初服心胸有物脫去，神氣灑然，再服而甦。此驚憂痰血絡聚心竅所致，鬱金入心去惡血，明礬化頑痰故也。

回癲湯　治羊癲，忽然倒卧，作羊馬之聲，口中吐痰如湧，痰迷心竅，因寒而成，感寒則發也。一劑全愈，永不再發。

人參三錢　白术一兩　茯苓半兩　山藥三錢

非

薏仁半兩　肉桂一錢　附子一錢　半夏三錢

右水煎服　此症得之小兒之時居多內傷脾胃外感風寒結成在胸膈之中所以一遇風寒便發舊痰今純用補正之葯不盡祛痰轉能去其病根也若作風痰治之雖亦奏功終不能一止而不再發

收呆至神湯　呆病鬱抑不舒憤怒而成者有之羞恚而成者有之

人參一兩柴胡一兩當歸一兩白芍四兩半夏二兩甘草半兩生棗仁一兩天南星半兩附子一錢菖蒲一兩神麴半兩茯苓三兩一金半兩右水十碗煎一碗灌之彼不肯飲以雙手執其頭髮而兩人拏其左右手以一人托住下頦一人將羊角去尖揷入其口一人以手拿住其頭一人傾葯入羊角內灌之倘或吐出不妨益妙盡灌完為至彼必詈罵少頃人困欲睡聽其自醒切勿驚動使彼自醒則

全愈驚醒則半愈矣

逐呆仙丹　呆病如癡默默不言如飢而悠如失意欲癲而不能心欲狂而不敢有時睡數日不醒有時坐數日不眠有時將己身衣服密密縫完有時將他人物件深深藏掩與人言則無語而神游背人言則低聲而泣訴與之食則厭薄而不吞不與之食則吞炭而若快此快等症皆由症痰氣若以尋常二陳湯治之安得獲效

人參一兩　白朮二兩　茯神三兩　半夏半兩　白芥子一兩　附子五分　兔絲子一兩　白微三錢

丹砂三錢研末右先將各葯煎湯調丹砂末與半碗彼不肯服以炭給之欣然服矣又給之又服半碗然後聽其自便彼必倦怠欲卧矣乘其熱睡將其衣服被褥盡行火化單留身上所服之衣另用新被蓋之切不可驚醒此一睡有至數日者醒來必覓衣而衣無覓被而被非故物彼必大哭然後又以前葯與一劑必不肯服即給之炭亦斷不肯矣不妨以鞭責之動其怒氣用有力之人將葯執而灌之彼必大怒已而又睡去矣此時斷須預備

新鮮衣服被褥等須俟其半日即醒心中恍然如悟必又大哭而病全愈

啟迷奇效湯　治癲癇經年不愈者

人參一兩　南星　鬼箭各三錢　半夏　附子　肉桂各一錢　柴胡　白芍各三錢　菖蒲三錢　丹砂末二錢

右先將前藥煎二碗分作二服將丹砂一半調入藥中與病人服之彼不肯服即以炭給之彼必欣然服之索炭也不妨仍與之炭第二服亦如前法則彼不若前之欣然令人急灌之不聽不妨打之以動其怒氣怒則肝本火起以生心及能去痰矣

返魂丹　治五色諸痢

零陵香草去根以塩酒浸半月炒乾每兩入廣木香一錢半爲末裹結後重者用冰水服一錢五分通了三四次用熱米湯服一錢五分止痢只忌生梨一味

鐵刷丸　治一切痢下初起一服如神

百草霜三錢　京墨一錢　半夏七分　黄蠟三錢　巴豆煮十四粒研勻　同香油化開和成劑量大小每服三五丸或四五十丸薑湯送下

截瀉丸　治一切久瀉諸藥無效服此一

服自愈

黄丹飛過 枯礬 黄蠟各一两 石榴皮八分炒 將蠟鎔化下小銅杓再以丹礬三味細末投入乘熱為丸如豆大空心服五丸紅痢清茶下白痢姜湯送下

寄和堂煖臍膏 治水瀉白痢神效孕婦忌貼

香油一斤一方用麻油 生姜切片一斤 黄丹飛过半斤 熬膏攤布貼臍

內有紅葯丸

附紅葯丸

啟迷丹　治發厥口不能言眼閉手撒喉中作酣聲痰氣甚盛有一日即死者有二三日而死者因素有痰氣而發也

生半夏半兩　人參半兩　菖蒲一錢　兔絲子一兩　甘草三分　茯神三錢　皂莢一錢　生薑一錢　右水煎服

起痿神湯　治痿症

元參一兩　熟地三兩　麥冬四兩　山茱萸一兩　沙參三兩　五味子五錢　右水煎服

摩腰丹　治寒濕腰痛

附子尖　烏頭尖　南星　硃砂

乾姜各一錢 雄黃 樟腦 丁香 麝香各五分

右為末，蜜丸圓眼大，每服一丸，姜汁化開如厚粥，烘熱置掌中，摩腰上，令盡粘着肉，烘棉布縛定，腰熱如火炒。間三日用一丸，或加茱萸、桂。

貼腰膏 治腰痛

生姜一斤，取真汁四兩 水膠一兩

同煎成膏，厚紙攤貼腰胯，甚效。

威喜丸 治丈夫陽虛，精氣不固，小便白濁，餘淋常流，夢寐多驚，頻頻遺泄，婦人白濁、白帶，皆除。

黃蠟四兩 白茯苓去皮，四兩，切塊，用豬苓一分於器內同煮

二十餘沸取出日酒不用猪苓右以茯苓末鎔黄蠟丸彈子大每服一丸空心細嚼津液咽下以小便清為度忌米醋

截臌

治水臌氣臌

活黒魚一尾重〤八兩去鱗甲將肚剖開去腸入黒礬五分松蘿茶三不男子用蒜八瓣女子用蒜〤瓣共入腹内放磁器中蒸熟令病人喫魚連茶蒜喫更妙藥從頭上喫起病從頭上消從尾喫起即從脚上消起立效

蟲臌

小腹作痛四肢浮腫而色帶紅點如蟲蝕之象眼下無卧蠶微腫之形

此是蟲癥也

雷丸（三分）　當歸（一兩）　鱉甲（一兩醋炙）　神麯（三錢）　地栗粉（二兩鮮者取汁一茶甌）　茯苓（三分）　白礬（三分）　車前子（五分）　右水煎服

血癥

跌閃而血瘀不散，或憂鬱而結血不行，或風邪而血畜不發，遂至因循時日，留在腹中，致成血癥。飲食入胃，不變精血，反去助邪，久則脹，脹則成癥矣。

水蛭（一兩炒黑取末用三分）　當歸（二兩）　雷丸（三錢）　紅花　枳實（三分）　白芍　牛膝（各三錢）　桃仁（四十粒）去皮尖擣爛，水煎服，一服

而下血斗餘再服血盡而愈

分水神丹　治水瀉

白术一兩　車前子五分　煎湯服之立效

疝氣神方　其病甚至氣上衝如有物築塞心藏欲死手足冷者三四服除根

硫黃火中鎔化即投中毒去研細　荔枝核炒黃為末　陳皮各等分　右為末飯丸如桐子大每服十四丸酒下其疼立止自覺疼甚不能支持畧用六丸不可多

千金不傳韋氏方　治疝及腎大如斗日三服除根

八角大茴香　青皮　荔枝核各貳兩

炒黄色焗盡為度置土上以碗覆之少時取出研末每服二錢無灰酒下清晨午後臨睡各一服

去鈴丸　治脾胃虛弱小腸疝氣神效

大茴香二兩　生薑四兩連皮

同入坩氣內淹一伏時慢火炒之入鹽一兩為末丸梧子大每服三五十丸空心鹽酒下

腹內龜病

詩云人間龜病不堪言肚裏生成硬似磚自死殭蠶白馬尿不過時刻軟如棉神效

硫黃三分方不用一母丁香一分射三分加獨頭
蒜數枚一方不用搗如泥再入前三味研
匀成桐子大飛過硃砂為衣母丁香
四粒射一分土木鼈一个研末吐津
為丸芡子大納臍中外用膏藥貼亦
可治小兒痢

截水

腫遍身腫滿手按之仍起者是

葶藶炒四兩右為細末棗肉為丸如梧
子大每服十五丸桑皮湯下人不信
試之自驗

截黃

治脾積黃疸

青礬四兩煅赤成硃子　當歸四兩酒醇浸又日焙　百草

霜三兩為細末以浸藥酒打糊丸如梧子大每服五丸至七丸溫水下一月後黃去立效此方祖傳七世

斷痢

木鼈仁六个研泥分作二分麪燒餅一个切作一兩五只用半餅作一竅納藥在內乘熱覆在病人臍上一時再換半个熱餅其痢即止遂思飲食

加味綠礬丸治大小男婦黃病

皂礬八兩用麪巾和作餅入皂礬在內火煅焦為度厚朴薑汁炒蒼術炒去汗新會皮甘草各八兩川椒十兩去目右為細末用細紅棗三斤煮熟

皮九　卅

去皮核胡桃三斤去壳同搗成膏和药丸桐子大每服七八十丸酒服初服时觉此药甘美服至病将愈反觉药臭矣大率四两药可治一人

點目取翳

鵞不食草搗汁熬膏一两爐甘石火煅童便淬三次三分上等磁器末一钱半熊膽二钱硇砂少許為極細末和作膏貼在翳上一夜取下用黄連黄柏煎湯洗淨着如有再貼

治目多淚

鯽魚膽七个人乳一盞和匀飯上蒸一二

卄五內

次熨眼其淚自收

做西洋眼藥

猪苦膽取汁東丹拌匀加冰片青黛各少許擻成條子能于盤中分墨市中賣者用此

二百味花草膏　治目病兩瞼赤湿流淚或痛或痒晝不能視夜不能見灯名爛緣風

羯羊膽去其中脂而滿填好蜜拌匀蒸之候乾即入瓶細研為膏以蜜採百花羊食百草故名

截障

治眼中努肉

蛇蜕一條　麻油三分炒黃色不可焦黑　菉豆三合炒　砂糖一碗共煎七分食遠服立退二三年者可治兩服即愈

開聾

小蝎四十九个　生姜如蝎大四十九片　同炒姜乾為度研末温酒服之到一二更時再進一服至醉不妨次日耳中如笙簧聲即效十年腎虛聾者二服可愈

耳聾開竅奇方

活鯽魚一尾不拘大小劈開取腦髓盛飯上蒸出油来將茶匙挑摘入耳

内數次自然開竅後服補药收功

補药方

故紙　黑芝蔴　童便各一斤　火酒二斤

右四味同煮乾取出晒燥再將黑芝麻同故紙共炒香取故紙為末不用芝麻以老米醋打糊為丸菉豆大每服二錢用杜仲炒去絲知母煎湯送下服一半即效

通耳神丹

鼠膽一枚　龍齒一分　冰片一分　射香一分　硃砂一分　乳香五厘　朝腦五厘

右药各研細末人乳為丸如梧子大

外用絲棉裹之塞耳深處至不可受而止塞三日取出即耳聰永不再聾

喉風閉塞　臘月初一取猪膽不拘多大五六枚用黃連　青黛　薄荷　姜虫　白礬　朴硝各五錢裝入膽內青紙包了將地掘一孔方深各一尺以竹橫懸膽在內以物蓋定候至立春日取出待風吹去膽皮青紙研末密收每吹少許神驗

吹喉藥　治急纏喉風乳鵝喉痺

白礬三錢　巴豆五粒去殼　用鐵杓將礬化開投豆在內礬乾了取出豆將礬收貯

遇喉痛者以蘆管吹之

黑龍膏　治九腫喉痺急喉痺纏喉風結喉爛遁蟲虫蝶重舌木舌飛絲入口

大皂角四十挺切水三斗浸一夜煎至一斗半入人參末半兩甘草末一兩煎至五升去渣入無灰酒一升釜煤二二煎如餳入瓶封埋地中一夜每溫湯送下一匙或掃入喉内取惡涎盡爲度後含甘草片

氷梅丸　治喉痺十八種俱效

天南星（鮮者二十五个切片）　大半夏（五十个鮮者佳切片）　皂角（去弦淨四兩）

白礬　防風　鹽　朴硝（各四兩）　桔梗（二兩）

十二

揀七分熟梅子大者一百个先將硝盐水浸一周時然後將各药研碎入水拌匀方將梅子置水中其水過梅子三指為度浸七日取出晒乾又入水中浸透晒乾候药水乾為度方將梅子入磁器密封之如霜衣起愈妙用時薄棉裹噙口内令津液徐徐咽下痰出愈一梅可治三人不可輕棄

中分散　治驚風定搐

螳螂一个　蜥蜴一条　赤足蜈蚣一条

各中風分之隨左右研末記男用左女用右每以一炊字吹鼻内搐之右

即右定左即左定

神穴丹　治驚風癇痫

紫色蛇黄四两煅过　猪屎二两小者泥固煅过　鐵粉一两

硃砂半两　射香一不　右為末，糯米粉糊丸芡子大，漆盐晒乾乾，看之每丸有一小穴，故名。每服一丸，薄荷酒化下，立醒。痫熱，冷水化下。

陳氏神效小紅丸　治小兒一切咳嗽驚癇發搐發熱齁喘痰涎上湧痰厥卒倒等症

全蝎去刺洗净炒一两　南星一两　硃砂四不五分

珠子一不　巴豆霜去油净二钱五分

右為細末糯米糊為丸如菜子大週歲者每服五十丸二週者百丸看小兒大小壯實用灶心煎湯送下此吳中陳氏治急驚風秘方也

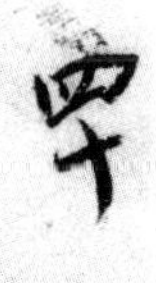

稀豆丹

赤豆　黑豆　粉草各一兩　為末用竹筒刮去皮兩頭留節一頭鑿一孔以藥末入筒中用杉木砧塞緊黃蠟封固外以小繩繫之投入臘月廁中滿一月即取出洗淨風乾每一兩配臘月梅花片三錢和勻若得雪中梅花落地者不著人手以針刺取者更妙

急用入紙封套內畏烘即乾兒大者用一錢小者五分俱以霜後絲瓜藤上小絲瓜煎湯調空心服湯宜多服忌葷腥十二日解出黑糞為驗一次可稀三次不出每年服一次

梅花丸　治小兒痘疹起死回生之病

腊月取梅花不計多少陰乾有一兩外用當歸一錢五分茯苓一錢升麻五分竹茹八分甘草三分水鍾半煎八分溫熱時將梅花拌浸一日取出晒乾為末如小兒病用雄鷄一隻吊起左足良久將竹鎗入鷄喉內取血

調梅花末為丸如菉豆大滚水送下
二丸即刺見功如小女兒病用老雌
鶏弔右足取血製造晒乾以好磁器
収貯不計遠年近日聽用此方濟人
萬無一失小兒臨危任是毒甚畧有
微氣用滚水送下不拘時只不宜服多

換痘丹　凡痘密如蠶種皮毛一片者服
此毒並解即變另發一層好痘起死
囘生

犀角一兩　梅蕊一兩　絲瓜灰一兩　雄黄一錢
硃砂二錢　活石一錢　射香三分

右為末用麻黄膏丸如芡大每服一

丸酒漿化下

釘胎丸　治頻慣墮胎三四月即墮者于兩月前合此服之

杜仲八兩糯米煎湯浸透炒去絲續斷二兩酒浸焙乾為細末以山药五六兩右為細末作糊丸梧子大每服五十丸空心米飲下

治傷寒

糯米粽無棗者和滑石末砸成錠曝乾燒炭浸酒去炭熱飲之不論七日内者即汗七日外者次日汗

千金硝石丸　止可磨塊不令困人須量

虛實

硝石六兩 大黄八兩 人参 甘草各三兩

右為細末以三年苦酒置器中以竹片作準每入一升作一刻先入大黄不住手攪使微沸盡一刻乃下餘药又盡一刻微火熬便可丸桐子大每服三十丸服後下如雞肝米泔赤黑色等物為效下風忌風冷宜軟粥調理

珍珠滚痰丸 治小兒痰塞心胸服之立效

半下五十粒 巴豆三十粒去殼

同半下煮待半下熟爛取起去巴豆止用半下烘乾為細末米糊為丸如

菜子大硃砂為衣晒用蘿蔔汁吞服
〤八丸大人倍之

接骨仙桃草　葉如石榴葉實如桃子內有小虫真取實連虫用

金橘核　福橘核　畢澄茄各等分

用砂糖糊丸菉豆大專治肝氣小腸疝症。每晚服一錢許至重者兩服即斷根

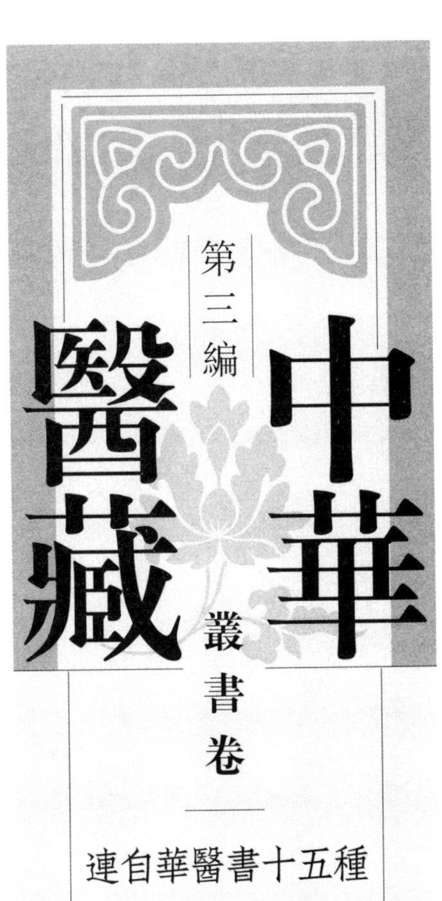

連自華醫書十五種

3

(清) 連自華 撰

《中華醫藏》編委會 編
江凌圳 主編

國家圖書館出版社

第三册目録

連自華醫書十五種□□卷（三）　（清）連自華 撰　清光緒十九年（1893）稿本（原書缺《望診》）……一

串雅内編四卷（卷二至四）……一

卷二……一

卷三……六五

卷四……一〇九

串雅外編四卷……一九三

目録……一九七

卷一……二二三

卷二……二八五

卷三……三四三

卷四……四一五
咽喉脉證通論……四九九

（清）連自華 撰

連自華醫書十五種□□卷（三）

清光緒十九年（1893）稿本（原書缺《望診》）

串雅內編卷二

錢塘趙學敏恕軒纂

截藥

外治門

散毒仙丹　治瘡瘍

銀花二兩　生甘草一兩　當歸一兩　黃芩一錢　蒲公英一兩　乳香一錢

右為末先將前藥用水五碗將乳香末調飲之神效

消毒散　治癰疽毒及初生多骨疽

大黃一兩　芙蓉葉晒乾為末一兩　麝香三分

氷片三分　五倍子一兩　藤黄三錢　生礬三錢　右為末，米醋調成如厚糊，于多骨疽之四週，中留一頭如豆大，以醋用鵞翎不時掃之，若不掃任圍則無益，一日夜即内消，其餘癰瘋亦以此敷之神効

陰陽黄　治發背癰疽疔瘡惡瘋一切無名惡瘡腫毒，焮熱疼痛，初起未潰者

錦紋大黄不拘多少一半大煨熟一半生用　甘草節等分　為細末，每服一起，空心温酒調下，一二服疏利為度

五毒丹　創子瘍醫公孫知點一切癰疽無不神效

丹砂養血益心　雄黃長内補脾　礬石理脂青助腎　石膽治筋滋胆　磁石通骨液壯腎

右為藥各等分入陽城罐鹽泥固濟昇煉取飛霜用　此方甚奇以千金得之用無不神效

發背膏藥

滴乳香四兩箬包磚壓去油　淨沒藥照前式去油四兩　鮮油血竭四兩　白色兒茶四兩　上好銀硃四兩　杭州定粉四兩　上好黃丹　上銅綠三錢

以上俱各另碾無聲篩極細末共一處臨時照患大小夾連四油紙一塊以針多刺小孔每張稱藥末五錢用五錢用真正麻油調攤紙上再用油紙一塊蓋上周圍用線將二紙合縫一處貼患上用軟絹紮緊自然止痛化腐生新過三日將膏揭開濃煎葱湯將患上洗淨軟絹拭乾將膏藥翻過用針照前多刺小孔貼之因藥品甚貴取其又得一畨之藥力也無大之人內服十全大補湯有大之人減

去肉桂姜棗煎服兼以飲食滋補無
不敗效至重者用膏二張百無一失

大黑膏　癰疽發背跌撲損傷折骨疔瘡
並皆治之
白芷　大黃　黃連　白芨　白斂
黃芩　木鼈　黃柏　羌活　獨活
金毛狗脊　杏仁　當歸　芍藥
川芎　肉蓯蓉　生地　前胡
紫胡　肉桂　荆芥穗　黃芪
連翹　防風　草蔴子各一兩　乳香
没葯　血竭兩各　一樟腦　血餘兩各　四

炒

卅の四一

香油三斤 飛丹一斤 射香半兩 槐柳枝各二兩 右乳香等細藥另研聽用餘藥入油熬黑枯色濾去渣再熬滴水不散入飛丹以槐枝不住手攪入水和軟不斷不粘住大入乳没血竭三味次入樟腦射香攪勻收用攤貼

一筆消

雄黃二兩 射香三錢 藤黃一兩 人中白半兩 硃砂二錢 蟾酥一兩 白芨二錢 生白蘞二錢 共研末用廣膠二錢烊化和藥末為錠遇毒用此藥磨醋水塗之

移毒方　治凡毒在緊要處移在閒處庶不傷命　地龍裹在經霜絲瓜内煅枯焦連瓜為末每瓜末三錢入射香三分乳香　沒藥各五分雄黄一錢　蟾酥一分　黄蠟一兩　共為細末蠟丸每服三分上部要處甘草麻黄桂子煎酒下即移在左手上両散如在背上羌活防風姜煎湯下移在臂上如下部木瓜牛膝靈仙陳皮獨活姜湯移在足下神效

大提藥方　圍敷初起對口發背惡疽四五日即消雄黄　藤黄　真當門子

各一錢 硃砂三分 紅昇藥錢五分 草蘇子肉三錢 如用一錢則藥緩難效 先將草蘇子研如泥後和各藥研爛 用象牙匣封藏外用虎色好則不泄氣

黃提藥方 治一切惡毒未成可消已成用之腐疔毒更妙

鬱香 雄黃各一錢 牛黃 蟾酥 硇砂 射香 冰片各五分 巴豆肉八錢 草蘇肉各研末擣磁遇症放膏藥上少許貼之

白靈药

蘆甘石一两　黄連錢　黄柏　黄芩各二小

將甘石放銀礶内燒紅收汁約八九

次以甘石酥為度晒乾研細加氷片

五分治口碎點眼甚妙加珠子少許

治下疳可生肌長内凡有热毒配三

白昇药人乳乳調敷立愈

紅昇药　名五雲昇药

水銀　白礬各小五　硃砂　雄黄各二小五分

大硝八錢

右照昇药法昇之凡一切無名腫毒

如潰久內敗四边紫色黯色將靈藥水研稀以雞毛掃于黯內上立刻紅活死肉脫去再上生肌散即收功凡通腸痔漏將此藥以紙捲成條揷入管內七日其管即隨藥條脫去

白降丹 名夏氷對配丹

水銀 淨火硝 白礬 皂礬各力九

白鹽炒力九

煉法將藥共研至不見水銀星盛于新大傾銀罐內以微火鎔化火急則水銀上昇走爐桴炭為妙熬至罐內

無白烟起再以竹木板撥之無葯屑撥起為度則葯吸於罐底謂之結胎成用大木盆一个盛水水盆内置淨鉄火盆一个以木盆内水及鉄盆之半腰為度然後將前結就之胎連罐覆于鉄盆内之居中以鹽水和黄土封固罐口勿令出氣即走爐再用淨灰鋪於鉄盆内灰及罐腰將灰按平不可摇動葯罐恐傷封口即要走爐鋪灰畢取燒紅栗炭略重扇一炷香謂之武火炭隨火隨添弗令間斷而見

火

卄七由一

48

鑵底再煉一炷香即退火待次日盆灰冷定用帚掃去盆灰并將封口土去淨開看鉄盆內所有白霜即謂之丹將磁瓶收貯待用愈陳愈妙其鑵內原胎研糝癬瘡神效若恐胎結不老鑵覆盆內遇火煉胎落鉄盆便無丹降亦為走爐法用鉄絲作一三脚小架頂爐內撐住丹胎最為穩要此丹知遇癰疽發背疔毒一切惡瘡用一厘許以津唾調點毒頂上以膏葯蓋之次日毒根盡拔於毒上結成黑

内一塊三日即脫落再用紅昇藥數次即收功

乾收竹筒内名為錠子凡毒成管即約量管之深淺挿入錠子上蓋膏藥次日擠膿如此一二次其管即化為膿管盡再上昇藥數次即收功矣此此丹比昇丹功速十倍但性最烈點毒甚痛法用生半夏对攪再加冰片少許能令肉麻不痛

五寶霜　治癩疽楊梅諸瘡

水銀一兩硃砂　雄黃各二錢半白礬

緑礬略半二研勻罐盛灯盞盖定監泥固濟文武大煉升罐口掃收每以三錢入乳香没藥各五分灑太乙膏上貼之絶效

四金剛 治無名腫毒

銀花一兩 生甘草二錢 當歸八錢 黄芪半兩 用水一碗陳酒一碗合前空心服

五虎下西川 治無腫毒癰疽發背等症三日即愈神效

川山甲炙研 白芷 黄芪 當归

五十

生地各三分　黄酒二碗或水酒各半煎一碗服在頭面上者加川芎五分身體中者加杜仲五錢在兩腿者加牛膝五錢在肢臂手足者加桂枝半兩

離宮錠　治無名腫毒

蟾酥四　血竭　膽礬　硃砂各三分　京墨一兩　高射香錢半

各研末和匀入糊研極匀作筋粗寸長錠晒乾清茶研敷

坎宮錠　治一切赤熱腫痛并痔漏諸毒

用冷水磨如墨以筆掃藥塗之立愈

卌九　内一

50

京墨 熊膽 胡連 兒茶 牛黄 各三錢 氷片一錢 射香五錢

研末用猪膽汁加生姜大黄水浸取汁礶醋各少許相對和葯為錠

鐵井闌 治癰疽腫毒

重陽前芙蓉葉研末端午前蒼耳燒存性研末等分蜜水調塗四圍其毒自不走散名鉄井闌

代刀膏

桑木灰七小 礦子灰五小 蕎麥楷灰 茄料灰各一兩 放鍋内水五碗滚十数次

用布袋濾去渣將水從新用鉄杓熬一小杯存用如腫毒數日内有膿不得自破其頭如瘡大者將此藥在頭上盡一十字即出膿諸般大瘡有疔角腐肉不脱者用此藥水洗之即去又點面上黑痣雀斑神效

生肌散　名海龍粉

龍骨　血竭　紅粉霜　乳香　没藥　海螵蛸　赤石脂各一分　嫩石膏二分　右為末敷上極效

大凡生肌散内要配紅粉霜若要去腐

內每一兩配入粉霜或三分五分如

治下疳芽瘡每兩配一二分

開刀麻葯

川烏　草烏　半夏　生南星

蟾酥各一錢　番木鱉　白芷　牙皂各三分

共為末臨時水調敷一飯時方開刀

不疼

換皮麻藥　凡欲去皮之瘡癬先服此葯

使其不知然後開刀糝生肌葯

羊躑躅三錢　茉莉花根一錢　當歸一兩　菖蒲三分

右水煎服一碗即人如睡寢任人刀

割不痛不癢换皮後三日以人參五錢生甘草三錢陳皮五分半夏一錢白徽一錢菖蒲五分茯苓五錢煎服即醒

生肌散

薫治割瘤敷之生皮凡去皮後敷藥末五錢不但不疼反能作癢更奇

人參一錢三七根末三錢輕粉五分麒麟血竭三錢象皮一錢乳香去油一錢千萬年石灰三錢廣木香末一錢氷片三分兒茶二錢

各為極末研無聲為度脩合須用端午日不可使一人見之

癰毒

凡人癰疽發于背或生於頭頂或生於胸腹或生於手足臂腿腰臍之間前陰糞門之際無論陽毒陰毒一服即消已潰者即斂

金銀花四兩蒲公英一兩當歸二兩元參一兩水五碗煎八分飢服一劑盡化為無有矣切勿嫌其药料之重減去分兩則功亦減半矣

決膿妙法 治癰疽膿不出

人乳汁和麵敷之比曉膿盡出不可近手

立消散 治便毒癰腫如神

全蝎炒 核桃去壳肉只用隔膜炒等分為末空心酒調下三錢午再服三日全愈

靈異膏　治患毒疽不愈者以此貼之即愈勿用鍋煎

防風　梔子　黄芩　當歸　生地
甘草　苦參　銀花　大黄　赤芍
黄柏　連翹　荆芥　海風藤　白蒺藜
槐枝各二兩　何首烏忌鉄　牛蒡子　白芷
杏仁　地榆各一兩　木通　山豆根
川芎　蒼术　獨活　羌活　蜂房

蟬蛻　殭蚕　白芨　白蘞　麻黄
丹皮各錢　五　乳香二兩　没药　血竭
兒茶　螵蛸　龍骨各兩　一　赤石脂二兩
射香二錢　樟腦　輕粉　黄蠟　白蠟
各半兩　黄丹水飛過淨三斤　蔴油六斤
浸药七日入乱髮三兩熬焦黑色髮
化盡去渣再熬滴水成珠下丹收膏
停火下乳香等药再候少温下射香
輕粉黄蠟白蠟溶化入水中出火毒
甕瓶收用

千里光膏　貼瘡癤風癬楊梅瘡毒鵝掌

風極效

千里光採莖葉搗汁砂鍋内熬成膏　防風　荆芥　黄柏

金銀花　當歸　生地各二兩　川椒

白芷　大黄　紅花各一兩　苦參四兩

蔴油浸三日熬枯黑色去滓每油二碗配千里光膏一碗再熬滴水成珠飛丹收成膏入乳香末藥各一兩輕粉三錢槐枝攪勻收用

萬寶代鍼膏　治諸惡瘡核赤暈已成膿不肯用針以此藥代之但用小針點破瘡頭貼上膏藥膿即自潰

蓬砂 血竭 輕粉各五錢 蟾酥五分
金頭蜈蚣一个 雄黄一錢 射一分
氷片少許為細末蜜和成膏看瘡有
頭處用小針挑破以藥少許放紙上
封貼早次其膿自出如腋下有耍孩
兒名揞疔瘡或有走核可於腫處用
針挑破如前用之忌鷄羊酒麪芋物
喫白粥三日為妙

又方

用磨刀泥白丁香射香巴霜火上燒灰
研細過一切腫毒津唾和搽少許一
週時其頭即破

吹消散

乳香　麝香　蟾酥　辰砂　兒茶　末藥各等分，研極細末，用一分弾封膏之貼之，立消腫毒。

護心散又名内托散乳香萬金散

凡有疽疾，一日至三日之内，宜連進十餘服，方免變症，使毒不出外。稍遲毒氣内功，漸生嘔吐，或鼻生瘡菌，不食即危矣。四五日後，亦宜間服之。

菉豆粉一両　乳香半両　灯心同研和匀，以生甘草濃煎湯調下一錢，時時呷之，若

毒氣沖心有嘔逆之症大宜服此蓋菉豆醬熱下氣消腫解毒乳香消諸癰毒腫毒服至一兩則香徹瘡孔中真聖藥也

透骨丹　治跌撲損傷深入骨髓或隱隱疼痛或天陰則痛或年遠四肢沉重無力此藥主之真神方也

閙楊花子（一兩火酒浸炒三次童便浸二次焙乾）　乳香（不去油）　没藥（不去油）　真血竭（各三錢）

右為末研勻再加射香一分同研磁瓶收貯封固每服三分壯者五六分

不必用夜飯須睡好方服酒可盡量下服後避風有微汗出為要忌房事酸寒茶醋等物弱者間五日一服壯者間三日一服

醉仙散　治癘風

胡麻仁　牛蒡子　蔓荊子　枸杞子各五錢炒黑色　防風　瓜蔞根　白蒺藜　苦參各五錢

右為末每一兩半入輕粉二錢拌勻大人用二錢空心日午臨卧各服茶湯調下服後五日間先于牙縫内出

臭涎水渾身覺疼昏悶如醉利下臭屎為度量大小虛實加減與之證候重而急者須先以再造散下之候補養得完復與此藥服須斷鹽醬醋諸般肉魚腥椒料水菓煨燒炙煿及茄子等物只宜淡粥熟煮時藥食之或烏稍菜花蛇用淡酒煮熟食之以助力可也

再造散　治癘風

錦紋大黃一兩　皂角刺一兩半獨生經年大黑者　鬱金半兩

白牽牛頭末六錢半生半熟

右為末每服二錢臨卧冷酒調服一云目未出面東服以净桶伺候泄出虫如虫口黑色乃是遠年赤色是謂之近三四日又進一服直候無虫則絶根矣後用通聖散調理可用三稜針刺委中出血終身不得食牛馬驢騾等肉大忌房事犯者必不救

大麻風

活川山甲一个揀最大者用生桐油一斤如小者桐油半斤加雄黄末一錢没藥末七分黄柏末一兩共攪入

生桐油使匀將川山甲架起下用炭火薰令口渴自張開將藥和藥油灌入口內不喫再烘儘油喫完為度再加大火將川山甲炙酥研為末另加百草霜一兩共研細收入瓷瓶內封緊不可洩氣凡過麻風之人每用五錢用燒酒調服上用棉被重蓋卧一時餘候汗出滿身其虫隨汗而出隔一日再服五錢照前服卧出汗即將病人著蓋衣服被褥等件盡行換過送至無人處所掘坑焚燒人不可近

恐此症服後七八日身面如蛇殼脱皮永不再發真仙方也

秘煉楊梅瘡藥

辰砂　雄黄　塩　白礬炒　緑礬炒　焰硝各一兩　硼砂五錢

右為末入陽城罐封固火水升打一炷香取出冷定開罐將升盞者搥下用磁瓶貯之黄蠟封口入井内三日取出每藥二分半配槐花硃砂福色者一兩飯丸桐子大每服十丸神效罐底渣可合疥瘡藥

封口神膠　破沙罐末　草溪灰

黃泥各二兩　傾銀罐末　燒鹽　稷各一兩

為極細末，用鹽滷調和如膠，丹入乳鉢擂細，用抿子挑封罐口。

乳香飲　治折傷損腰，神驗。

酒浸虎骨　敗龜板　蓯牛膝　草薢　續斷　乳香各等分

煎服。

取疔膏

乳香一粒　射香米大一粒　黃連末　連翹末

桃仁去皮二个，同蝦蟇肝、腸、肺三味共一處入乳鉢內擣如泥，白皮紙一小刀攤

廿

貼患處三四日連疔揭去

聚疔毒

鉄繡不拘多少研為末醋調塗毒上須臾毒自凸出并治瘡癤膿水不乾及難收口者即效

消疔

人指甲炙為末放患處將核桃平破取内嚼爛安半殼内合住不可露氣一飯頃即消

瘰癧奇方　亦可消瘤去痣

石灰半斤研細末　大黄四兩同入鍋内炒通紅去大黄取石灰聽用　又將洗

四十八四一

碱四和水四五碗枇杷葉七片共煮水乾至一半入前石灰攪勻再煮水將乾聽用又以蛇含石二兩醋煅七次為末又以芫花五錢漸漸加入攪勻成膏每膏一兩加蟾酥射香各二分為丸胡椒大末破者將一丸粘核上其丸自入以淡猪肉湯洗過又粘又洗如此三次其核自動將皮掤開以銀鉤取出核即貼生肌膏

生肌膏

蔴油一斤化胎髮一團熬滴水成珠　龍骨煅　黃占　熟猪油

赤石脂　乳香　没葯　輕粉
象皮煅各一錢共爲細末
入油内攪匀成膏攤貼一日一換仍
以豬肉湯洗三四次即平半月收口
取核時先服提氣湯

提氣湯

人參　白芷　生地　龍膽草
川芎升麻　柴胡　乳香　甘草
貝母　橘紅　香附　桔梗　各等
分姜棗水煎服

三妙散　治結核瘰癧遍滿脖項神驗此

方雖平易實屢試屢驗

夏枯草　金銀花　蒲公英各五錢

水酒各半煎服多用極驗

消瘰癧疫毒　未穿破者為疫核已破者為瘰癧三五个連者為疫串用羊角數對威靈仙四共入瓦礶內加清水煮數沸候角軟取出切薄片用新瓦燒紅將角舖上焙煉過研細每灰一兩加廣木香一錢白芥子三錢共為末煉蜜丸為丸用檳榔湯下或夏枯草湯下亦可服至七日後大便下如

黑羊屎小便出黑水自消婦人如爛開兩脇服之亦效忌生冷煎炒房事

仁

提癧丹　取疾核

水銀　硼砂　火硝　明礬　皂礬　食盐各一錢　硃砂二錢

用粗瓦盆放前葯上合粗碗一只盐泥封固炭火煉三炷香先文後武冷定取出昇在粗碗上藥白米飯擣丸菉豆大硃砂為衣每用一丸於瘡上棉紙封二三層一日夜急揭起則核隨紙帶出丸可再用

神授五公散　治漏孔并諸瘡眼久不歛者痔瘡亦效

大五棓子一个　蜈蚣（一条去頭足）　将棓子開一孔入蜈蚣濕紙包煨存性為末先以葱湯洗瘡淨搽前葯再用膏葯貼之每日一换即歛口如神

三品錠子

上品錠子　專治痔瘻一十八症

紅礬（二兩五）　乳香　没藥　硃砂（去鉄各三錢）

牛黄　硇砂（一錢四分七分熟七分生）　白信（一兩火煅）

中品錠子　專治翻花瓔瘤等痔

白礬二兩八錢五　乳香　沒藥各五錢五　硃砂五錢

牛黃四分五　硇砂一錢半生半熟　金信一兩五錢以火煅盡黑烟止用淡清烟

下品錠子　專治疔瘡發背等症

紅礬三兩二　乳香六錢　沒藥五錢　硃砂三錢

牛黃四分五　硇砂二錢四分半生半熟　白信三兩火煅黑烟盡半日取起方

可用各依法製用麪糊和勻撚成錠子

看痔漏大小深淺插入錠子如肉內

黑色勿上生肌散只待黑肉落盡方

可上若瘡無頭太乙膏一个加後

藥一粒貼之

白礬二兩　乳香三錢二分　沒藥二錢七分

硃砂四分 牛黃五分 姜黃二錢半順的用閒

白丁香一錢五分 巴豆三錢草紙去油淨用

為末或唾沫調敷瘡一日三次但

瘡破揷上前錠子

破瘻點藥

水銀一錢 硼砂一錢 輕粉一錢

鵝糞一錢 鷺糞一錢 氷片五分

朝腦五分 綠礬一錢 皂礬一錢

射香三分

為細末用針刺一小孔然後乘其

出血之時將藥點上則粘連矣約

一分用以人乳調之點上大如芡實一日點三次第二日必然流水流水之時不可再點點則過疼轉难收口矣三日後必然水流盡而皮寬如袋後用煎方自然平復如故

煎方

人參三錢　茯苓半兩　薏苡一兩　澤瀉二錢　猪苓一錢　黃芪一錢　白芍半兩　生甘草一錢　陳皮一錢　山藥三錢

右水煎服十劑全消如故但忌房一月餘無所忌若犯房事必破

不能收口終身成漏矣

癰疽拔膿　此方甚奇頑瘡可用

癰疽不破或破而腫硬無膿用斑蝥為末以蒜搗膏和水一豆大許貼之少頃膿出即去藥

治大丹

絲瓜子一兩　紫胡一錢　元參兩　升麻

當歸五分　右水煎服一劑即消

治瘡二法

頭面上瘡用銀花二兩　當归一兩

川芎五分　蒲公英三分　生甘草五分

桔梗三分　黄芩一分

右水煎服一劑輕二劑全消不必三

劑

身上手足瘡用銀花三兩　當歸一兩

生甘草三錢　天花粉五分　水煎服一

劑即消二劑全愈

擦瘡成水　人有病手足生瘡變成大塊不必刀割只用小刀略去其皮一分以此藥敷之即化為水

人參三分　甘草一分　硼砂一分　冰片

輕粉五厘　各為末搽之即化為水矣

人身有肚上生瘡結成頑塊終年不去者亦可治之立效

掃疥　治諸疥瘡熱瘡遍身癩瘡神效

大黃　蛇牀子　黃連　黃柏

狗脊　苦參各半兩　為末入硫黃水

銀茶末殺之各四錢雄黃黃丹各五分二小輕粉一小大楓子去殼木鱉子去殼五小同前藥細末杵勻用豬脂調洗浴後搽瘡上此藥宜晒合之不見火塗瘡疥立效

七製松香膏　治濕氣第一神方

松香三斤第一次姜汁煮二次葱汁煮三次白鳳仙花汁煮四次大酒煮五次鬧楊花汁煮六次商陸根煮七次紅醋煮　桐油三斤　川烏　草烏　白芥子　乾薑　官桂　蒼朮各四兩　血餘八兩

共入桐香熬至藥枯髮消滴水成珠

濾去渣入牛皮膠四兩烊化用前製過松香漸漸加入收之離火加樟腦一兩好射香三錢用厚紙攤之貼患處

諸瘡糝藥 治天泡瘡更效

松香 白芷各三錢 樟腦二錢 輕粉五分 氷片一分 煅熟石膏一兩 右為細末熬熟猪油調搽

破棺丹 治瘡氣入腹危者

大黄二兩半生半熟 甘草 芒硝各一兩

右為細末蜜丸彈子大每服半丸食後温酒化

下或童便半盞研化之忌生冷水

一掃光　治疥瘡及婦人陰蝕瘡漆瘡天大毒諸惡瘡神效

蛇床子　苦參　蕪荑各一兩　雄黃半兩

枯礬兩五錢　硫黃　輕粉　樟腦各二錢

大楓子取肉　川椒各半兩　為末生豬油調敷

又方

蛇床子　硫黃　黃柏各一兩　大楓子油

川椒　雄黃各半兩　枯礬二兩　輕粉另研入二錢　牛皮岸薰牛皮烟岸也，如無以香炉岸代之

黄丹各一兩為末生猪油調敷

又諸般疥瘡加減法 腫多加白芷開鬱 痛多加白芷解石 痒多加枯礬 陰囊瘡加吴茱萸 濕多加香油調 蟲多乾痒出血加大黄黄連猪油調 蟲多加蕪荑錫灰檳榔黎蘆班蝥 紅色加黄丹 青色加青黛

小金絲膏 治一切疥癬毒

瀝青 白膠香各二兩 乳香二錢 没葯壹兩 黄臘三錢 又以香油二錢

同熬至滴下不散傾入水中扯千遍收貯每捻作餅貼之

截癬　牛皮風癬

川槿皮一兩　大楓子仁廿五　半夏五錢

河井水各一盌浸露七宿入輕粉一錢入水中秃筆塗覆以青衣數日有臭涎出妙忌浴澡夏月用尤妙

九薰丹　治癬

好銅青研細二兩　好火酒拌之須不乾不濕塗於粗盌底內翻轉合地上以磚墊露一線下以蘄艾薰之再拌再薰

如此九次少亦要七次約以青色帶黑為度然後再研細將火酒拌做成錠子用時以醋磨搽每日三五次五日後若覺乾裂以菜油少許潤之〻日內愈

日本國癬药

黑沙糖四兩　臭雄黃三兩　礬二兩　川椒五錢　火酒一斤調搽立愈

枯瘤散

灰莧菜晒乾燒灰半盌　蕎麥燒灰半碗　風化石灰一碗和一處淋汁三碗浸水熬成霜取

下配木鱉三个搗去油巴豆六十粒出油
胡椒九粒去粗皮明雄黃一分人言一分為末
入前藥和勻以磁瓶收貯不可見風
以滴醋調勻用新羊毛筆醮藥點痛
上瘤有碗大則點如龍眼核大若茶杯
大則點如黃豆大乾則頻點之其瘤
乾枯自落如血瘤破以髮灰摻之粉
瘤破以白蔴皮燒灰摻之外以膏護
好自能斂口收恐

斂瘤膏　治癭瘤枯落後用此搽貼生肌
收口　海螵蛸　血竭　輕粉　龍

五十七四一

骨　象皮　乳香各一錢　雞蛋五个煮熟用黃熬油一小鍾　右各研細末將蛋油調勻用甘草湯洗淨患處以雞毛掃數再將膏藥貼之

治瘤

水銀一錢　兒茶三錢　冰片三分　硼砂一錢　麝香三分　血竭三錢　各為細末將此藥搽于瘤之根處隨搽隨落根小者無不落也

治流火方

鮮紫蘇　鮮鳳仙花　二味洗淨連根

葉搗爛放水盆內以滚水冲入將脚架盆上熏至可洗以軟棉洗之立愈数十年者不过洗三四次不發矣

取痣餅藥

糯米百粒　石灰大拇指　巴豆三粒去壳

研為末入磁瓶同窨三日每以竹签挑栗許點上自落

點痣藥　一切痣疣及瘜肉雞眼

桑柴灰　風化石灰各一斤　鮮威靈仙六兩

煎濃汁淋二灰取汁熬成稀膏磁器收貯用点患處不必挑破應手

五十八之一

廾

69

而除

點黑痣　李子仁為末鷄蛋清調点一宿自落

治臁瘡　先將綿紙看瘡大小裁成塊十二張四角以紙撚釘住聽用麻油二兩川椒四十九粒入銅杓内煎黑色取起次入槐枝一寸長者四十九根再煎枯黑取起次入黄臘一兩并研細輕粉三分枯礬一錢候溶化即以前紙入油内少煎即起但令油滲透勿使

紙焦黄貼時先将槐枝葱椒煎湯洗瘡用絹拭净後将所製紙膏貼之面用油紙蓋一張又用紅絹縶縛每週時去紙一張待紙取尽則瘡自愈

透骨丹

蟾酥　硼砂　輕粉　巴豆各五分　蝸牛二个　射香一分　先将药研細後入巴蝸再研磁瓶收貯每用少許乳汁化開将瘡頭輕輕撥破挑药如米許大納于瘡口外以膏药蓋之

勝金丹　治跌打損傷神效

五十九　内一

血竭 乳香 没药各三 地龍十条 自然銅一兩 無名異半兩 木鱉子五个 搗 煉蜜為丸如彈子大臨用好酒化下一丸如不打用紅花蘇木煎湯服即解

松肉葱白膏 治杖瘡

猪肉不精不肥去皮骨二斤 加葱白半斤 再加明松香三兩 研極細末以篩々过方可連葱放在肉内斬為極細攤敷患處以布脚帶禁不可寬至週時皮肉还原与不打無異牀上忌放氈皮等

物須切記若膿血水任其流放不妨

小金蓮

乳香　没藥各一錢去油　萆蘇仁炒　川烏　草烏各五錢　共為細末　肥皂二十個去弦及内外筋膜同藥搗極爛治婦人金蓮敷在足骨上过一夜次日洗去足軟如綿

拶傷

指上拶过有四痕用銀硃和酒磨濃依痕圈之自復

整骨麻藥

草烏三錢　當歸　白芷各二錢半

右為末，每服五分，熱酒調下，麻倒不知痛，然後用手如法整理。

截骨神方

川山甲一兩　虎骨三兩　銀杏一斤去殼　大棗去核半斤

如人傷只好服三錢六分，用細酒冲服。

天下第一金瘡藥　凡刀斧損傷跌扑打碎，敷上即時止痛止血，更作膿勝于他葯多矣。其傷處不可見水。

公猪油一斤四兩　松香六兩　面粉四兩炒篩　射香六分　黄蠟六兩　樟腦三兩　冰片六分　血竭壹兩

圳

兒茶一兩 乳香一兩箬皮上烘去油 沒藥一両仝上

以上藥研極細先將猪油黄蠟松香

三味熬化濾去渣待冷再入藥末攪

匀磁器收貯不可洩氣

接骨至神丹

治跌傷打傷手足斷折急以杉板夾

住手足扶正凑合再用此藥

羊躑躅三錢炒黄 大黄三錢 當歸三錢 芎

藥三錢 丹皮三錢 生地半兩 地土十个搗碎蟲 土

三十个搗爛 先將前藥酒煎然後入自然

銅末一錢調服連湯吞之一夜生合

六十一丙

72

神效不必再服止服二劑可也
陰囊爛盡　止留二子者
鳳仙花子　甘草等分為末麻油調敷
即便生肉
治體氣方
美首膏　治小兒白禿癩瘡
田螺一大者一枚　巴豆去殼一粒研碎　射香少許研共拌勻
先將田螺養三日去泥土揭起螺靨
入巴豆射末在內以線拴住置磁器
中次日化成水五更時將藥水以手
自抹兩腋下不住手抹直待腹內欲
行卻往手先擇深遠無人空地內去

以

大便黑糞極臭是其驗也以土蓋之勿令人知不盡再抹藥水又去大便次用白礬一兩蛤粉五錢樟腦一錢為末擦之永絶病根

痘後生翳

水眼一錢號丹半兩研作六丸柑鍋糊定火煆一日取出薄綿裹之左翳塞右耳右翳塞左耳自能墜下

兔喉生蛾

喉中署痛即用灯草一把煎湯沙糖調歘一日即止痛立愈

六十三

擬集綱目拾遺常用

水
春水 葯露 鹵水

火
煤火 神燈火 烟

金
錢 馬口鉄 銀銪

土
丹灶泥

石

美首膏　治小兒白禿癩瘡

百草霜一兩　雄黃一兩　膽礬六分　輕粉一分　榆樹皮三分　用石灰窑内燒紅流結土渣四兩　共為細末　猪膽汁調剃頭後搽之神方也

手足皸裂

大蘿蔔一个　内雕空　放入桕油半兩　安爐火上燉熟　候冷取油擦患即愈

治陰蝕

蚯蚓三四条炙乾為末　葱數条炙乾為末　蜜大上一碗煮成膏　將葯搗于其中納入陰戶蟲盡

死矣

十七

串雅内編下册

串雅内編卷三

錢塘趙學敏恕軒纂

截藥

雜治門

取牙鯽魚霜 即離骨丹

大鯽魚一個去腸入砒在内露乾放陰地待有霜刮下瓶收以鍼搜開牙根點少許咳嗽自落或以少許藥置膏藥上貼蛀牙上粘之即落

又方

活雄鯽魚一尾約四五兩白砒六錢將砒末入魚腹中待肉爛去砒不用

只用浄魚骨晒乾為末每用米粞大小許放患牙根上自落

取箭鏃方

用天水牛一個獨角小者以小瓶盛之硼砂一錢研細用水些少滴在内浸自然化水以药水滴傷處箭頭自出

黑鬚倒捲簾

大馬蜞二三十条竹筒装之夜置露處受氣餓過七日以鷄冠血磨京墨與食過四五次復陰乾將猪脛骨打斷放蜞入内仍合定鐵線纏住鹽泥

塗之乾時放地上火煆五寸香二次退開三寸火又放五寸香三次再退遠火又五寸香取出為末將猪膽皮包指承末搽鬚稍即倒上也

黑鬚仙丹

熟地一觔　萬年青三片小用五片　桑椹一觔　黑之蘇八兩　山藥二觔　南燭皮四兩　花椒一兩　白蒺一兩　巨勝子三兩連殼　宻丸早晚酒送下各五錢忌食蘿蔔

又方

熟地一觔　薏仁八兩　山茱萸八兩　白术三兩　生赤三兩　何首烏三兩

白果三兩巨勝子三兩黑芝蔴四兩

山葯一觔花椒一兩烏豆皮四兩

胡桃肉三兩加參片三兩無亦可蜜丸每服五錢

取輕粉毒

出山黑鉛五觔打壺一把盛火酒十五觔乳香三錢納土茯苓半觔封固重湯煮一日夜埋土中出火毒每日早晚任性飲數杯後用瓦盆接小便自有粉出為驗服至筋骨不痛乃止

受打不痛

用血管鵞毛七根地龍七条煅過用乳香同白蚋為末好酒送下

悅容丹

白瓜仁五兩　桃花四兩　白楊皮二兩

為末食後飲服每日三服欲白加白瓜仁欲紅加桃花三十日面白五十日手足俱白一方用橘皮無楊皮

面黑令白

真女菀三分　鉛丹一分　為末醋漿服一刀圭日三服十日大便黑十八日面如漆二十日全白便止過此則大白矣三十後不可服忌五辛

誤吞鐵石

王不留行黃柏等分為末湯浸蒸餅

丸彈子大青黛為衣線穿挂風處用
一丸冰水化灌之

脚堿

葱根荸薺擣汁一碗再取松香四两蔴
油再煎滴水成珠方入煎汁攤膏葯
貼即落

足趾雞眼

作痛作瘡地骨皮同紅花研細敷之
次日即愈

蛓毛蟲傷

春夏月樹下墻壁間雜色毛蟲極毒
人觸著者則放毛入人手足上自皮

三

至肉自肉而骨皮肉微痒以漸至痛經數日痒在外而痛在内用手抓搔或痒或痛必至骨肉皆爛有性命之憂此名中射工毒諸藥不效者好豆豉約一碗清油半盞拌豉搗爛厚傅痛痒處經一時久豉氣透骨則引出蟲毛紛紛可見取下豆豉埋土中煎香白芷湯洗痛處如肉已爛烏賊骨爲末傅之即愈

又方

鍋底黄土爲末以醋控成團於痒痛處搓轉其毛皆出在土上痛痒立止

神效無比

紅玉膏 治女人面脂

輕粉 滑石 杏仁去皮等分為末蒸過入腦射少許以雞子青調勻洗面畢傳之旬日後如紅玉

竹木刺

鮮蝦黃雀糞共搗罨上即出

治河純中毒

大紅降香為末極細以索粉水調服錢許吐出毒物即愈神效

虎傷

被虎齩傷血必大出傷口立時潰爛

疼不可當急用猪肉貼之隨貼隨化
隨易一丹用此藥敷之
地榆一觔為末加三七末三兩苦參
末四兩和匀糝之隨濕隨糝血即止
痛即定　頂藥
巴霜
頂丹溪喉閉丸
治纏喉風喉閉先胸膈氣緊驀然咽
喉腫痛手足厥冷氣不能通頃刻不
治
雄黃半兩鬱金五分巴豆七粒去皮
冰射各少許右為末醋糊為丸如蔴
子大清茶下五分喋喉塞用竹管納

藥入喉中須臾吐痰立解未吐再服

四寶頂狗藥丸

丁冊崖祖師傳治噎膈翻胃

硫黄　水銀各二錢同炒成金色入狗寶三錢

右為末雞卵一枚去白留黄和藥攪勻紙封

泥固煻火煨半日取出研細每服火

酒調五分不過三服效驗

牛郎頂牛郎丸

治氣築奔衝不可忍兼追蟲取積亦

消水腫　黑牽牛五錢炒　檳榔二錢五分

右共為細末每服一錢紫蘇湯送下

蟲積及水腫用酒下

五

青綠頂　治頑痰不化

石青一兩　石綠五錢　並水飛為末　麵糊丸菉豆大　溫水下十丸　吐去痰一二碗　不損人　風痰卒中　用生綠二兩　乳細　水化去石　慢火熬乾　取辰日辰時辰位修合　再研入射香一分　糯米粉糊丸彈子　乾卒大陰中　每丸作二服　薄荷酒研下　餘風硃砂酒化下　吐出青涎瀉下惡物大效　小兒用銅綠研粉醋麪糊丸芡子大　每服薄荷化酒下一丸　須臾吐涎如膠　神效

硫黃頂　治腰痛如神

黑丑半生半炒取頭末水和丸如梧桐子大硫黄末為衣空心鹽酒送下五十丸

玉環來笑丹 治疝氣癩腫並諸氣腫痛

荔子核四十九粒 陳皮連白九錢 硫黄四錢

為末鹽水打麵糊丸菉豆大痛時空心酒服九丸良久再服不過三服神效

黑鹽丸

鹽一升納粗瓷瓶中實築泥頭初以煻火燒漸漸加炭火勿令瓶破候赤徹鹽如水汁即去火待凝破瓶取出

六

豉一升熬煎桃仁一两和麵炒熟得巴
豆二两所熟去心膜紙中膜紙句（有脱誤）令油出
須生熟得所熟即小刀生（又）損人四物
擣匀入蜜丸梧子大每服三丸平旦
時服天行時氣豉汁及茶送下心痛
送酒下入口便止血利（疒）飲下初變水
痢後便止鬼瘧茶飲下骨蒸蜜湯下
忌久冷漿水合藥久則稍加之凡服
藥後吐利弗怪吐利若多服黄連汁
止之或遇殺藥人藥久不動者更服
一两丸藥後忌口三二日其藥臘月
合之瓷瓶蜜封勿令泄氣一劑可救

七内三

百人或在道途村落無藥可求但用此藥即敵大黄朴硝數两曾用有效小兒女子不可服被攪作也

輕粉頂 治小兒涎喘

無雄雞子一個取清入輕粉炒一分拌匀和銀器盛置湯瓶上蒸熟三歲兒食盡當吐痰或泄而愈實者乃可用

羊莢頂 治骨蒸傳尸

羊肉一拳大煮熟皂莢一個炙以無灰酒一升銅鐺内煮三五沸去滓入黑錫一两令病人先啜肉汁乃服一

七

合當吐蟲如馬尾爲效

截瘧頂　治三日大瘧

活大烏龜一個連殼左右肩上各攢一孔近尾處亦攢一孔以明雄黃九錢研細每孔摻入三錢外以甕黃泥包固勿令泄氣炭火上煅存性研細每服準一錢空心陳酒送下三二服即止

又方

陳香圓一只去頂皮大者每隻加明雄黃三錢中者二錢小者一錢研細摻入香圓內炭火中煅存性再研極細末每服七分用腐衣分作六七

包乾咽下此日不可吃湯水任其嘔去頑痰即愈

金線頂 凢一切要吐痰涎之症用代爪蒂最妙

金線重樓俗名金線吊蝦蟇采得去外黑皮用石搥打碎勿犯鐵器晒乾為末小甆瓶收貯用之治風痰結胸取一錢陰陽和服吐去痰即愈傷食成瘧臨發時空心水和服一錢吐即愈噤口痢疾凉水和服一錢即愈

三奇頂 治小兒天哮神效

經霜天竹子臘梅花各三錢水蜒蝣

八

一条俱預收

右水煎服一劑即愈

砒霜頂　治哮須三年後可用

精猪肉三十兩切作骰子塊信一兩研細末拌在肉上令勻用紙筋黃泥包之令乾白炭火於無人處煆青烟出盡為度研細以湯浸蒸餅丸如菉豆大食前茶湯送下大人二十粒小兒四五丸量虛實與之

齁喘痰積　凡天雨便發坐卧不得飲食不飽乃肺竅久積冷痰遏陰氣觸動則發也用此一服即愈服至七八次即出惡痰數升葯性亦隨而出

即斷根矣
江西淡豆豉一兩蒸搗如泥入砒銷
霜末一錢枯礬三錢丸菉豆大每用
冷茶冷水送下七丸甚者九丸小兒
五丸即高枕仰卧忌食熱物等

皂礬頂稀涎散凡人卒中風昏昏如醉形
體不收或倒或不倒或口角流涎出
斯須不治便成大病此證風涎潮於
上胸痺氣不通用此吐之
皂莢末一兩生礬末半兩膩粉半兩
水調一二錢過咽即吐涎用礬者膈
下涎也

九

碧霞丹　九中風痰厥癲癇驚風痰涎上壅

牙關緊急上視搐搦並宜主之

烏頭尖　附子尖蝎稍各七十個石綠研幾度飛過十兩

右為細末麵糊丸芡子大每用一丸薄荷汁半盞化下更服温酒半合須臾吐出痰涎為妙小兒驚癇加白殭蠶等分

吐蠱

人頭面上有光他人手近之火熾者此中蠱也

蒜汁半兩和酒服之當吐出如蛇

瓜蒂散治痰涎頭目濕氣皮膚水疸濕熱

十内三

10

諸症

瓜蔕二錢半熬黄赤小豆二錢半爲末每用一錢以香豉一合熱湯七合煮靡糜去渣和服少少加之快吐乃止

風癇喉風咳嗽及遍身風疹急中涎潮等症不拘大小此葯不大吐逆只出涎水

瓜蔕爲末壯年服一等一字老少半字早晨井水下一食頃含沙糖一塊良久涎如水出年深者出黑涎有塊布水上也涎盡食粥一兩日如吐多

十

人困甚即射香泡湯一盞飲之即止

宜吐之症必須看痰吐在壁上有亮光者故心吐之餘則皆忌光亮者如蝸牛之涎一樣光亮也但看見光亮者無論其痰上中下此光亮之色必須俟其痰積乾而分辨之不可遽其濕痰時而即以為亮也

倒頑痰法　治痰結胃中不能吐出狂言如見鬼狀時發時止氣塞胸堂

牛肉五筋水二斗煎湯飲之至不可食而止以鵞翎探吐必吐至黃色頑痰而止前病頓失後以陳皮茯苓甘

十一內三

草白术湯徐徐飲之平復如故

陰陽湯　治凡有上焦欲吐而不能吐者滚水凉水各一碗均之加炒鹽一撮打百餘下起泡飲之立吐而愈

串藥

牛郎串遇仙丹　治邪熱上攻痰涎壅滯畨胃食十膈五噎齁哈酒積蟲積血積氣塊諸般痞積癆熱腫痛或大小便不利婦人女子面色痿黃鬼産癥瘕食香銅錢銀物患皆治之五更冷茶送下三錢天明可看去後之物此物有痰去痰有虫去虫不傷元氣臟腑

十

小兒減半孕婦忌服
白牽牛頭末四兩半炒半生白檳榔一兩茵
陳半兩蓬朮五錢醋煮三稜仝上牙皂五
錢炙去皮
右共為末醋糊為丸如菉豆大依前
數服行後隨以溫粥補之忌食他物

榔霜

串必勝散治遠年近日大麻風症癩
瘡三服即愈
大黃半兩檳榔半兩白牽牛半兩粉
霜五分各為細末分作三服用生
姜四兩絞汁入沙糖半酒盞水調勻
於晚膳服腸中稍空臥床上服之至

十二　内三

12

三更遍身手足俱麻木如針刺頭目齒縫俱痛此病尋病之功取下二便或青或白或黑或黃或紅虫之類此乃病根也二十日內服三次漸痊眉毛鬚髮俱生肌膚如舊或齒縫出血漱齒葯列於後

漱葯　貫仲半兩　黃連半兩

為末用水一鍾煎四五沸入冰片少許攪勻漱口每日一服煎漱忌動風油膩之物一月愈

黃甲串偷刀散治橫痃便毒未成者內消已成者膿從大便下

十二

生大黃二錢白芷二錢川山甲二錢煅存性為末服三錢空心酒送下

巴豆串治痢疾

蒼朮十二兩取堅白者米泔水浸一宿去毛皮陳皮十二兩厚朴十二兩姜汁炒蓬朮六兩歸身六兩枳殼八兩木通八兩土黃連一兩三稜六兩木香半兩天竺黃半兩陳米一斗巴豆四百九十粒內將米豆同沙黃色為度揀去豆不用米共前藥右共為細末和勻每服一二三錢視病之輕重空心午後晚每日三服忌口生冷油膩滑腸之物茶水忌之紅色甘草湯下

水濁米湯送下　白色姜湯送下
噤口人　參白朮湯送下

無極丸　治男女諸病婦人經血不通赤白帶下崩漏不止腸風下血五淋產後積血癥瘕腸痛男子五勞七傷小兒骨蒸潮熱其效甚速宜六癸日合

大黃一筋分作四分一分用童便一碗食鹽二錢浸一日切晒一分用醇酒一碗浸一日切晒再以巴豆丸仁三十五粒同炒豆黃去豆不用一分用紅花四兩泡水一碗浸一日切晒一分用當歸四兩入淡醋一碗同浸

十三

一日去當歸切晒為末煉蜜丸梧子大每服五十丸空心溫酒下取下惡物為驗未下再服

備急丸 治心服腹諸疾卒暴百病

大黃一兩 巴豆一兩 乾姜一兩

搗節蜜和搗丸小豆大每服三丸丸中客忤心腹脹滿痛如錯刀氣急口噤卒死以暖水或酒服之或灌之未知更服三丸腹中鳴轉以吐下便愈若口已噤者灌之即瘥

烏龍串 一粒金丹又名捉虎丹 耑治風寒暑濕脚氣不問遠年近日一切走注

十四内三

14

疼痛不可忍臨發時空心服一丸趕到足面上赤腫痛不散再服一丸趕至脚心中出黑汗乃除根如病在上食後臨卧酒送下自然汗出定痛為驗中風癱瘓麻痺不仁手足不能屈伸偏枯酒下二丸初中風不醒人事牙關不開研一丸酒調灌下亦驗

白膠香研 草烏去臍皮 五靈脂 地龍去土 木鱉子去油各兩五 乳香七錢五分 没藥七錢五分 當歸七錢五分 射香二錢五分 京墨燒酒浸一錢五分

共為末和匀粘米粉為丸芡實大温

十四

酒研化一丸神效

輕粉串　治小兒喫泥

輕粉一分　砂糖和丸麻子大空心米飲下一丸良久泄出泥土瘥

犀黃串　辟瘴明目

升麻　犀角　黃芩　朴硝　梔子　大黃各二兩　豉二升微熬

同搗末蜜丸梧子大覺四肢大熱大便難即服三十丸取微利為度四肢小熱只食後服二十丸非但辟瘴甚能明目

天一水串　白飛霞製通利水道

15

燈心一筋米粉漿塗晒乾研末入水澄去粉取浮者晒乾二兩五錢 赤白茯苓去皮共五兩 滑石水飛五兩 猪苓二兩 澤瀉三兩 人參一筋切片熬膏

右藥為丸如龍眼大，硃砂為衣，每用一丸，任病換引，大段小兒生理向上，本天一生水之妙，諸病以水道通利為捷徑也。

牽牛串 治男婦五般積氣成聚

黑索牛一觔，生搗末八兩，餘滓以新瓦炒香，再搗取四兩，密丸如梧子大，至重者三十五丸，陳及生姜煎湯，卧時服，半夜未動，再服三十丸，當下積

十五

聚之物毒常行氣每服十九妙

禹功散　治諸水飲病

黑索牛頭末四兩茴香一兩炒為末每服一二錢以生姜自然汁調下當轉下氣也

雙牛串　濟世散　治一切癰疽發背無名腫毒平少氣壯者

黑白牽牛各一合布包搥碎以好醋一碗熬至八分露一夜次日五更温服以大便出膿血為妙

龍腦串　治痘瘡黑黶

生猪油一斗龍腦半分温酒和服

十六内三

16

又方

用犢猪第二番血清半盞酒半杯和勻入龍腦一分温服良久利下瘀血一二行癥即紅活醫所不治百發百中

五香串 治腹心氣脅痞積一切痛症立效

沉香三錢丁香三錢木香三錢檀香三錢乳香去油巴豆霜三錢大黃五錢甘草五錢五靈脂五錢鬱金五錢蒼朮五錢陳皮五錢厚朴五錢雄黃五錢豆蔻肉六錢共研為細末醋糊為丸梧桐子大硃砂二錢為衣每服五丸重者七丸九丸或至十一丸取單數勿雙數空心熱酒送下忌

十六

生冷物油膩等

車螯

串名轉毒散治發背癰疽不問淺深大小利去病根則免傳變

車螯即昌鵞背紫光厚者以鹽泥固濟煅赤出火毒一兩輕粉五分生甘草末一錢五分為末每服四錢用枯樓一個酒二盞煎一盞調服五更轉下惡物為度未下再服甚者不過二服

又方

車螯二個黃泥固濟煅赤出毒研末燈心三十莖枯樓一個濟煅取仁炒香甘草節炒二錢通作一服將三味入酒

十七內三

二盞煎半盞去滓入蜂蜜一匙調車螯末二錢膩粉少許空心温服下惡涎毒為度

八寶串消臌至神湯臌血食臌蟲臌也但得小便利而胃口開者俱可治

茯苓五兩人參一兩雷丸三錢甘草二錢蘿蔔子一兩白朮五錢大黃一兩附子一錢

水十碗煎湯二碗早服一碗必然服腹內雷鳴少頃必下惡物滿桶急拿出傾去再換桶即以第二碗繼之又大瀉大下至黃而止淡米湯飲之不

十七

再濁然人溺極矣以人參一錢茯苓五錢薏仁一兩山藥四錢陳皮五錢白芥子一錢

右水煎服一劑即愈忌食鹽者一月犯則無生機矣先須斷明然後用藥治之

濁液氣

精豬肉二大片以甘遂末二兩拌之夾腌下至天明以生甘草一兩煎湯飲之良久濁出穢物須在荒野處恐穢氣傳人三五次即愈虛弱者間日為之

十八內三

腹脅痞塊

雄黃一兩 白礬一兩

右為末麵糊調膏攤貼未效再貼待大便數百觔之狀乃愈

發背初起

疑似者以秦艽芁牛乳煎服得快利三五行即愈

逐黃散

治小兒黃疸眼黃脾熱

瓜蔞焙炒研每服一錢水半升煎七分臥時服五更瀉下黃物立可

絞腸痧

九

馬糞一兩炒黑入黃土一撮微炒黃酒乘熱服五錢一劑即痛去如失非吐即瀉氣一通而痛定矣單方

總治門

金液丹

治男子腰腎久冷心腹積聚脇下冷痛腹中諸蟲失精遺尿形羸力劣膝腰膝痛弱冷風頑痺上氣衄血欬逆寒熱霍亂轉筋虛滑下利又痔瘻濕蟲生瘡下血不止及婦人血結寒熱陰蝕疽痔用硫黃十兩研水用瓷盒盛以水和赤石脂封口鹽泥固濟石

乾地內先埋一小鑵盛水令滿安盒
內用泥固濟慢火養七日七夜候足
加頂火一觔煅候冷取出研末每一
兩用蒸餅一兩水浸為丸如梧子大
每服三十丸侵晨空心米飲下又治
傷寒身冷脉微或吐或利自汗不止
或小便不禁併宜之得身熱脉出為
度

煖
益
腰
膝

硫黄半觔　桑紫灰五斗淋取汁煮三
伏時以鐵匙炒於火上試之伏火即
止候乾以大火煅之如未伏更煮以

十九

伏為度煆了研末穿地坑一尺二寸投水於中待水清取和硫黄末坩鍋内煎如膏鐵礶抄出細研飯丸麻子大每空心鹽湯服十丸極有效驗

都梁丸

治頭風眩運女人胎前産後傷風頭痛皆效

香白芷一味為末洗晒不見火蜜丸彈子大每嚼一丸以清茶或荆芥化下

白虎丸

耑治痧症初覺頭痛惡心遍身腹腰作痛不思飲食即進一服當時青筋

二十内三

血散若過三五日青筋已老多服取
效南名痧症北名青筋此葯兼能順
氣下血化痰消滯又治心腹痛崩漏
帶下久患赤白痢疾打撲内傷血不
能散或因氣腦致病服之神效
千年石灰洗浄刮去垢為末水飛過
晒畧乾姜可丸梧桐子大每服五十
丸看輕重加減火酒送下

二十

串雅内編卷四

錢唐趙學敏恕軒纂

單方

内治門

金粟丸

治久嗽暴嗽

葉子雄黄一兩研以紙筋泥固濟小盒子一個令乾盛葯水調赤石脂封口更以泥封待乾架在地上炭火十筋簇煆候火消三分之一去火待冷取出當如鏡面光明紅色鉢内細研蒸餅丸米大每服三丸甘草水服之

服後睡良久

仙傳膏

治血症

剪草一觔洗淨晒乾為末入生蜜二觔和為膏以器盛之不得犯鐵器一日一蒸晒九天乃止病人五更起面東坐不得語言以匙炒藥四匙食之良久以稀粟米飯壓之藥只冷服米飲亦勿大墊或吐或否不妨久病損肺咯血只一服愈尋常嗽血妄行每服一匙可也此藥絕妙

青藤膏

廿一

治一切風疾

青籐出太平荻港者上二三月間采之不拘多少入釜内微火熬七日七夜成膏及入甕器内用時先備杌三五把量人虛實以酒服一茶匙畢將患人身上拍一掌其後遍身發痒不可當急以杌杌之要痒止即飲冷水一口便解風病皆愈須避風數日

雞子飲

治狂走傷寒

出過小雞的蛋殼泡湯服即睡

白虎歷節風

感風濕而成遍身掣肘疼痛足不能
履地二三年百葯不效身體羸瘦
木通二兩切細取長流水煎汁服之
後一時許週身發痒或發紅點勿恐
上下出汗即愈

骨蒸勞病
石膏十兩研如乳粉水和服方寸寸
日再以身涼為度

乾血勞
過三年者不治
白鴿一只去腸净入血竭一年一兩
二年二兩三年三兩以鐵針縫住用

廿二

無灰酒煮數沸令病人吃之瘀血即行如心中恍亂者食白煮肉一塊即止

治大風

此惡疾勢不可救者用此藥救之皂角刺三觔洗淨研爲麄末蒸一二次晒乾研末濃煎食遠加大黄一錢調白湯服鬚髮更生

瘧疾

不拘遠近

鯽魚草帶根七個好酒煎滾露一宵次早晨復熱滾向東下兩服即愈

又方

薏仁一兩煎好酒半壺露一宿清晨熱滚水去米仁飲下神效

卒心急痛

牙關緊閉神效

老葱白五根去皮鬚搗膏以匙送入咽中灌以麻油四兩但得下咽即醒少頃蟲皆化爲黄水而下永不再發累得救人

心疼

香樟樹皮取去面上黄内第二層皮搗碎煎湯服下即止永不再發

腰腿疼痛

廿三

掃帚子三錢炒為末黄酒送下即止

筋骨疼痛

如夾板狀不可忍者

騾子修下蹄爪甲燒灰存性研末黄酒或湯調服立愈

水腫

田螺不拘多少水漂加香油一盞於水内其涎自然吐出取涎晒乾研為細末每遇不過三分酒調下水自小便下氣自大便出腫即消再服養脾胃藥全愈

哮喘

鴿糞將瓦燒紅放鴿糞在上自然成
灰研細末好酒送下立止

又方

殭蚕七条焙黄為末或米湯或茶酒
送下即愈

痰飲吐水

赤石脂一觔擣節服方寸寸酒飲自
任稍加至三日服盡一觔終身不吐
痰水又不下痢補五臟令人肥健有
人痰飲服諸葯不效用此遂愈

酒積

年久者飲腸即痛即止

廿四

桃奴不拘多少為末酒服三錢效驗如神

酒積酒毒

天南星一觔赤炕燒赤沃酒一斗入坑放星盆覆泥固濟一夜取出酒和水洗淨切片焙乾為末入硃砂末一兩姜汁麵糊丸梧子大每服五十丸姜湯下

積痞塊黃腫

年久沙鍋研末水飛過作丸每酒服五錢

風眼中星

廿五　内二

25

久不能去只可去暫時者

白蒺藜三錢水煎洗之三日即無星

眼紅

荸薺汁塗上即好

痘入目中

猪血點之即不生翳

又方

鱔魚血點之即移開

睡起目赤

腫起良久如常者血熱也

生地黃汁浸粳米半升晒乾三浸三晒每以米煮粥食一盞數日即愈

廿五

目生翳膜

細料白瓷鍾一個大火煅過研末紙篩加雄黄二分爲末早晚各點少許不可多用牛角簪撥出翳膜爲妙若紅用人退末點四角即愈

喉風

木鼈用碗片刮去皮毛取仁切薄片浸冷水内三個時撬開病人口連水滴下口内潤至喉間立時見效

驚氣失音

密陀僧末一匕茶調服即愈

咽中結塊

廿六　内三

26

不通水食危困欲死
百草霜蜜丸芡實大每新汲水化一
丸灌下甚者不過二丸名百靈丸

小兒舌膜

初生小兒有白膜皮裹舌或遍舌根
可以指甲刮破令血出以燒礬末半
菉豆許傳之若不滴去兒必啞

鼻血不止

蒜一枝去皮研如泥作錢大餅子厚
一豆許左鼻血出貼左足心右鼻血
出貼右足心兩鼻中俱出俱貼立瘥

鼻中肉墜養生經驗合集內載此

廿六

藕節有毛處一節燒灰存性為末吹
串處

噴嚏丸

治中風不語尸厥等症中惡中鬼俱妙
生半夏三錢為末水丸如黃豆大入
鼻孔中必噴嚏不已水飲之立止

灌鼻出涎方

治遠年近日風癇心恙風狂中風涎
湖牙關不開破傷風搐者用皂角不
蛀肥一觔去弦切碎以酸漿水浸春
秋三四日夏一二日冬七日採撈去
滓將汁入銀器或砂鍋慢火熬以槐

柳枝攪成膏取出攤厚紙陰乾收頓
用時取手掌大一片溫漿水化炸在
盞内用竹筒灌入病人鼻孔内良久
涎出為驗欲涎出止服溫鹽湯一二
口即止忌雞魚生冷濕麵等物

耳鳴

生地黄切斷紙包火煨塞耳數次而愈

耳内腫痛

瓦松搗汁灌之

風熱牙痛　紫金散

治一切牙痛去口氣大效
大黄瓶内燒存性為末早晚時揩牙漱去

芒

痧脹腹痛

凡痧脹夏月多患此症面目紫赤腹痛難忍使飲熱湯便不可救即温湯亦忌如遇此症速取生黄豆咀嚼咽下至數口立刻止痛平人食生豆最引惡心止有痧脹人食之反覺甘甜不知腥氣此方既可療病且可辨症真奇方也

痞塊

八月白露後收糯稻上露水晚作二服喫下即消

膈氣

壁虎二条雄一雌一先備小竹筒二置真麻油入虎浸一宿放在古瓦上慢火炙脆取末每一錢加射香三分和匀每服止用一分二釐作三次服下一次五釐二次四釐三次三釐火酒送下即開關先進稀粥三五日後方可吃飯初起者一服即愈久者二服愈

治痞積神方

陳核桃燒存性如患痞者小兒每歲服一釐十歲以上只可服一分不得多服大人亦服一分滚湯調服每日

如數服須秤極準分兩不可多少服二三日便泄黑糞十日以後必出紅一次患者勿恩此是藥驗也必待黑糞必待黑糞變為黃糞痞漸消小然後停藥弗服此方百發百中

盜汗

五棓子去蛀末炙乾研末男用女唾女用男唾調厚糊填臍中外用舊膏藥貼之弗令泄氣兩次即愈

消渴飲水

密陀僧二兩研末湯浸蒸餅丸梧子大濃煎吞繭鹽湯或茄根湯或酒下

一日五丸日增五丸至三十九丸止
不可多服五六服後以見水惡心為
度惡心時以乾物壓之日後自定甚奇

白濁
羊角火煆刮灰末三錢酒送下立除

止呃逆
刀豆子燒存性白湯調服二錢立止

變通丸
治赤白痢日夜無度及腸風下血
黃連二兩吳茱萸二兩湯泡七次
同炒香揀出各自為末粟米飯丸梧
子大另收每服三十丸赤痢甘草湯

艽

下黃連丸白痢乾薑湯送下茱萸丸各用十五丸米湯送下

治痢初起

不問男婦室女妊娠小兒皆治之

白蘿蔔二三觔洗淨連皮放石臼內搗碎絞取濃汁如十歲以內小兒每日喫一飯碗大人每日喫二三飯碗俱要冷喫不必見火忌葷腥雜味并治疫痢如神

白崩

諸藥不效服此立止

甜杏仁上黃皮燒存性為末每服三

錢空心熱酒調下

夢泄　紫花地丁草搗為膏貼臍上立止

紅白淋帶　蓮蓬三十個連根連子取食將十根蓮殼用水五碗煎至三碗如止不必喫不止再服一劑三服除根

乳汁不通　白蚕為末酒服二錢少頃以脂麻茶一盞投之梳頭數十遍奶汁如泉也

生乳　產後無乳汁萵苣三五枝一味煎湯

卅

服乳汁自淋漓

烏紗驚風

遍身都烏者急推向下

黄土一盌搗末入久醋一鍾炒熱包

定熨之引至下足刺破為妙

急慢驚風

吊眼搐口搐搦不足

代赭石火燒醋淬十次細研水飛日

乾每服一錢或五分煎真金湯調下

連進三服兒脚脛上有赤斑即是驚

氣已出病當安也無斑點者不可治

小兒舌笣

小兒不吃乳啼哭者即看舌上起白泡一粒即名舌菌如不治即死鮮生地取汁如無生者以乾生地涼井水浸開搗爛取汁塗患處數次立愈

蜆子水

痘後以此洗面漸生肌肉無班痕活蜆子不拘多少以水養五日每日取此水常洗手面

狐臭

鳳仙花不拘紅白搗成大丸挾腋下待乾再換每日易三四次二三日内腋下結有墜以礦灰調水點去水斷

廿一

根矣

驗胎散

經水三月不行欲知是胎與否以此驗之川芎末一匙煎蘄艾湯空心調服一錢腹内微動是有胎不動者非也

神仙外應膏

治筋骨疼痛手足拘攣

川烏一觔為細末隔年陳醋入砂鍋内慢火熬如醬色敷患處如病有一年者敷後一日發痒痒時令人以手拍以不痒為度先用升麻皮破生姜

煎湯洗之然後上葯不可見風

鼻中出血

大蒜搗爛貼定足心立止即拭去余

聞有人以髮浸冷水内即止

稀豆神方

凡嬰兒無論男女用肥大光潔川練子一歲至三歲者七個向内搗爛水三碗新砂鍋煎濃傾人盆内避風處將新稀白布一方醮水自頭至足遍身洗擦不留餘空仍將布拭乾避風一刻四五歲者用川練子九個水五碗六七歲者用川練子十五個水七

卅二

碗八歲至十歲用川楝子二十個水九碗十一歲至十五歲者用川楝子三十個水十五碗煎照前濃擦洗搗葯忌鐵器非但不出痘還能免瘡癬若不信或手或足留一處倘出時必聚一塊此係神效仙方凡洗浴須擇七個除日洗七次如五月至八月初止內有七個除日俱在熱天更妙

外治門

國老膏

治一切癰疽諸毒預期服之能消腫逐毒使毒不內攻功效甚大

大黃紋粉草二觔搥碎河水浸一宿揉取濃汁再以密絹濾過銀石器内慢火熬成膏以瓷罐收之每服一二匙無灰酒或白滚湯下曾服丹葯者亦鮮之

烏龍膏

治一切癰腫發背無名腫毒初發焮熱未破者取效

隔年小粉愈久愈佳以鍋炒之初炒如餳久炒則乾成黃墨色冷定研末陳米醋調成糊熬如漆瓷罐收之用時攤紙上剪孔貼之即如冰冷疼痛

卅三

即止少頃覺痒乾亦不能動久則毒自消葯力亦盡而曉落甚妙

消癰酒

萬州黄葯子半觔緊重者爲上如輕虚是他州所産力慢用須知加倍取無灰酒一斗投葯入中固濟瓶口以煻火燒一復時待酒冷乃開時時飲一盞不令絕酒氣經三五日後把鏡自照覺消

止腫毒

蓖麻仁搗敷即止

惡瘡疔毒

過罔飛絲大蜘蛛擂爛以熱酒化服下管取毒氣立消

快馬癰

山葯磨砂糖水搽圍即散

毒星散

專治惡瘡痛不可當者糝之不痛不痛者知痛

天南星一味為末如背瘡大痛者過糝於上即得安卧不痛者糝之知痛即可治也

乳岩

用桑葉脂不拘頭二葉摘去半段取

後半段脂三分黄柏八錢水煎乾止
用三分飯鍋蒸一次夜露一宿塗患
處雖爛見骨者亦能收口平復

多骨癰

紫玉簪根搗爛敷上其骨自出

疔瘡

菊花葉搗爛擂酒盡醉飲下將渣敷
患處即次日即愈

起杖瘡疔皮

糞米燒灰香油調敷疔上以蜡油膏
藥蓋之一二日即下

横痃便毒痃音賢痃癖也

卅五 内三

35

雞子一個頭上打一小孔將紅娘子六個裝入內用草紙包雞子慢火煨熟去紅娘子止食雞子酒送下

一切癰疽

赤小豆七十粒為末水調塗之無不愈者但其性粘乾則難搗入苧根末粘而不粘此法尤佳

脫疽

此症發於脚趾漸上至膝色黑內痛不可忍遂節脫落而死亦有發於手上者

土蜂窠研細醋調搽應手而愈

卅五

指生天蛇

雞子開一孔將指入内待蛋化水又換一個如此三枝而已蛇痛臭甚者黑豆生研末入繭内籠之

諸瘡努肉

如蛇出數寸者硫黃末一兩肉上簿之即縮

棉花瘡

逼蛇草葉搗取汁好酒冲汁送下瘡毒上將渣敷上即消

癰腫無頭

黃葵花子研酒服一粒則一頭即破

兩粒即兩頭破如神

消瘤

極細鐵屑醋拌於銅杓内煅乾則再拌如此三次研細再用醋調敷便覺患處不甚適意過一宿剝去再敷以平為度

腋下瘤癭

長柄葫蘆燒存性研末搽之消為度

頭瘡生蛆

以刀切破擠絲瓜葉汁搽之蛆出盡絕根

乳癰

卅八

佛手山葯搗敷患處圍露出頭次日即出膿消去最驗

又方

一醉消

石膏煅紅出火毒研每服三錢酒温下添酒盡醉睡覺再進一服

乳頭裂破

秋月冷露茄子列開者陰乾燒存性研末水調塗之即愈

瘰疽毒瘡

肉中忽生黯子如粟大者如梅李或赤或黑或青或白其中有核核有心

廿七内三

37

根應心腫泡紫黑色能爛筋骨毒入臟腑殺人宜灸黶上百壯以酸模葉薄其四面防其長也內服葵根汁其毒自愈根葉花形同羊蹄但葉小味酸為異其根赤黃色

甲疽延爛

瘡腫黃水浸淫相染五指俱爛漸上脚趺泡漿四邊起如火燒瘡日夜怪憎醫不能療緑礬石五兩燒研末色如黃丹收之每以鹽湯洗拭用末厚敷之以軟帛緩裹當日即汁斷瘡乾每日一遍鹽湯洗濯有膿處使淨敷

卌七

其痂乾處不須近但有急痛者塗酥少許令潤五日即覺上痂起依前洗傅十日痂漸剝盡軟處或更生白膿泡即擦破傅之自瘥神驗

鵝掌風

香樟木打碎煎湯每日早晚温洗三次洗半年愈

兩腿

兩腿兩臂彎生瘡痛痒經久不愈多年風窗上螽殼燒灰以醃猪肉同搗如泥塗之經宿即愈

散毒

圍諸般腫毒

柳枝尖頭十數觔入鍋內熬膏如砂糖樣加蜜半觔熬收以甕器貯用

洗癩神方

蝸牛數十条洗之二次全愈神妙

痰核

整個五棓子入砂鍋炒黃為末以好醋調膏攤貼患處易五七次即愈不論新舊即愈

咽舌生瘡

吴茱萸末醋調貼兩足心移夜即愈盞引熱下行也

喉鵞

人已氣絶心頭微熱者葯入口聽有聲能下者無不治

三九冬天取老婆猪糞放在屋上日晒夜露七八日取下在炭上煅至烟盡為度以水調如糊徐徐灌之

跌打損傷

蒼蠅老虎數個搗爛好酒送下即好

金瘡

圓眼核不拘多少用火燒枯存性研末糝之即愈如治無名腫毒水調塗俱妙

攧撲欲死

卅九　内三

一切傷損從高墜下及木石所迮落
馬撲車游血凝滯氣絶欲死者
淨上五升蒸熟以故布重裹作二包
更互熨之勿大熱恐破肉取痛止則
神效

金刃不出
入骨脉中者
半夏　白歛等分
為末酒服方寸日三服至二十日自出

被斫斷筋
此方出蘇景中療奴有效者
旋蕌根搗汁瀝瘡中仍以渣敷之日

三易半月斷筋便續

乳岩

硬如石者

槐花炒黄爲末黄酒下三錢即消此病先因乳中一粒大如豆漸漸大如雞蛋七八年後方破爛一破即不可治矣宜服此藥

生蟹殼數十枚放砂鍋内焙焦爲末每服二錢好酒調下須日日服之不可間斷

火燒瘡

管仲一味煅灰油調塗之立刻止痛

卅九　内三

40

火燒爛

此症切不浸冷水中熱毒內攻必爛至骨

好酒一二觔傾入浴缸內畧燒溫令患者坐酒中浸之極重者不死神妙

火燎傷油燒傷皮爛大痛者

好酒一鍾雞子清三個攪勻入溫湯內頓攪如稀糊候冷用軟筆刷患處半日即痒痒後以晚楊梅樹皮存性為末香油調敷

湯火傷

秋葵花瓣不拘多少真菜油調和如

厚糊裝入瓶内收貯次年花瓣腐爛
方用愈陳愈妙湯火傷者傳之

癬

身面上如錢大者擦之如神
巴豆五六個去皮打碎包絹内擦之
不可擦好肉上

水腫脚氣

未全消者
甘遂末塗腹繞臍令滿内服甘草水
其腫便去

口吻生瘡

砂仁殻煅研抹之即愈

一抹膏

治爛弦風眼

真麻油浸原蚕炒三二日研細以篦子塗患處不問新舊隔宿即愈

肛門痔痛

木鼈仁帶潤者雌雄各五個乳細作七丸盌覆濕處勿令乾每一丸唾化開貼痔上痛即止一夜一丸自消

疔瘡走黄

陳年苦菜研末敷上即消腫收口而愈試過無不效

發背陰毒

不欲腫者是
雄雞剪冠尖少許懸脚向下滴血瘡
上血書再換不過五六雞止痛消毒
不數日自愈

項下氣癭
自然銅貯水甕中逐日飲食皆用此
水其癭自消或燒烟氣久三吸之亦奇

禳治門
誤吞銅錢
古文錢十個白梅肉十個淹過即爛
搗丸菉豆大每服一丸流水吞下即
吐出

42

又誤呑銅錢及金銀羊腫骨灰三錢
米湯調下次早由大便觧出

拔白換黑

老姜刮取皮一大升於久用油膩鍋
内不須洗刷固濟勿令通氣令精細
人守之文武火煎之不得火急自旦
至夕即成矣研末拔白後先以小物
點麻子大入孔中或先點鬚下然後
拔之以指撚入三日後當生黑者神效

小兒誤將竹木刺眼

白頭頸蚯蚓搯斷滴血入眼刺即出

食生米

男子婦人因食生熟物留滯腸胃遂至生蟲久則好食生米否則終日不樂憔悴萎黃不思飲食

蒼术米泔水浸一宿剉焙為末蒸餅丸桐子大每服五十丸合前米飲下每日三服即愈

蟲黄

糯米糠燒取白灰旦旦擦之

飛絲入眼

京墨點眼以燈草撥去若入口以紫蘇葉細嚼白滚湯送下又荷花缸内細泥汁點之即刻消愈

四十二　内三

小兒初生無膚皮亦因受胎未得土氣也

車輦土研傅之三日後生膚

嗜酒不已

氈中蒼耳子七枚燒灰投酒中飲之

即不嗜

固齒灰

臘月醃猪羊骨火煅細研每晨擦牙

不可間斷至老而其效益彰頭上齒

骨亦佳

秃鬢髮稀

川椒四兩酒浸密室内日日搽之自

然長出

實女無竅

鉛作鋌逐日紝之久則自開

小兒鱗體

皮膚如蛇皮鱗甲之狀由氣血否澀亦曰胎垢

白殭蠶去嘴為末煎湯洛之一方加蛇蛻

兒陰被蚓吹腫

雄鴨涎抹之即消

猘犬齩傷

七日一發三七日不發乃脫也急於無風處以冷水洗淨即服韭汁一碗

隔七日入一碗四十九日共服七碗須百日忌食酸鹽一年忌魚腥終身忌食狗肉方得保全否則十有九死

蛇虺齩

看傷處有竅是雄蛇無竅是雌蛇以針挑破傷處成竅然後取野苧蔴嫩頭搗汁和酒服之三盞绞剩渣傳傷口能令毒從竅中出傷愈將渣棄水中永不復發

百脚齩

燈草燒灰敷齩傷處止痛

蜈蚣齩

嚼香附塗之立效

蝎毒螫傷

猫溺塗甚妙用蒜片擦猫牙溺即下

誤食螣黄

吃海鮀即解

毒蛇傷

急飲好醋一二碗令毒氣不隨走或飲香油一二盞然後用葯須要將繩紥定傷處兩頭次用白芷為末白水調下半兩許服之頃刻齩處黄水出盡腫消皮合而愈

精清不孕

凡煮米粥滚鍋中面上米沫浮面取起加煉過鹽少許空心服下其精自濃即孕矣

婦子乳瘴

用本婦梳上垢刮下為丸滚水送下

截溺

舉子廷試用之

臨期用銀杏五十枚清晨煎湯飲之便可終日不溺

面上黑氣

半夏焙研米醋調敷不可見風不計遍數從早至晚如此三日皂角湯洗

之面瑩如玉也

舌腫

舌忽腫口外是受蜈蚣毒雄雞血一小杯浸之即縮

誤吞針刺

田雞睛一對冷水囫圇吞之其針兩頭穿珠立刻吐出如冬天無尋處在桑樹下掘深三尺必有

搽魚骨哽

五日午時韭菜地上面東不語取蚯蚓糞泥藏之圓如碎珠粒粒成塊爲妙遇魚骨哽喉用此少許搽咽喉皮外

奇病門

猴子瘡

是症從肛門或陰囊邊紅暈爛起漸至皮膚不結靨或眼稍口旁亦紅若不早治必至爛死凡見此症切記洗浴只用軟帛醮甘草湯揩淨用藥雖蔓遍身可保立愈此方極秘已救人無算

菉豆粉一兩　標硃一兩　冰片或二三分

輕粉錢半

右為細末將金汁調鵞毛醮敷上如無金汁雪水亦可或用燈心甘草湯亦可

山鞠散

治婦人産後乳忽細長小如腸垂過小肚痛不可忍名曰乳懸芎藭一觔當歸一觔以半觔剉散於瓦石器内用火濃煎不拘多少頻服仍以一觔半剉塊於病人桌下燒烟令將口鼻吸烟用盡未愈再作一料仍以萆蔴子一粒貼其頂心

産後肉線

産後用力垂出肉線長三四尺觸之痛心引心腹欲絶一人令買老姜連皮三觔擣爛入麻油二觔拌匀炒乾

先以熟絹五尺折作方結令人輕輕盛起肉線使之屈曲作三團納入產户乃以絹袋盛姜就近薰之冷則更换熏一日夜縮入大半二日盡入也云乃魏夫人秘傳怪病方也但不可使線斷斷則不可治矣

髮癥飲油

病髮癥者欲得飲油用油一筋入香澤煎之盛置病人頭邊令氣入口鼻勿與飲之疲極眠睡虫當從口出急以石灰粉手捉取抽盡即是髮也初出如不流水中濃菜形

又治胸喉間覺有癥虫上下嘗聞葱豉食香此乃髮癥虫也二日不食開口而卧以油煎葱豉令香置口邊蟲當出以物引去之愈

又有飲油五升以來方快者不爾則病此是髮癥入於胃氣血聚之化為蟲也雄黄半兩為末水調服之蟲自出也

截腸怪病

大腸頭出寸餘痛苦乾則自落又出名為截腸病腸盡即不治但初覺截時用器盛脂麻油坐浸之飲大麻子

汁數升即愈

米瘕嗜米

有人好咽米久則成瘕不得米則吐出清水得米即止米不消化久亦斃人白米五合雞屎一升同炒焦為細末水一升頓服少時吐出瘕如研米汁或白沫淡水乃愈也

炙瘡飛蝶

艾灸火瘡痂退落瘡內鮮肉片子飛如蝶狀騰空飛去痛不可言是血肉俱熱快病也

朴硝五錢大黃五錢為末水調下微

利即愈

代毛丹

治鼻中毛出晝夜可長一二尺漸漸粗圓如繩痛不可忍摘去復生此因食猪羊血過多所致

生乳香一兩　硇砂一兩

右共為細末如梧子大每空心臨卧各服十丸水下自然退落

血壅怪病

遍身忽然肉出如錐既痒且痛不能飲食名血壅不速治必潰膿血赤皮葱燒灰淋洗飲豉湯數盞自安

眉毛動搖

目不能交睫喚之不應但能飲食蒜三兩杵汁調酒飲即愈

臍蟲怪病

腹中如鐵石臍中水出旋變作虫行遶身匝痒難忍撥掃蒼朮濃煎湯浴之仍以蒼朮末入射香少許調服

筋肉化虫

有蟲如蟹走於皮下作聲如小兒啼為筋之化雄黃一兩雷丸一兩為末糝猪肉上

收

炙熱吃盡自安

熱毒怪病

目赤鼻脹大喘渾身出班毛髮如鐵乃因中熱毒氣結於下焦

滑石一兩白礬一兩為末作一服水三盌煎減半不住飲之

蟲出怪病

臨臥渾身蟲出約至五升隨至血肉皆壞每宿漸多痛痒不可言狀惟喫水臥床晝夜號哭舌尖出血不止身齒俱黑脣動舌開

鹽醋湯飲十數日即安

病笑不休

滄鹽煅赤研入河水煎沸啜之探吐熱痰數升即愈

灸瘡出血

灸火至五壯血出不止如尿手冷欲絕黄芩酒炒二錢爲末酒服即止

睡睛至鼻

人睛忽垂至鼻如黑角塞痛不可忍或時時大便血出痛名肝脹

離魂

凡人自覺本形作兩人並行並卧不辨真假者離魂病也

辰砂　人參　茯苓
濃煎日飲，真者氣爽，假者化也
猜女離魂湯：用人參、龍齒、赤茯苓各
一錢，煎湯服，送下

大腸虫出
不斷，斷之復生，行坐不得
天名精五錢，為末，水調服，自愈

氣奔怪病
忽遍身皮底混混如風浪聲，痒不可
忍，抓之出血，不能解，謂之氣奔
苦杖　人參　青鹽　細辛各一兩
作一服，水煎，細飲盡便愈

51

便後出血

小便後出鮮血數點而不疼如是一月飲酒則甚

鏡面草擣汁一器入蜜少許進二三服即愈

絪緼結

瘧後口鼻中氣出盤旋不散凝如黑蓋色過十日漸至肩與肉相連堅勝金石無由飲食煎澤瀉湯日飲三盞連服五日愈

脉溢怪症

毛竅節次出血不止皮脹如鼓須臾

目鼻口被氣脹合此名脉溢

生姜自然汁和水各半盞服即安

寒熱怪病

四肢堅如石擊之似鐘磬聲日漸瘦

惡茱萸木香等分煎湯飲之

頭腦鳴響

狀如虫蛀名大白蟻

茶子為末吹鼻中效

湯纖散

婦人月事退出作禽獸之形欲來傷人先將綿塞陰户乃頓服末葯末一兩白湯調下即愈

爛瘡生蛆

嫩柳葉鋪席上卧之蛆盡出而愈

肉壞怪病

凡口鼻出腥臭水以碗盛之狀如鐵色蝦魚走躍捉之即化為水此肉壞也多食雞饌而愈

石室秘丹

凡人無故見鬼如三頭六臂者或如金甲神或如斷手無頭死鬼或五色之狀皆心虛而祟憑之

白朮三兩　蒼朮三兩　大戟一兩　山茨菇一兩　天南星三錢　附子一錢　半夏一兩

射香一錢

右共各為細末成餅子更妙於紫金錠凡遇此病用一餅姜湯化開飲之吐頑痰碗許而愈

活水止蝨丹

凡人背脊裂開一縫出蝨千餘乃腎中有風得陽氣吹之不覺破裂而蝨現

熟地三兩　山茱萸三兩　杜仲一兩　白术半兩　防已一錢　豨薟草三錢　二劑蝨盡死

又方

蓖麻三粒　研成膏用紅棗三枚搗成

為丸如彈子大火燒之熏衣上則蟲死而縫合

腹中生蛇

此乃毒氣化成或感山嵐水溢之氣或四時不正之氣或感尸氣病氣而成也

雄黃一兩 白芷五錢 生甘草二兩

右為末端午日修合丸如桐子粽子米和而丸之飯前食之食後必痛用力忍之切不可飲水一飲水則不效矣

又方

白芷一味為丸每日米飲送下五錢

即全愈

杜隙湯

人足上忽毛孔標血如一線者此乃酒色不禁恣意縱慾所致流血不止即死米醋三升煮滚以兩足浸之即止血後用人參一兩當歸三兩川山甲一片炒為末煎參歸湯後以川山甲末調之而飲即不再發

化癢湯

人覺腸胃中痒而無處扒搔者乃火鬱結不散

柴胡三錢白芍一兩甘草二錢梔子炒

天花粉各三錢

右水煎服即愈

救割全生湯

凡人身先發痒以錐刺之再痒以刀割之快甚少頃痒甚刀割覺疼必流血不已

人參一兩　當歸三兩　荆芥三錢

右水煎服三劑必效痛痒亦平貧者無力買參以黄芪二兩代之

體中蚓鳴

凡人皮膚手足之間如蚯蚓唱歌者乃水濕生蟲也

蚯蚓糞敷患處即止鳴再用白水五錢

薏仁一兩生甘草三錢黃芩二錢附子三錢分防風五分

右水煎服即愈

臂生人面

且能呼人姓名乃冤結所成此奇病也

人參半觔貝母三兩白芥子三兩白朮五兩生甘草三兩青鹽三兩白礬二兩半夏二兩

右爲細末米飯爲丸每早晚白湯送下五錢自然漸小而愈

舌縮入喉

不能語言者乃寒氣結於胸腹
附子一錢人參三錢白朮五錢肉桂一錢
乾姜一錢
治之則舌自舒矣

舌血

出如泉者乃心火旺極血不藏經也
六味地黄湯加槐花三錢飲之立愈

掌高一寸

附子一個煎湯以水漬之至凉而止
如是者十日掌即平矣

男子乳腫

金銀花一兩蒲公英一兩白芍三錢

通草三錢　天花粉半兩　白芥子半兩　木通一錢　附香一錢　柴胡二錢　梔子炒三錢　茯苓三錢

右水煎服

指甲盡脱

不痛不痒，乃腎經火虚，又於行房之後以凉水洗手，遂成此病。六味湯加柴胡、白芍、骨碎補，治之愈。

指縫出虫

茯苓三錢　當歸三錢　白芍三錢　生甘草三錢　白术三錢　柴胡一錢　荆芥一錢　人參一錢　川芎一錢　熟地半兩　薏仁半兩

56

黄芪半两

右水煎服

糞門出虫

人有糞門内拖出一条伸縮如意似乎蛇者

當歸一两　白芍一两　枳殼一錢　檳榔一錢
大黄一錢　地榆半两　蘿蔔子三錢

右水煎服之二劑。外用冰片點之，先用木耳一两煎洗，洗後將冰片一分研末而掃之，掃盡即縮而愈矣。神效驗

蛇床子三錢　楝樹根三錢　生甘草一錢

右為末，以蜜煎成為勢一條，導入糞

門聽其自化一條即止痒而愈

眼内肉線

冰片一分黄連一分硼沙一分甘草一分各為細末用人乳調點一時收入而愈更用白芍五錢柴胡一錢甘草一錢茯苓三錢白朮炒三錢梔子三錢陳皮一錢白芥子三錢右水煎服

黄雷丸

治人身服忽長鱗甲於腹脇者乃龍化人與婦人交即成此症而男子與龍合亦間生鱗甲也以速治為妙遲

則人變蛇龍矣

雷丸三錢大黄三錢白礬三錢鉄衣三錢雄黄三錢

右為末棗肉為丸酒送下三錢立時便下再服則鱗甲盡落矣

手皮現蛇

人手上皮上現蛇形一条痛不可忍以刀刺出血如墨汁用白芷為末糁之少愈如是二次化去先刺頭後刺尾不可亂也

喉中物行

61 人食生菜時有蜈蚣在葉上悮食之

乃生蜈蚣於胃口之上入胃痛上喉
則喉痛飢則痛更甚
雞一隻煮熟五香調治乘人睡熟將雞列
病人口邊則蜈蚣自然外走倘得走
出立時拿住或一條或數條出盡自
愈後以
生甘草三錢薏仁一兩當歸一兩黃
芪一兩茯苓三兩白芍半兩荊芥一錢
陳皮一錢防風五分
右水煎服

病蝦

手背脚背腫大有赤痕如蝦子狀名

病蝦證用鹽油糟令香以熱湯淬之泡湯葯熱淋洗之即消要服痱瘍葯

病喉

尾尻骨處結毒如桃李之大紅赤焮痛不能行動名病喉芙蓉葉搗酒炒縛爛者以蝦尾殼火煅存性為末麻油調搽即愈大效

上水魚

膝內臁近摺文之處結核腫痛核形如魚狀名上水魚以棱針刺惡血以樒枯雷霆藤赤牛膝山蘇木樒枯搗炒縛之又用山雷霆藤根皮樒枯搗

糟炒縛之又用七聖膏敷之却以九
金六馬散服之

蛇蝨

遍身風瘮疥丹之狀色白不痛搔痒
抓之起白瘡名曰蛇蝨
用油樧田肥株山樟子葉柏葉煎水
入些醋洗之

又方

只用柏葉一味煎水洗更速也要服
苦參丸蠟丸金銀皂角丸

惡肉毒瘡

一女年十四歲腕軟處生物如黄豆

大半任肉中紅紫色痛甚諸葯不效水銀四兩白紙二張揉熟蘸水銀擦之三日自落而愈

渾身燎泡

如棠棣狀每個出水有石一片如指甲大其泡復生抽盡肌膚肉即不可活京三棱蓬莪茂各五兩爲末分三服酒調連進愈

肉錐怪疾

兩足心凸腫上生黑豆瘡硬如釘脛骨生碎孔髓流出身發寒顫惟思飯酒此是肝腎冷熱相吞用炮川烏頭

攷

未傳之內服韭子湯效

走皮趨瘡

滿頰滿項浸淫濕爛延及兩耳痒而出水發歇不定田野名悲羊瘡凌霄花並葉煎湯日日洗之

熱毒濕瘡

遍身生瘡痛而不痒手足尤甚粘着衣被曉夕不得睡以菖蒲三觔日乾為末布席上卧之仍以衣被覆之即不粘衣又復得睡不五七日其瘡如

失神驗

咽喉怪病

手十指節斷壞惟有筋連無節内蟲出燈心長數尺遍身綠毛卷名曰血餘茯苓胡黄連煎湯飲之而愈

猫睛眼瘡

身面生瘡似猫兒眼有光采無膿血但痛痒不常飲食減少名曰寒瘡

肉人怪病

人頂生瘡五色如櫻桃狀破則自頂分裂連皮剝脱至足名曰肉人常飲牛乳自消

消指散

有人脚板下忽生二指痛不可忍者

乃濕熱之氣結成

硼砂一分　瓦葱一兩　冰片三分　人參一錢

為末以刀輕刺出血敷之以盡為度

痛亦少止再用

人參三錢　白术半兩　生甘草三錢　牛膝三錢　萆薢三錢　白芥子三錢　半夏一錢　薏仁一兩

右水煎服四劑可全愈而指盡化為水矣外用天師膏药加生肌散敷之即愈

脣瘡生蟲

有人脣上生瘡久則瘡口生蟲於脣

者乃七情憂鬱火動生齒奇症也

柴胡二錢白芍二錢當歸二錢生地二錢

川芎一錢黃芩一錢黃連一錢天花

粉二錢白菓十粒

右水煎服

外用冰片一分殭蚕末一錢黃柏炒

為末三錢

糁之立消

祛火丹

人脚板中色紅如火不可落地終年

不愈

熟地三兩山茱萸半兩茯苓半兩北

五味

牛膝三錢　丹皮三錢　澤瀉三錢　車前子三錢　萆薢二錢　甘菊花半兩　元參　沙參　釵石斛各一兩

右水煎服十劑消二十劑全愈須忌房事三月否則必發難治矣

手足脫下

人仍不死乃患處傷寒時口渴過飲涼水遂至四肢受病手足墮落矣

薏仁三兩　茯苓二兩　肉桂一錢　白术一錢　車前子半兩

右水煎服一連十劑永無後患

消温化怪湯

治脚肚腫瘍

白朮一兩 薏仁一兩 芡實一兩 澤瀉半兩

肉桂五分 車前子三錢 射香五分

右各為細末研至不見水銀為度用

醋調成膏敷患處一日全消矣

十八

串雅外編上册

串雅外編卷之一

錢塘趙學敏恕軒纂

禁方

藥禁

李子建殺鬼丸　辟瘟疫殺一切魑魅魍魎
辟疫　時疫大行
截瘧　嫁腋氣
香草散截瘧　斷酒不飲
取蛇牙　禁蛙鳴
又方　猫鬼野道
化金蚕　辟水毒
除蟲蟻　禁蝎螫

辟蝇蚊又
滅蝨除蚤
除竈上螻蟻
驅蝇又
除臭蟲
嗜茶成癖
驅螞蟻
禁鬼
禁蛾入火
小兒腹痛
禁方字禁
避祟

禁蚊又
除花菜地蟲
除灶上蟑螂灶雞
除跳蚤又
辟痘入目
斷蜒蝣
辟漆氣
令病不復
小兒夜啼
辟瘡瘃
截瘧又四

小兒口瘡　辟蛇蝎

辟蠅蚊又　辟蛇又

除蝨　蜂螫

辟蜒蚰　辟臭蟲

驅蛇虫　止燕窠

小兒夜啼又　化骨

蜈蚣螫　骨哽

絶一切毒虫　治湯火咒

治骨哽咒又符二

禁方

術禁

釘毒　釘瘡

白虎病　灸牙疼

身面疣目　卵癀偏墜
眼生偷針　消努肉
小兒遺尿　小兒夜啼
人身上結筋　破傷風
痰患疼痛　夜卧禁魘
咒餅除瘧　咒梨除瘧
百虫傷　咒棗治病
禁鼠　蜂蠆螫傷
驅蚊又三　驅蛇虫又
滅尸蟲　滅臭虫

選元起死門

雷真君治五絶　騎牛法

二

懸雞法　插鵝法
溺死　救誤死
卒中惡死　人卒暴死
還魂湯　血風攻死
打死　小兒驚死
解毒藥死　產後暈絕
喉痺垂死　華佗危病方
急痧將死　急救方
援絕神丹　金瘡鐵扇散

選元

保生門
捐目破睛　金瘡腸出
腦破骨折　擦落耳鼻

肩傷　兒不啼乳
接舌神丹　落眉復生
卒心急痛　痘瘡壞症

選元奇藥門

立泯傷腫　探生散
接骨散　縮陽秘方
睡聖散　生舌神丹
長齒法　濁毒神丹
逐火丹　斬鬼丹
彭祖接命丹　還元丹
芙蓉散　開聰明方
長髮方　長鬚方

三

拔毒異法　治諸毒不收口
壬子丸　内府磁壺酒解藥方

卷二

藥外針法
猢猻勞　挑悶痧子
喉痺　百發神針
消癖神針　陰症散毒針

藥外灸法
醫小兒　雞爪風
乾霍乱死灸法　附子灸
黄蠟灸　灸癬
灸耳聾　疝氣偏墜

灸癰疽
雞子灸
桑木灸
灸目
藥外
熏法
鵝掌風
牛皮癬
久病截瘧
蟲牙
喉痺
小兒脱肛
疥瘡

胡荽灸
苦瓠灸
槐灸
麻葉灸
蜈蚣咬
口眼歪否針
痘不脱靨
頭風插耳
喉症開關
霍亂轉筋
癱瘓頑風癱

手足痛風　拳毛倒睫
破傷風　咳嗽熏法
女人病邪　喉閉
舌脹舌出　手汗
熏嗽　青布熏
支太醫桃葉熏

藥外貼法

小兒赤眼　痢疾寒肚
小兒重舌　男女勞祛
收陰症傷寒　止自汗
截驚法　嬰兒瘧疾
腷皮取膿　痞塊

牙痛 又牙齒疼痛　截瘧丹
貼臍截瘧　難產仙方
如神丹　地黃丹
水瀉不止　痢疾禁口
小兒口内流延　牙痛

藥外蒸法

癘風　骨蒸發熱
脚氣腫痛　風濕痰病
珊瑚蒸　千金神草方
阮河南桃葉蒸　蚕沙蒸
蒸脚氣　荆葉蒸

五

藥外洗法

小兒咳嗽　洗頭明目
洗癩頭　洗癰疽
洗凍瘃　五枝浴
洗青盲　楊枝浴

藥外熨法

痞積　柳皮熨

藥外吸法

還魂丹　青火金針
傷寒咳嗽　水腫上氣
燒香治勞　冬月喉痺
一切咳嗽　碧雲散

頭風苦痛
石南葉散
單鵝
倒睫拳毛

藥外雜法

痔瘡坐袋
濕瘡踏袋
釣骨丸
黃疸取黃
香橼色法
耳鳴塞耳
産婦衄血
消毒燈焒
掌中取積
神燈焒法
縮贅瘤
彭醫官釣骨法
提金散
膨脹取水
頭痛又
引火法又
黃疸取水
刼腫法

六

衂血　温臍種子

卷三

僞品

假氷片　樟冰又二

假雄黄　假膽礬

假胡椒　假乳香

假象皮膏

製品

法製

法製青皮　烏龍膽

白荳蔻　法製橘紅

法製檳榔　法製牙茶

香茶又　法製枳寔

法製川芎　法製人參
法製桃仁　造櫻珠
三奇麴

製品藥品

靈砂　紫雪
紅雪　碧雪
消石　石脾
礬石　飛黃
土黃　元霜
取萊豆油　油臙脂
雲母粉　取砂汞
造海石　取草汞

鼻烟　雞子雄黃
水銀霜　大玉容丹
石菖蒲酒　代茶湯
少陽丹　固齒延壽膏
蟲藥　屠蘇酒又
造磬精磬華法
製品
食品
茶鬆　醉茯苓
茯苓酥　絡索米
香橙湯　逡巡酒
仙人糧　栝樓粉
瓊玉膏　糟川芎

八九一

8

止瘧果　三仙酒
金棗仙方　藥梅
養元散　龍液膏
川芎茶　五香鴨
蓮花肚　香鰻
藥肺　長壽粉
九仙王道糕　三仙糕
桂漿渴水　八仙茶

製品

用品

螢火丹　取膽寶鉠
五色膽墨　烏鬚鉛梳
紫霞杯　香肥皂

八

製品

灌頂油　烏頭麝香油
八白散　香身丸
七物虎頭圓　女廉藥枕
蚊烟法

雜品

一枝梅　七聖紫金錠
紫金錠　雞子丹
雁腹丹　觀音救苦丹
十香丸　神妙痧藥
白痧藥　望梅丸
軟脚散　火龍丹
蟾酥丸　白梅丸

梅蘇丸　龍腦雞酥丸
參杏丹　上清丸
玉泉丸　太倉丸

卷四

醫外醫禽

鶴脛折斷　鶴病
南禽發風　金雀
鴿病　孔雀病
鸜鵒病　畫眉病
鵪子病　了哥病
黃頭病　雞一切病
雞瘦　雞水眼

雞哮
雞瘟 又
醫外
醫獸
馬證
羊證
猫證
猿猴病
象生瘡
醫外
醫鱗介
魚病
魚生虱
醫外
醫虫

鵪鶉病
醫
牛證
猪證
狗證
鹿病
駝病
龜病
蟋蟀病
十外一

10

蠶病
救蠅溺死
醫外
醫花木
花遲不發
落毛虫
竹生秤
薔薇腦生莠
皂角無實
樹生癩
出櫻桃虫
桃自落實
桑癩

毒蛇
建蘭生虫
茉莉根生蟻
菖蒲無力萎黄
果樹生虫
鮮樹藥釘
桃皮作脹
橘病
蘿蔔空心

十

花被麝冲
木樨受蛀
銀杏不結子
曲樹令直
樹老
桃樹永年
蘭泣
蘿蔔諸菜生虫

取虫

牙齒虫痛
取牙虫
齒蠹并虫
牙齒虫蠹
烟熏牙虫
虫牙作痛
風蟲牙痛
蟲牙
寸白蚘虫
寸白虫痛
下蚘虫
取心氣虫痛
腹虫中痛病
一切虫痛病

小兒虫瘡
取足瘡虫
取疽瘡虫
消渴有虫
聤耳有虫
蠼螋尿瘡
三十六黄
㾑瘡蛀爛
取痔虫
腸痔出血
脾勞生虫
大風癩虫

十

取瘰癧虫
積年骨疽
瘘瘡有虫
吐蠱
取疳眼虫
五色帶下
㾑瘡生虫
痔漏有虫
下部虫痒
下部蠱虫
追勞虫取
癘風有虫

大風癘虫

藥戲

大道丸　祖師修行方
韓湘子脱衣方　韓湘子煮袍鞋法
煮白石法　行路不喫飯自飽
行路不飲水不渴　千里酒
千里醋　千里鞋
衆衣不透雨　暑天穿襖
寒月入水　造夢法
見鬼丸　剃頭不用刀
女人去面毛不用線
飲酒不醉　漏字去墨 又三

洗字法（洗字不見）　去硃法　起字法
墨名不染紙　灰種仙菜法
驅除虎蛇神烟　驅鼠烟
掃蚊虫烟　聚蝶
拍掌唤蝶　漿衣去虱
醉雀米（刪）　造白雀法
鳶頭散　擦銅如銀
擦錫如金　點斑竹
點磁石　磨鏡丹藥
寫字入石　點藥鏡
稜碗膠　項刻成碑
瘦米　夏月作冰

十二

巧洗油跡　春球葫蘆相打
木狗自走　斟瓜不溢
佳人變鬼　删
佳人移眉　删
叫人放屁　删
金杯分酒
手帕盛酒
做大蛋
長生明灶

串雅外編目祿終

十三

串雅外編卷之一

錢塘趙學敏恕軒纂

禁方

藥禁

李子建殺鬼丸　辟瘟疫殺一切魑魅魍魎

藜蘆三兩　虎頭兩半　雄黃　鬼臼　天雄

皂莢　蕪荑各五錢

右為末蜜丸早子大熱病時氣燒一丸

安牀頭

辟疫

凡入瘟疫之家以麻油塗鼻孔中然後

入病家則不相傳染既出或以紙撚探

鼻深入令嚏之為佳

時疫大行

自家水缸内每早投黑豆一把全家無恙

截瘧

端午日七姓人家粽尖獨囊蒜七枚雄黄三錢巴霜一錢去油搗為小丸硃砂為衣用臨發日未來時錦裹塞鼻孔内男左女右過夜即止或用膏葯些須將藥貼眉心止即去之

嫁腋氣

桔枸樹鑿孔取汁一二碗用青木香

十四

東桃西柳七姓婦人乳一處煎一二沸孰熱於五月五日雞叫時洗了將水放在十字路口速回頭弗顧即愈只是他人先過者必帶去也桔枸樹即枳椇也

香草散

截瘧

香附醋浸透銅鍋炒一兩草烏麺同炒去麸五錢為末每用一分臨發先時含舌上滚湯下老弱者七八釐小兒五釐極重二服即愈

斷酒不飲

酒七升硃砂半兩瓶浸縶封安猪圈
內任猪摇動七日取出頓飲

取蛇牙

蛇毒螫傷牙入肉中痛不可忍者勿
令人知私以荇葉覆其上穿以物包
之一時折牙自出也

禁蛙鳴

野菊花連梗葉研末順風撒去其聲
即止

又方

以牛膽塗紙置水中亦不鳴

猫鬼野遺道

十五

相思子草麻子巴荳各一枚硃砂末蠟各四銖合擣丸如麻子大服之即以灰圍患人面前著一斗灰火吐藥入火中沸即畫十字於火上其貓鬼者死也

化金蚕

金蚕蠱也

雷丸三錢為末同白礬少許調勻見金蚕出見時以末少許摻之立時虫化為紅水如血蠱神必震怒作祟倘空中有聲即將藥末聽其聲响處望空灑去神必大罵負心而去永不再

至矣

辟水毒

蛇苺根擣末服之并導下部亦可飲汁一二升夏日欲入水先以少許投中流更無所畏又辟射工家中以器貯水浴身亦宜投少許蛇苺就地引細蔓節節生根每枝三葉葉有齒刻四五月開小黃花五出結實鮮紅狀似覆盆而面與蒂不同

除蟲蟻

驚蟄日用石灰糝門限外免虫蟻出

禁蝎螫

咒曰王女傳仙攝勅斬蚰蜒滅

右如有蝎螫之人求治者於患處望而取氣一口默念七遍怒着作法吹蝎處其痛即止用法之人忌五厭肉

辟蠅蚊

楝樹一枝將酒糊塗之懸挂空處蠅飛上不能走收過二三次即無故蠅必曠野不可打死訣曰甘草蔾蘆李子花更兼一味夜明砂每日清晨燒一撮蠅蚊只在兩隣家

禁蚊

端午日取浮萍一把閙楊花一把爲

末於清明日取鱉血和二味調勻搽
在房門上則蚊虫一室俱無矣

又

凡新造屋内柱下四隅埋蒲扇一把
蚊永不入

滅蝨除蚤

百部　水銀　茶葉各一錢　墨棗三枚
研和布包帶身則不生蝨

鴿糞　水龍骨　風茄花三朶
打和燒烟蝨蚤臭虫絕根

除花菜地生蟲

楝樹根燒灰盛布袋待露水濕撒之

十七

即除絕

除竈上螻蟻

芥菜子　巴豆　搗爛洒灶上即除

除竈上蟑螂灶雞

密陀僧　狼毒

研碎洒灶上即除

驅蠅

臘月鱖魚一枚懸厠上則一家無蝇

乾者亦可

又　臘八日懸猪脂於厠上則無蠅

除跳蚤及蛇蟲諸毒

樟冰五錢茅山蒼朮三錢石菖蒲二錢

共為末糁牀褥間及壁角諸處則絶

又

芥菜子　辣蓼　樟冰各一錢

燒煙熏之即除

除臭虫

硫黄數錢為末和棉花子燒烟熏二

三次即絶

辟痘入目

凡痘初起將獨女臙脂楷眼眶則痘

不入目

嗜茶成癖

一人病此方士令

以新鞋盛茶令滿任意食盡再盛一鞋如此三度自不喫也男用女鞋女用男鞋用之頗驗

斷蜒蚰

用白礬水洒來處又用酒脚糊窓紙則不食

驅馬蟥

二麥捍頓於水上流水入池中可祛螞蝗

辟漆氣

人有見漆多為漆氣上騰著人而生漆瘡者可將川椒三四十粒搗研塗

口鼻上則不爲漆所害

禁鬼

埋瓦石於宅之四隅槌桃核七枚則鬼無能爲殃

令病不復

取女人下裳帶一尺燒研米飲服即免勞復

禁蛾入火

取燈草用冬雪水浸七日取起陰乾暑月燃燈凡一切蟲蛾皆不奔赴

又方

清明日早晨取井水一盆不可落地

十九

折柳枝一條同燈草浸其中陰乾暑
月燃之可免虫蛾樸滅

小兒夜啼

取井邊草私著席下勿令母知或雞
窠猪窠中草亦可

小兒腹痛

取樹孔中草暗著户上即止

辟瘡瘃即凍瘃

五日午時取獨蒜搗爛塗面皮手脚
一年不生惡瘡及冬月不作凍瘃不
可多擦神驗

禁方

字禁

辟祟

小兒額上寫八十字此乃旃檀王押字鬼祟見則遠避

截瘧

每逢發期先將後開名字用硃筆寫就男左女右縛於臂上即止

一六日田良二七日孟逢春三八日李天祿四九日謝閎遊五十日任生牙

又

以左右一箇用墨書寃圓圓行路非難捉取瘧鬼送與河官書了收向患瘧者懷裏於江河水畔行欲發時

二十

取出擲向水中便歸即效

又　橘葉七片每片硃書一字魁䰡䰥魑魁魑魕將葉焙乾為末未發時白湯呑之

又　病人走到背立襪露左肩上寫管仲午三字寫完即走在外不可回頭凡用此法須預先叮囑病人走到竟自袒肩寫畢竟去不可開口

小兒口瘡　湯瓶內鹼為末醋調臨卧時書十字於兒兩足心即愈

辟蛇蠍

辟蠅蚊　端午日將硃砂寫茶字倒貼辟蛇蠍

端午日寫白字倒貼或寫儀方二字亦可

又　書風字間字貼窓壁下無蚊

辟蛇　於四壁柱上用倒流水研墨書龍字貼之蛇見自畏　多用片軌丸寫儀方二字置四處蛇見字畏避之

除蟲　名五字符吸北方煞氣一口噴筆尖上書欽深淵黙漆五字於黄紙上貼

廿一

綴衣帳牀褥間其蝨自無

蜂螫

蜂螫人就地以竹寫丙丁火三字七遍取土指螫處

一法掐劔訣向空書子丑寅卯辰巳午未申申字之豎直豎至地取土搽之即愈

辟蜒蝣

端午日書滑字及辟蚊蚋書風烟字間貼窗壁

辟臭虫

用紙書云欠我青州木瓜錢將此字

貼於牀脚上忽然不見一云張三賢買了木瓜不完錢一去三十年寫此貼牀脚上亦驗

一法買木瓜一個臨卧時以手拍瓜口念云張世綠張世綠欠了河南木瓜客人錢木瓜客人今在此速速去來還錢臭蟲自遁

驅蛇蟲

藏經有偈云苦求求不得多求致惡憎梵求菩提提撤老不相見依此寫倒貼四壁外蛇不入

止燕窠

廿二

書戊字貼至處又用白紙朱書鳳凰二字貼於窠上即去

小兒夜啼

用火柴頭一箇長四五寸削平面用硃砂寫云撥火杖撥火杖將來捉神將捉著夜啼鬼打殺不要放急急如令　又將硃書甲寅二字貼牀頭即止

化骨

左手三山訣執淨水一碗右手劍訣二指于水面上寫龘虎急化四字字畫分明患者呑服

蜈蚣螯

骨哽　畫地作王字內取土搽之即愈
用碗水虛空寫以手指天上金雞叫
地下草雞啼兩雞并一雞九龍下海
喉嚨化如滄海二十五字口誦七遍
飲此水立愈

又　或書烏飛龍下魚化丹即八字亦可

絕一切毒虫　五月午日午時書此貼壁毒虫永絕
[illegible][illegible]

治湯火咒
龍樹王如來授吾行持北方壬癸禁

廿三

火大法龍樹王如來吾是北方壬癸收斬天下火星辰千里火星辰必降急急如律令手握真武印吹之即用少許冷水洗雖有火燒手足成瘡皆可療

治骨哽咒

紅引登樓問此星我出直人問此人太上老君急急如律令勅一氣七遍呵入茶酒中飲之立愈

治骨鯁　鬣

鬣喉內卡骨用此字如利害者照此字寫七箇或九箇如吃飯即寫在飯

24

碗面上喫酒即寫酒杯面上寫畢飲之立效

[illegible]

又[illegible][illegible]喉卞魚骨用此字如利害者照前法效

禁方

術禁

釘毒

治一切腫毒瘡瘑若患在三日内者釘便散若已成即易痊癒濃墨好者依此法於土墻上高處書之以竹釘䖲中間釘之先令病人嗽一聲便吸氣吹於竹釘上七釘止仍不得移動

廿四

須至誠則神驗

釘瘧

水鑑仙人歌曰瘧是邪風寒熱攻直須術治免成空常山刻作人形狀釘在孩兒生氣宮如金生人金在巳即釘巳上木生人釘亥上火生人釘寅上水土生人釘申上也

白虎病

江東人呼為歷節風是也置此於病者前自愈亦厭伏之意也白虎糞神名狀如猫掃糞置門下令人病此療法以鷄子揩病人痛處呪願送於糞堆

之頭上勿反顧

取土瓦年深既古且潤三角瓦一塊令三姓童子候初出星時指茅一星下火於瓦上炙

鷺（卵）癀偏墜

雙蒂茄子懸門房上出入用眼視之（懸門上每日抱兒視之）（茄蒂患亦蒂茄乾患亦乾矣又双茄）二三次釘針於上十餘日消矣

身面疣目

七月七日以火豆拭疣上三過使本人種豆於南向屋東頭第二溜中豆生葉以熱湯沃之即愈

消努肉

二十五

凡人身有努肉可聽人家釘棺下斧聲之時便下手擦二七遍以後自消

平產婦勿用

眼生偷針

布針一個對井睨視已而折爲兩段投井中勿令人見

小兒夜啼

以撥火杖一根以劍訣手書勅令默咒曰撥火杖撥火杖王皇命你做巫相箏住夜啼鬼打死打死永不放吾差三十六神將將鐵棍銅捶袪邪歸正吾奉太上老君急急如律令勅

十三 外一

小兒遺尿

用紅紙剪馬四疋令兒自安身下每夜如之

破傷風

火命婦人取無根水一盞入百艸霜調揑作餅放患處三五換如神

人身上結筋

用木杓打之三下自散

夜卧禁壓魘

凡卧時以鞋一仰一覆置牀下則無惡夢及魘

疾患疼痛

咒曰金木水火土五行助力六甲同威天罡大神收入棗心棗入腸中六腑安寧萬病俱息急速求榮用棗子一枚念咒一遍吸罡氣一口入棗中男去尖女去蒂用水嚼下忌厭物叱

咒梨除瘧

取梨一箇先吸南方氣一口將梨子咒曰南方有池池中有水水中有魚三頭九尾不食人間五穀惟食瘧鬼寄咒三遍吹於梨上勅殺死三字令病人臨發前食之

咒餅除瘧

咒法先面東燒香虔誠於油餅中心書一攤字不用糖餅書字如錢大仍須新筆淨墨以筆圈之從後左邊圈三次持餅於香上誦乾元亨利貞七遍發日早取所書字用棗湯嚼餅食之

咒棗治百病

咒曰華表柱念七遍望天罡取氣一口吹於棗嚼嚥湯水下華表柱鬼之祖名也

百虫傷

先問被傷人甚虫傷來默念火德真君黑煞攝吹在被傷處如此七遍被

廿七

傷人自麻不痛

蜂蠆螫傷

瓦摩其上唾七遍置瓦於故處

禁鼠

逐月旦日取泥塗屋之四角及塞鼠穴一年鼠皆絕跡此李處士禁鼠法也神后正月起申順行十二辰

驅蛇虫

黃紙硃書三字符志誠於土地前焚香將符貼土地堂內則蛇虫不復出見而潛去矣如值夜行或草路中畏蛇虫則頻會此三字并依法搯訣即

無見矣用左手剔酉摇已為訣方書三字符黎以靇靇靇一法用儀方儀康四字

驅蚊

收東方青炁咒七遍噓入水碗中將水以口吸而噴四壁各處其蚊自去咒曰天上三足烏嘴利如槌啄不食人間五穀只食蚊虫骨髓急急如太上老君律令

又

咒曰天地太清日月太明陰陽太和急急如律令勑西向太陽念七遍吸氣吹燈草上夜點之能避蚊虫

廿乙

又於除夕五更時使一人堂中向南面扇一人問云作何事答云扇蚊子問答乃已虫永無虫

又端午正午時望太陽將水咒曰天上金雞喫蚊子腦髓吸太陽氣吹燈心上咒七遍遇夜將燈心點辟蚊虫

滅臭虫

寂除元煞咒曰日出東方壁畢元藏天煞地煞月煞時煞二十四煞七十二煞一切煞星惡煞盡皆煞除臭虫滅跡

滅尸蟲

春正上甲乙日視歲星所在焚香朝朝禮拜祝曰臣願東方星君扶我魂接我魄使我壽命延長如松柏願臣身中三尸九蟲盡消滅頻頻行之吉

廿九

串雅外編卷之一

錢塘趙學敏恕軒纂

選元

起死門

雷真君傳治

五絕

五絕乃縊跌魘淹魘（壓）等死

先書符一道於黃紙上焚化在熱黃酒內撬開牙關灌入喉中後再用藥丸調黃酒內以人口含葱管送入死人喉內少頃即活

招魂符式

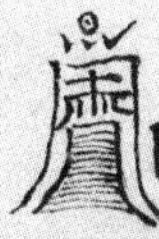

此符無咒一心對雷真君天醫使者書之靈驗無比

十七廿一

藥丸名救絶仙丹用
山羊血二錢菖蒲二錢人參三錢
紅花一錢皂角刺一錢製半夏三錢
蘇葉二錢射香一錢各為細末蜜丸
如龍眼核大酒化以端午日修合
此方不但喘治五絶
凡有邪祟昏迷一時猝倒者者可起
死回生
每料葯作十丸
騎牛法
喘救溺死
凡人溺水中救起以身俯於黄牛背

卅

上手足俱用人扶另用一人牽牛緩行有五里之久自活

懸雞法

常救縊死

凡人縊者將繩解下輕扶仰卧將活公雞倒懸流出口涎入人口內即活

插鵝法

治自縊死

用老鵝一隻將香油抹鵝嘴上插入糞門內一二時自活若過十二時辰則不救矣

溺死

以所溺之人扶在椅上將其左右手脚不住運動復將其口耳穀道塞住兩眼亦包住用舊籃布撚繩燒烟先以竹管呼烟吹入鼻孔水即自鼻出俟有微氣即以布繩烟熏其鼻孔即活

救誤死

凡人無病或坐臥或酒後陡然而死者名旺痧將本人口內用鐵器撬開以銀簪刺下小青筋血出即活不可刺正中

又方

以悶醋灌下即活

卄一

卒中惡死
或先病或平居寢卧奄忽而死皆是
中惡。急取慈心黄刺入鼻孔中男左女右
入七八寸鼻目血出即醒
人卒暴死
擣女青一錢安咽中以水或酒送下
立活
還魂湯
治一切卒死
麻黄三兩去節杏仁七十粒去窶尖
甘草一兩水二碗煎一碗灌之

十九　卅

血風攻死

婦人血風攻腦頭旋悶絶忽死倒地不知人事者

蒼耳草嫩心陰乾爲末酒服一大錢其功甚速此物善通頂門連腦

打死

松節搥碎一二升入鐵鍋内炒起青烟爲度以黄老熱酒二三升四圍沖入即瀘淨候半熟開牙灌入即活

小兒驚死

大叫一聲就死者名老鴉驚

以散麻纏作脇下及手足心燈火爆

卅二

之用老鴉蒜曬乾車前子等分為末水調貼手心仍以燈心焠手足心及肩膊眉心鼻心即甦也

解藥毒死

只要心間温暖者乃是熱物犯之防風一味擂冷水灌之

產後暈絶

此扁鵲法也半夏末冷水和丸火豆大納鼻中即愈

喉痺垂死

止有餘氣者巴豆去皮線穿内入喉中牽出即甦

33

華佗危病方

治纏喉風喉閉其症先兩日胸膈氣悶緊出氣短從驀然咽喉腫痛手足厥冷氣閉不通頃刻不治須用巴豆七枚（生三四熟四生者去殼研熟者去殼炒去油存性）雄黃皂子大者研鬱金一箇（蟬肚者研）共為細末每服半匙茶調細呷如心口喋烟塞用小竹管納藥吹喉中須臾吐利即甦如無前藥用升麻四兩剉碎水四碗煎一碗灌服（又無升麻）升麻四兩用皂角三錠搗碎擂水一盞灌之或吐不吐即安

急痧將死

將口撑開看其舌底有黑筋三股男左女右刺出紫血一點即愈刺血忌用鍼須用竹箸嵌碎磁碗尖為妙中間一筋切不可刺

急救方

十二月將雄狐膽取藏遇暴亡之人以溫湯細研灌下即活

援絶神丹

凡人患痢便血一日間至百十次不止者至危急即以此葯援之又不損傷氣血痢止身亦健

白芍一兩 當歸二兩 枳殼二錢 檳榔二錢 甘草二錢 滑石三錢 廣木香一錢 萊菔子一錢

右水煎服一劑輕二劑止三劑全愈

金瘡鐵扇散

象皮五錢（切薄片焙黃色勿令焦）

龍骨五錢（用上白者生研細末）

老材香一兩（山陝等省無漆民間棺殮俱用松香黃蠟塗棺內數十年後有遷葬者棺朽另易新棺具朽棺之香蠟即謂之老材香東南各省無之即以數百年陳石灰一兩代之具效驗亦同）

寸柏香一兩（即松香中一一之黑色者用）

松香一兩（與寸柏香一兩同鎔化攪勻傾入冷水中取出晾乾）

卅五

飛礬一兩將白礬入銘內熬化共為細末貯磁罐中遇有刀石破傷者用敷瘡口以扇向傷處搧之立愈忌卧熱處如傷處發腫煎黃連水用翎毛醮塗之即消蓋傷處喜涼惡熱夏月宜卧涼地冬月忌卧熱處傷口不必用布包裹以致過煖難於結痂并忌飲酒以致血熱妄行至敷葯之時若血流仍用搧之倘不流血不必搧

保生門

損目破睛

廿三外一

牛口涎每日點兩次須要避風黑晴破者亦痊

金瘡腸出

小麥五升水九升煮取四升綿濾取汁待極冷令病人卧席上含汙噀之腸漸入噀其背並勿令人知及傍人見傍人語即腸不入也乃擡席四角輕搖使腸自入十日内但畧食美物愼勿驚動

腦破折骨

龍齒三錢透明者氷片三分象皮一錢人參三錢生地三錢土狗三個去頭及翅

地蚤倖先將人參各須研末用土狗

地蚤搗爛入前藥搗之佩身上三日

乾為末瓶貯遇有此等病醫之可也

並可接骨服下書神效骨斷者服一錢

即愈

落眉復生

桑葉七片每日洗之一月重生如舊

鬚落亦然

卒心急痛

牙關緊閉欲絕

老葱白五莖去皮鬚擣膏以匙入咽

中灌以麻油四兩但得下咽即甦少

頃虫積皆化黃水而下永不再發果

廿三 外一

得救人

痘瘡壞症

身如黑團之氣口不能言食不能下皆由氣虛而火不能發也毒留不瀉形狀如死人参三錢元参一兩荊芥一錢陳皮三分金銀花一兩用水煎五分灌之下喉而眼開少頃而身動久之而神氣亦回口能言食能下矣不必再服他葯痘瘡自回而生全至奇之方也

奇藥門

立泯傷腫

治打撲有傷或青腫紫硬此藥能泯
熱麻油和酒飲之以火燒熱地卧之
疼痛俱消

探生散

治小兒急慢驚風諸药不治以此定
其生死
雄黄一錢没药一錢乳香五分射香二分半
共為細末用少許吹鼻中如眼淚鼻
涕皆出者可治

接骨散

凡跌損骨節脫臼接骨者用此則不
知痛茉莉根酒磨一寸服則昏迷一

日乃醒二寸二日三寸三日

縮陽秘方

水蛭九條入水碗養至七月七日取出陰乾秤有多少入麝香蘇合香三味一般細研為末蜜少許為餅遇陽興時即將少許擦左脚心即時痿縮過日復興再擦

癆病火動陽常起者以皮硝放手心内兩手合住其自化陽即痿矣

睡聖散

人難忍艾火炙痛服此即睡不痛不傷人

卅八

山茄花即風茄火麻花即黃麻圃地
所植二花俱須七月收
收此二花必須端莊閉口齊手足採
之若二人去或笑或言語服後亦即
笑言如之採後共為末每服三錢斂
按二花性大烈三錢斷不可服宜量八
增減
小兒一錢茶酒任下一服後即昏睡
可灸五十壯醒後再服再灸

生舌神丹

凡人舌被人蚊咬斷不能生者以此
藥醮之則生
先以人參一兩煎湯含嗽半日嗽完

38

廿五外一

再用龍齒末三分人參一錢末冬末一錢血竭三分氷片二分土狗一個各火焙為末放地上一刻出火氣將末約乘人參嗽口完時即以此末自己用舌舐之使令適不可將舌即縮入口中放在外半刻至不能忍然後縮入三次則伸長

長齒法

雄鼠脊骨全付餘骨不用尾亦不用頭亦不用骨碎補三錢炒為末麝香一分熟地身懷之令乾為末三錢必須自製切不可犯錢器一犯則不效生地亦須看一做過經鐵針穿孔

廿九

者皆不效　細辛三分　榆樹皮三分　總之諸藥俱忌鐵器　當歸一錢　青鹹二錢　杜仲一錢　各為細末　鼠骨新瓦焙乾為末　不可燒焦　乘其生氣也　貯瓶　每日五更時不可出聲　將此藥輕擦無牙之處三十六擦　任其自然咽下　不可用水嗽口　一月如是　日間午間擦之更佳　亦如葯錢數

瀉毒神丹

瀉砒毒

大黃二兩　生甘草五錢　白礬一兩　當歸三兩　水煎數碗飲之立時大瀉則

39

生否則毒入於臟無可救矣

逐火丹

治湯火傷

大黃五錢　當歸四兩　荊芥三錢炒黑　生甘草半兩　黃芩三錢　防風三錢　黃芪三兩　茯苓三兩　用水煎服一劑痛減半二劑全減三劑瘡口全愈

斬鬼丹

治鬼胎如抱一甕

吳茱萸　川烏　秦艽　柴胡　白殭蚕　蒼朮煉蜜丸如桐子每服七粒酒下

取去惡物即愈

彭祖接命丹

大附子重二兩二錢一個或一兩六錢亦可切薄片夏布包定甘草二兩甘遂二兩俱錘碎二味燒酒二觔共浸半日文武火煮酒乾為度取起附子甘草甘遂不用加射香三分錘千下作二丸陰乾一丸填臍內七日一換一丸放黑鉛盒內養之此丹煖丹田助兩腎添精補髓却病以固返老還童延年益壽

還元丹

安五臟消百病此藥大能令瘦者肥

補虚損實精髓固元氣

黄牛肉不拘多少去筋膜切作棊子大片用河水洗數過令血味盡仍侵一宿次日再洗水清為度用無灰好酒入罈內重泥封固桑柴文武火晝煮一晝夜取出焙乾為末如黄沙為佳焦黑無用每末半觔入山葯四兩重加葱鹹炒去葱鹹為末白茯苓四兩堅實者蓮子四兩去心葱鹽炒小茴香二兩去枝梗微炒香 為末和勻用紅棗不拘多少湯葯大爛皮肉相離去皮核研為膏加好酒入前葯丸

桐子大空心温酒下五十丸初服日進三服久則一服或如彈子大每日好酒空心細嚼一丸

芙蓉散

治室女無夫思慾動火以致胸痛自汗頰赤脉乱　用芙蓉花葉有花帶花有子帶子採一朶搗爛和井中水濾去查服之即效

開聰明方

荷花梗曬乾為末同何首烏滚水冲服當茶久則令人聰明雖至愚者亦可心靈生慧也

廿八外一

長髮方

羊屎不拘多少，納鯽魚腹中，用瓦盆固濟燒灰，和香油塗髮，數日漸長而黑矣。

長鬚方

鹿角尖鎊細二錢　皂角刺二錢　橄欖（牙皂二分）煅灰存性四兩　酸橘子一枚，取汁　生薑亦取汁，共二兩四錢

和勻，入磁器内收貯，用椰木塞口，重湯煮三炷香，聽用。每日晚間以肥皂水洗淨短鬚，上藥擦之，天明洗去。至四十九日，長尺餘。如欲再長，則再擦。時每日喫胡

乘一箇至二七日喫兩個三七日喫三箇為例

拔毒異法

錢屑研極細以好醋調之煎一二服沸撈錢屑鋪患處將上好磁石一大塊頻頻吸之其毒自出也

治諸毒不收口

生鉛三分敲成薄片竊如香茶樣分三服每日用鉛一分拌核桃肉嚼好酒送下三日服完收口大便內出毒物而愈

壬子九

依方修合此葯服之不過半月有孕

吳茱萸　白芨　白蘞　白茯苓各一两　牛膝五錢　細辛五錢　菖蒲　白附子　當歸各少許　厚朴　桂心　人參各四两　乳香三两　没葯四两

右為末，煉蜜丸梧子大，每服十丸有效。若男子服補益，若孕婦服即生雙胎。空心好酒下。用壬子日修合，勿令雞犬及婦人見。

内府磁壺酒

天仙子六隻　野菊花三千朵　陳皮八

兩泔水浸去白
甘草四兩去皮　貫仲三兩　川烏十枚
用草果去穰以川烏末入草果殼內放飯上蒸熟去草不用以上六味聽用
鹿茸羊油炙　菴閭子一兩　冬青子一兩
沙苑蒺藜一兩　晚蚕蛾十對新丸炙
蛤蚧一對全尾酒浸炙成對者共六味為末聽用各一兩以上
造麪用杏仁去皮尖　良薑一兩　砂仁一兩
半開紫荊花　川椒　肉桂　五茄皮
紫稍蘇花各一兩　白蔘草六兩　共為
末飛麪二兩半　米湯合為丸如圓眼
大放不見日乾聽用糯米一升煮爛
粥用天仙子六味用麪五兩和勻入

瓶封固七日成酒取出入入鹿茸等六味與酒拌和一處如乾加酥油與蜜為丸如圓眼大金箔為衣每一丸入磁壺內滚水一盞化開成酒服

解藥方

烏梅肉　柿霜各四兩　白芷　南薄荷

硼砂各五錢　赤茯苓　蒙山茶各一兩

右共為細末用萊菔汁或梨汁和作小錢大薄餅舌下噙化一枚即解

串雅外編卷之一終

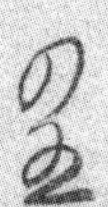

串雅外編卷之二

錢塘趙學敏恕軒纂

藥外

針法

猢猻勞

小兒有此症求食不止終夜不寢寢用針刺兩手面中三指中節能曲處週歲用針號針六七歲用大號針刺進半分許遇骨微位即拔出不可誤針筋上若瘡甚無水刺數日方有白水不甚者即有白漿刺數日隨有血一指有水血停此一指不刺二指有

血停此二指不刺若六指俱有血病痊不復刺矣凡刺須隔一日俟天晴雨則無益刺後即得睡減貪飲最忌棗栗甘甜果物食則復發若初刺有血則非此症

挑悶痧子

分開頂門内有紅筋紅瘰挑破即止

喉痺

見紅上紅疙瘩用針挑破即愈

百發神針

治偏正頭風漏肩鶴膝寒溫氣半身不遂手足癱瘓痞塊腰疼小腸疝氣

癰疽發背對口瘀核初起不破爛俱可用按血穴針之

乳香　没葯　血竭　生川附子　川烏　草烏　檀香末　降香末　貝母　射香各三錢　母丁香四十九粒　淨蘄艾綿一兩或二兩　作針

消癖神火針

蜈蚣一条　木鱉　五靈脂　雄黃　乳香　没葯　阿魏　三稜　蓬朮　甘草　皮硝各一錢　鬧楊花　硫黃　山甲　牙皂各二錢　射香三錢　甘遂五分　艾絨二兩　作針

陰症散毒針

乳香　沒藥　羌活　獨活　川烏

草烏　白芷　細辛　牙皂各五分

硫黃　山甲　大貝　靈脂　肉桂

雄黃各一錢　蟾酥　射香各三分

艾絨兩半　作針

藥外

灸法

醫小兒

小兒目視不轉睛指甲黑叫作鴉聲是死形無可治惟用此法灸之十灸十生將左右兩彎處各灸一穴左右

兩脚指將第二脚指縫頭處亦各炙一穴將痰濁出即可回生至奇妙方法也

雞爪風

婦人月家得此不時發手足及指拘攣拳東如鷄爪頗疼痛急如於左右膝骨蓋下兩傍各有一小窩共四穴俗謂鬼眼各炙三壯立愈

軋霍亂死炙法

心頭微熱者以鹽填臍內用艾炙不計數以醒為度

附子炙

癰疽久漏瘡口冷膿水不絶内無惡肉以大附子水浸透切大片厚三分安瘡口艾腷灸數日一灸至六七次服内托藥自然長滿

爲末作餅用亦可

黄蠟灸

治癰疽等毒

白麪水和成一塊照毒根盤大小作圈厚一指高寸餘粘肉上外以絹帛護上温布圍住將黄蠟掐薄片入麪圈内以熨斗火運偪蠟化即痛則毒淺若不覺至蠟滚沸逐漸添蠟俟不

四八

可忍沃冷水候凝取去瘡忽痛者毒盛灸未到也不妨再灸輕一二次重三四次忌房事氣惱發也物

灸癬

日中時灸病處影上三炷灸之咒曰

癬中虫毛戎戎若欲治待日中

又

八月八日日出時令病人正向東面户內長跪平舉兩手持胸兩邊取肩頭小垂際骨解宛宛中灸之兩火俱下各三壯若七壯十壯則愈

灸耳聾

濕土瓜根削半寸塞耳內以艾灸七

壯每旬一灸乃愈

疝氣偏墜

淨草一条量患人口兩角為一則摺斷如此三則摺成二角如△某字樣以一角安臍中心兩角安臍下兩旁尖盡處是穴若患在左灸右在右灸左兩邊俱患兩穴皆灸艾炷如麥粒大灸十四壯或廿一壯即安

又灸兩足三陰尤效

癸癰疽

男左女右以篾一根前齊中指端後至手腕橫紋凹中截斷為準却以竹

奴

一根兩頭閣起令病人騎之兩足不着地丁挺身正坐將前篾植於竹上以正頭植骨脊中盡處各開一寸名騎竹馬法灸七壯灸畢宜用乳香真菉荳粉為末水調服之以防火氣入心

胡荽灸

破傷風及瘋犬傷神效

胡荽殼半個填稠人糞滿仍用槐白皮襯扣傷處以艾灸之遍身汗出其人大困即愈遠年者將傷處如前灸之亦愈

雞子灸

凡毒初起紅腫無頭雞子煮熟對劈去黄用半個合毒上以炙艾灸三壯即散若紅腫根盤大以鴨蛋如法灸亦可

苦瓠灸

治懸癰

擇神人不在日空心用井花水調百葯煎末一碗眼之微利後却用秋壺盧一名苦不老生在架上而苦者切片置瘡上灸二七壯蕭端式病此連年一灸遂愈

桑木灸

针

治癰疽發背不起發或瘀肉不腐潰及陰瘡瘰癧流注臁瘡頑瘡久不愈俱用此灸之未潰則拔毒止痛已潰則補接陽氣亦取其通關節去風寒火性暢達出鬱毒之意乾桑木劈成細片紮作一把燃火吹息灸患處每吹灸片時以瘀肉腐動為度内服補托藥誠良方也

碗灸

治乳腫

碗一箇用燈草四根十字排碗内頭各露出寸許再用棉條一寸五分濶

用水濕了蓋碗內燈草下紙與碗口齊將碗覆於患處留燈心頭在外艾一大圓放碗底大灸之艾盡再添至碗內流水氣出內痛覺止方住甚者次日再灸一次再必消

灸目

正月十六日用川椒末一二分入頭垢和爲蚕豆大凹之以窩置於眼角別揉熟艾一把爲米粒大納凹中每眼角灸七壯或九壯如此俟清明日照前復日灸之連灸三年則目加精察至老不昏

九

麻葉灸

治瘰癧瘡

七月七日採麻花五月五日採麻葉搗作炷圓灸瘡上百壯次燒胡荛松脂研敷即愈

藥外熏法

鵝掌風

真艾絨四五兩將水三四碗煮五六分入大口瓶內盛之用麻布雙層縛其口將手心放在瓶口上熏之如葯水冷再熱再熏如神

卅九外一

51

蜈蚣咬

杉木皮或枝燒烟熏立刻止痛

比蜘蛛尤妙

牛皮癬

水錢五芸香錢五大棗七枝

同搗爛爲四丸每夜熏一丸速愈

口眼歪斜

巴豆三粒射香三分

共研將熱水一鍾葯藏鍾底放手心

右斜放左手心左斜放右手心

久病截瘧

老薑貳觔

搗爛置於滚水一大桶内坐布賬中脱衣坐卧桶上熏透即愈第一禁風

瘡不脱靨　燒乳香熏之

虫牙　天仙子一撮入小口瓶内燒烟竹筒引烟入虫孔内熏之即死永不再發

又　天仙子入瓶内熱湯淋下口含瓶口令氣熏之冷更作盡三合乃止有津涎可去甚效

頭風插耳　黄蠟三兩溶化以白紙濶二寸長五

寸在臘上拖勻真艾絨揉軟薄攤蠟上著卷為筒插耳內一頭火燃烟氣透腦其痛即止左痛插右耳右痛插左耳至重不過二次

喉痺

蓖麻研爛紙捲作筒燒烟熏吸即通或取油作燃尤妙名聖烟筒喉痺緊急用此即破

喉症閉關

牙皂 巴豆

共為細末米湯調刷紙上作筒點火燃之使烟熏鼻孔立能開口鼻流涕

專治十八種喉閉

小兒脫肛

五棓子為末先以艾絨棓子末成筒放便筒内以瓦盛之令患者坐桶上以火點着使烟熏入肛門其肛自上隨將白礬末掺之其肛自緊再不復脫

霍亂轉筋

身冷心下微温者

硃砂二兩研蠟二兩和丸著於火籠中熏之周圍厚復令烟弗洩兼牀下著火令腹微熱良久當汗出而醒

痧瘡

熟蘄艾二兩　木鱉子三錢　雄黃二錢

硫黃一錢

爲末揉入艾中分作四条每条安陰

陽瓦中置被裏烘熏後服通聖散

癱瘓頑風

骨節疼痛下元虛冷諸風痔漏下一

切風瘡

川烏頭　草烏頭　兩頭尖各三錢

硫黃　射香　丁香各一錢

木鱉五個

右爲細末以熟蘄艾揉軟合一處鈔

紙包裹燒熏病處名雷丸

手足痛風

冷痛如虎咬者

樟木屑一斗急流水一石煎極滚炮之乘熱安足於桶上熏之以草薦圍之佳勿令湯氣入目其功甚切捷

拳毛倒睫

無名異末紙卷作燃點燈吹殺熏之睫自起

破傷風

口噤身強

肉蓯蓉切片曬乾用一小盞底上穿

穴燒烟熏患處累效

咳嗽熏法

熏黃一兩以蠟紙條捲作筒十枚燒烟吸嚥取吐止一日一熏椎食白粥七日須以羊肉補之

女人病邪

與邪物交通獨言獨笑悲思恍惚者雄黃一兩松脂二兩溶化以虎爪攪之丸如彈子大夜燒籠中令女坐其上以被蒙之露頭在外不過三次自斷仍以雄黃人參防風五味之等分為細末每旦井水服之

喉閉

竹紙滲巴豆油令滿作紙燃點燈旋吹滅之以咽熏喉間即吐惡血而消或刺入喉間出紫血亦愈蓋咽喉病發於六腑者引手可探及刺破瘀血即已若發於五臟則受毒牢深手法藥力難到惟用紙燃為第一

舌脹出口

蓖麻取油醮紙燃燒烟熏之即腫脹皆消并治牛馬六畜舌脹

手汗

黄芪一兩　葛根一兩　荆芥三錢　防風三錢

水煎湯一盆熱熏而温洗三次即無汗

熏嗽

治風入肺久嗽者

鵝管石　雄黄　蔚金　款花

為末和艾用薑一片置舌上以葯艾於薑上灸之取烟入喉中即痊

青布熏

惡瘡防水青布和蠟燒烟筒中熏之入水不爛瘡傷風水用青布燒烟於器中以器口熏瘡得惡汁出則痛癢瘥臁瘡潰爛陳艾五錢雄黄二錢青布作大炷點火熏之熱水流數次即愈

支太醫桃葉熏

水二石煮桃葉取七斗安牀簀下厚被蓋卧牀上乘熱熏之少時尚雨汗汗遍去湯速粉之并灸大椎穴此法治天行病

痢疾寒肚

蓖豆七粒胡椒七粒射香一釐膠棗一枚共搗爛放瓶内色好患者取一丸貼臍上宜用端午日合

小兒赤眼

黄連爲末水調敷脚心

小兒重舌

又名雀舌
巴豆半粒飯粘四五粒搗之作餅如黄疸大貼眉心中間待四圍起泡去之即愈

收陰症傷寒
雞子放臍眼内一時一换四五换陰氣盡收於内則愈

止自汗
用鬱金末卧時調塗于乳上即愈

截驚法
芭蕉油　薄荷汁煎匀塗頭頂留顖門塗四肢留手足心甚效

嬰兒癚疾

代赭石五枚煅紅醋淬硃砂五分砒霜一豆大同以紙包七重打濕煨乾入射香少許為末香油調一字塗鼻尖上及眉心四肢神應

隔皮取濃

治諸腫毒

驢蹄細切一兩炒蕎麥麵一兩白鹽五錢草烏四錢去皮為末調作餅子慢火炙黃出火毒研米醋調成膏用白紙攤貼患處毒自毛竅而出其腫自消

痞塊

紅芥菜子不拘多少生薑汁浸一宿大約芥子一酒杯加射香一錢阿魏三錢搗爛如膏攤布上貼患處外用汗巾紮緊一宵貼過斷無不消

牙齒疼痛

輕粉一錢大蒜一瓣杵餅安胸骨前陷中先以銅錢隔了用蜆盖定紮住一宿愈左疼安右右疼安左

又

左牙疼敷右大指腕上右疼敷左大指腕上

截瘧丹

班蝥　巴豆肉　硃砂各一錢　射香二分　雄黄錢半　蟾酥五分　黑棗二三個　搗丸如菉豆大貼眉心穴一周時揭下投長流水中

貼臍截瘧

胡椒　雄精　等分研末將飯研爛為丸桐子大硃砂為衣將一丸放臍中外膏藥貼之即止

難產仙方

草麻仁取白仁七個射香三分共一處搗如泥用絹帛包之勒在臍中即時

產下如倒生者用穩婆送進片時即順下

如神丹

治難產

巴豆三粒去殼蓖麻子七粒七殼射香少許

研成一餅貼臍上即產產下速去之

地黃膏

治眼腫立效

生地一兩寒水石五錢黃連一兩黃柏一兩

為末生地汁調餅貼太陽上之外以膏藥護住

水瀉不止木鱉仁五个母丁香五个麝香一分研末米湯調作膏納臍中貼之外以膏藥護住

痢疾禁口

木鱉仁六個　研泥分作二分用麵燒餅一箇切作兩半只用半餅作一竅納藥在內乘熱覆在病人臍上一時再換半個熱餅其痢即止遂思飲食

小兒口內流涎

天南星一個為末醋調搽兩足心過夜即安然洗出

牙痛

萊菔子十四粒生研末以人乳和之左痛點右鼻右痛點左鼻

藥外

癘風蒸法

先將人參　苦參　沙參　荊芥
防風　厚朴　白芷　陳皮　蔓荊子
威靈仙　麻黄各一兩　桃枝　柳枝煎湯
洗之換一身新單青布衣服掘一地
坑深尺許方廣約可容身卧者用栗
炭四五十觔燒坑内極熱潑滚醋數
十碗次去炭鋪草薦於内令病者卧
於薦上厚蓋被取汗汗出一瞬起别
换衣進飲食後用五爪藤煎湯熏洗
數次自愈服敗毒丸藥

廿

骨蒸發熱

雄黃一兩入小便一升研如粉乃取黃理石方圓一尺者炭火燒之三食頃濃淋汁於石上置薄氈于上患人脫衣坐之衣被圍住勿令泄氣三五度瘥

脚氣腫痛

樟冰二兩烏頭三兩

為末醋糊丸彈子大每置一丸於足心踏之下以微火烘之衣被圍蓋汗出如涎為度

風濕疾病

人坐密室中左用滚水一盆右用炭火一盆前置一桌書一冊先將無油新巴豆四十九粒研如泥紙去油分作三餅如病在左令病人將右手仰置書上安葯於掌心以盌安葯上傾熱水入盌内水凉即换良久汗出立效病右安左掌心一云隨左右安之

珊瑚蒸

治中風不語脉沉口噤

黄芪　防風

共煎湯數斛置牀下熏蒸葯入腠理周時可瘥

北

千金神草方

治風濕癱瘓，手足不仁，半身不遂，周身麻木，或酸疼，口眼歪斜，并皆神效。草麻子草一種，秋夏用葉，春冬用子，俱得一二十觔，入木甑内，置大鍋上蒸半熟取起，先將綿布數尺双摺浸入葉子湯内，取出乘熱敷患處，却將前葉子熱鋪布上一層，候温再換熱葉子一層，如此蒸換，必以患者汗出為度。重者蒸五次，輕者蒸三次，其病即愈。内以踈風活血之劑服之。

阮河南桃葉蒸

治發汗汗不出，用此蒸之可救。

燒地令熱去火以水少灑之布乾桃葉于上厚二三寸安席上卧温覆得大汗被中傳粉極燥便瘥凡柏葉麥麸蚕沙皆可如此用之

蚕沙蒸

治患風冷氣痺及癱瘓盖蚕屬火性燥能去風勝濕

醇酒三升拌原蚕沙五斗甑蒸於煖室中鋪油單上令患者就患處一邊卧沙上厚盖取汗若虚人須防大熱昏悶令露頭面一次不愈間日再蒸無不效

蒸脚氣

服葯不效者

於地上掘作盆子深六七寸可容脚用炭火燒赤然後噴釅醋遍地鋪淨葱不去皮根具小床坐定用脚伸地盆内蒸候汗出如膠拭去忌房事不兩三次必愈神效

荆葉蒸

治脚風濕痛不止

荆葉不限多少置大甕中其下着火温之病人置葉中須臾當汗出蒸時常旋旋喫飯稍倦即止便以破蓋避

風仍進葱豉酒及豆酒亦可以瘥爲度

按此法止宜施之野人李仲南永類方云治脚氣諸病用荆芥置罈中燒烟熏涌泉穴及痛處使汗出即愈此法貴賤皆可用

藥外洗法

小兒咳嗽　用生薑四兩煎濃湯洗之即愈

洗頭明目　鳳眼草即椿樹上叢上莢也燒炭淋水洗頭經一年眼如童子加椿皮灰

尤佳

正月七日　二月八日　三月四日

四月五日　五月二日　六月四日　七月七日

八月三日　九月念日　十月念三日

十一月廿九日　十二月十四日燒之或洗字之記

洗癩頭

蝸牛數十條，水三碗，煎湯洗之，必愈。

洗癰疽

腫時用紫葛、天喬麥、忍冬藤、金絲草各等分，煎湯洗。潰時用白芷、甘草、羌活、黄芩、露蜂房、赤芍、當歸頭，先將豬前蹄一隻煮汁，去油花，取清汁煎芍

五十一　外一

去渣温洗以絹拭之

洗凍瘃

黄柏皮硝各等分研細末已破者柏七硝三紅腫未破者柏硝各半初起者硝七柏三皆用冷水調搽俟乾以熱水洗去再搽俟乾再洗如此三遍一日定痛三日全愈此神方也

五枝浴

治大風年深不愈面毛脱落鼻梁崩損不踰月取效如神

桃柳桑槐楮五般枝濃煎湯大缸浸坐没頸一日俟湯如油出浴安矣

以

楊枝浴

治痘瘡數日陷頂漿滯不行或風寒所阻者

水楊枝葉無葉用枝五觔流水一大釜煎湯温浴之如冷添湯良久照見纍起有暈絲者漿行也如不滿再浴之力弱者只洗頭面手足如屢浴不起者氣血敗以不可再浴始出及痒塌者皆不可浴痘不行漿乃氣澁血滯腠理固密或風寒外阻而然浴令暖氣透達和暢欝然氣血通徹每隨暖氣而發行漿貫滿功非淺也若內服

助氣血葯藉此而外之具效更速風寒亦不得阻矣

洗青盲

昔武勝軍宋仲孚患此二十年用此法二年目明如故青桑葉新研焙乾逐月按日就地上就燒存性每以一合磁器內煎減二分傾出澄清温熱洗目百度屢試有驗

正月初八　二月初八　三月初六
四月初四　五月初六　六月初二
七月初七　八月二十　九月十二
十月十三　十一月初二　十二月二十

藥外

熨法

痞積

艾綿四兩揑如患大川椒四兩拌艾中粗草紙包安痞積上以湯壺熨內有響聲即消

皮熨

治氣痛之病忽有一處如打撲之狀不可忍走注不定靜時其處冷如霜雪此皆傷於暴寒也白酒煮柳白皮熨之有赤點處鑱去血妙凡諸卒腫急痛熨之皆止

藥外
吹法

還魂丹

治急慢驚風吹鼻

蜈蚣二寸 射香一分 白芷四兩 與天麻更加二字黃花子死在陰司要返家共為末吹鼻即甦

青火金針

治頭風

火硝一兩 青黛 川芎 薄荷各一錢

為末口含冷水用此吹鼻

傷寒咳逆

服藥無效

雄黄二錢酒一盞煎七分乘熱嗅之

即愈

水腫上氣

咳嗽腹脹

熏黄一兩欵冬花二分熟艾一分

以蠟紙鋪艾洒二味於上狄管捲成

筒燒煨吸咽三十口則瘥三日一次

百日斷鹽醋

燒香治勞

元參一觔甘松六兩

為末煉蜜一觔和勻貯瓶封閉地中

埋窖十日取出更用灰末六兩蜜六兩同和仍貯瓶更埋五日取出燒之常令焫香疾自愈

冬月喉痺

種痛不可下葯者

蛇床子燒烟於瓶中口含瓶口吸烟其痰自出

一切咳嗽

不問久近晝夜無時

佛耳草五十文款冬花二百文熟地黃二兩焙研末每用二錢於爐中燒之以筒吸烟咽下有涎吐出兩次愈

碧雲散

治目赤腫脹羞明昏暗隱澁疼痛眵
泪風痒鼻塞頭痛腦酸外翳板睛諸
症
鵝不食草曬乾二錢青黛川芎各一錢
為末噙水一口每以米許㗜入鼻泪
出為度

頭風苦痛

大蒜頭七箇去皮燒紅地以蒜逐個
於地上磨成膏子却以殭蠶一兩研
末去頭足安蒜碗一夜勿令透氣只
取蠶研末㗜入鼻內口中含水更效

石南葉散

小兒誤跌或打着頭腦受驚肝系受風致瞳人不正觀東見西觀西見東

石南一兩　藜蘆三分　瓜丁五七個

爲末每吹少許入鼻一日三度内服牛黄平肝藥

單鵝

姜黄一片　紅棗二枚去核　巴豆三粒同搗如泥用口津調和分分作二丸用絹色好線紮男左女右一握手一塞鼻葢被出汗即愈此藥治三人如乾用吐津拌勻色紫如法治之

倒睫拳毛

因風入脾經致使風痒不住手擦目久則赤爛拳毛入內

木鱉仁搥爛以絲帛包作條左患塞右右患塞左鼻其毛自分上下再服蟬蛻葯自愈

藥外

雜法

痔瘡坐袋

乳香没葯龍骨赤石脂海螵硝輕粉木鱉各三錢　共為末以絹袋盛之每日坐不必洗坐二十一日無不效

濕瘡踏袋

治寒濕并脚氣

川椒一觔盛粗布袋中放火踏上下用火烘跣足踏其上盖椒性熱而散加以火氣上逼寒濕自去而愈甚妙

鈎骨丸

粟子肉上皮半兩　爲末鮎魚肝一個乳香二錢五分同搗爲丸桐子大有骨哽遠近以綿繫綿裹一丸水潤吞之提線鈎出也

黄疸取黄

扛連紙一張裁爲四條筆管捲如砲

竹式口上糊粘固外用黃蠟一兩鐵杓將紙筒四圍澆匀不可使蠟入內患人仰卧筒套臍上外以麵作圈護定勿倒頭上點火燒至麵剪斷另換新筒看臍中有黃水如雞子餅者取出輕者四五根重者六七根取盡黃為度

香橼色法

治頭風

香橼不拘多少新陳一枚煮熟鴨蛋切兩半開入香橼內每邊色在太陽上得熱即愈

五十七外一

耳鳴塞耳

耳鳴晝夜不止者

烏頭燒灰石菖蒲等分為末綿裹塞之日再取效

産婦衂血

口鼻起墨氣名胃絶肺敗

紅絲線一條本婦人頂心髮二根紮緊中指節即止

消毒燈照

一切癰疽發背無名腫毒及對口諸瘡已潰未潰無不神效

一十數年舊船底上石灰生青苔者

汁

炒研細末水澄乾以青桐油調將光青布照瘡大小攤貼又用青布作燃醮桐油點火在瘡上打焠覺痒愛打不論條數灰乾換貼再打知痛為度紅退毒消神效秘驗

掌中取積

甘遂巴豆乾薑棐子檳榔各等分為末米飯為丸如彈子大用時早晨花焦湯淨手將香油塗掌中次將葯擦一時便瀉欲止以冷水淨手即住大小胸中有積皆消

神燈照法

治疕痒塌之極火到痒除

川椒 艾葉 紅棗 芫荽 茵陳

乳香 白芷梢 陳香櫞 安息香

共為末作紙撚熏照

縮贅瘤

甘草煎膏筆粧之四圍上三次乃用

芫花大戟甘遂等分為末醋調別以

筆粧其中勿近甘草次日縮小又以

甘草膏粧小暈三次如前仍上此葯

自然焦縮

彭醫官鈎骨法

鹽麩子根搗爛入鹽少許綿裹以線

北

繫定杏之牽引上下便鈎骨出也

提金散

大便閉塞服藥不通者

滄鹽三錢屋簷爛草節七個為末每用一錢竹筒吹入肛內一寸即通

臌脹取水

真輕粉二兩巴霜四兩生硫黃一錢加射香更妙同研成餅先以白帛一片鋪臍上以藥餅放外上用帛綁住約人行五六里自能瀉下黃水特至三五度除去藥溫粥補之久患隔日取水一餅可治二三十人病愈後忌

飲涼水

黃疸取水

大鯽魚一個烏背者連皮鱗骨俱搗

爛加射香三分

同魚熟搗成餅大其中再加射二分

入居餅中間貼在臍上將荷葉二三

層貼餅上用布縛不及週時出黃水

即消不再發

扱腫法

治水腫核腫毒

凡水腫服葯未全消者甘遂末塗服

遶臍上令滿服甘草水具腫便去若

脚氣上攻結成腫瘆及一切腫毒用

甘遂末水調傅腫處即濃煎甘草汁服其腫立消

頭痛

生萊菔取自然汁入生龍腦調勻昂頭使人滴鼻竅右痛灌左鼻左痛灌右鼻俱痛并灌之其效如神

又方

蓖麻子一粒搗碎同棗肉些須同搗勻丸黃豆大外用絲綿裹之納鼻孔少頃必有清涕流出即將丸藥取出其痛即愈永不再發

引火法

人病厥逆之症不敢用藥以此治之
吳茱萸一兩　爲末以麵半兩水調
成糊以布如鍾大攤成膏藥貼湧泉
穴内則手足不逆

又方

治虚火沸騰
附子一個爲末米醋調成膏貼湧泉
穴内然後服六味湯火不再沸

衄血

左鼻孔出血者以色線紮右手中指
根兩孔俱出者紮二指根

温臍種子

五靈脂　白芷　青鹽各二錢　射香一分

右為末以蕎麥麪湯和搓成條圈於臍上以葯實其中用艾灸之但臍內微温即愈不過二三度

十九

串雅外編下册

串雅外編卷之三

錢塘趙學敏恕軒纂

僞品門

假冰片

真片腦形如冰雪如假造者其性亦寒用之頗與同功往往欺人亦得高價用新磚一枚納於厠中一二月後取出用新汲水洗十分淨於室中陰處下用新磚閣上用新磚蓋之待霜出於冰雪妝之如此數次霜盡而止用蔓雖與潮腦同包取其香氣智者辨之

樟冰

樟腦不拘多少研細同篩過辟土拌匀攤碗内以薄荷汁灑土上又以一碗合定濕紙條固縫蒸之少時樟腦飛上碗底即成冰片腦子

又方

用銅盤以陳辟土為粉糝之却糝樟腦一重又糝辟土如此四五重以薄荷安土上再用一盆覆之黃泥封固於火上款款炙須以意度之不可過太過不及勿令走氣候冷取出則腦皆升於上盆如此升三次可冒冰片也

又方

樟腦每一兩用黄連薄荷六錢白芷細辛四錢荆芥密蒙花二錢當歸槐花一錢以新土盌鋪杉木片於底安葯在上入水半盞灑腦於上再以一碗合住糊口安火煨之待水乾取開其腦自升於上以翎掃下形似松脂可入風熱眼葯人亦多以亂片腦不可不辨

假雄黄

荷葉灰頭髮灰桑木灰各等分以上好石黄放灰内微煮數日取出透明

假膽礬即成雄黄

漆緑半觔以萆麻葉一斗搗汁淨猪膽四筒河水一大碗同煮將乾入硇砂一錢五分攪匀至乾為度每七两用淨盆硝一觔一處以有嘴砂銚鎔開攪匀用

又方

用明礬研碎入猪膽中陰乾取出如色欠緣再換新膽如上法或牛膽

又方

朴硝入牛膽中陰乾扇年後取其色

二

與膽礬同其礬亦相去不遠

假胡菽

用豌豆以蓼子草烏生薑三味切碎搗爛取汁浸荳蒸軟如此三度換新汁浸次用石灰末以文武火炒豆皮總為度其味如真

假乳香

擇有癭松樹鋸開癭就上鑿一孔以糯米一斗作飯入鹽一觔拌勻再杵成糍入孔中却以元鋸下癭封之鹽泥固濟候百二十日足取出即成乳香矣

假象皮膏

治跌打及金刄傷血出不止者用之

并收口如神

蚕豆炒去殼取豆肉搗細和白蠟鎔

為膏攤貼如神

製品門

法製

法製青皮

醒酒益胃消食如神

青橘皮一觔浸去苦味去瓤揀淨

白鹽花五兩炙甘艸六兩茴香四兩

甜水一斗煮之不住攪勿令着底候

水盡漫火焙乾勿令焦去甘茴只取
青皮密收用

烏龍膽
治一切喉症喉蛾喉癰
明礬末盛猪膽中風乾研末每吹一
錢取涎立效

白豆蔻
治吐逆消食下氣
豆蔻一觔檀香五錢片腦一錢
右為細末甘艸膏為衣不拘時細嚼

法製橘紅
下氣止嘔消食化痰

六雅

4

橘紅十二兩　檀香五錢　白荳蔻五錢　片腦一錢

右為細末，甘草為衣，不拘時細嚼。

法製檳榔

消食除痰癖

檳榔一觔　檀香五錢　木香三錢

右為細末，同甘草膏為衣，不拘時細嚼。

法製芽茶

清熱化痰，消食止渴

芽茶一斤　檀香五錢　白荳蔻五錢　片腦一錢

為細末，同甘草膏為衣，不拘時細嚼。

四

法製桃仁

辟瘴癘山居尤宜佩之

桃仁一觔　吳茱萸　青鹽各四兩

同炒熟以新瓶密封一切取出揀去芽鹽將桃仁去皮尖每嚼一二十枚

造櫻桃珠

好南參不拘多少碾為細末以胡桃仁松子同研和勻煉蜜丸如櫻桃珠大每粒辰砂為衣取紅色用二科沸湯點服

三奇麯

白麵十觔　蒼耳草自然汁三升　野蓼自然汁四升

青蒿（自然汁三升）　杏仁（四升去皮尖）　赤小豆（三升煮爛連汁研）

三伏内上寅日將葯汁拌麪如造麪法曬乾收用甲寅戊寅庚寅乃三奇日也此日修合故名三奇神麯大有神效

製品

藥品

靈砂

用新鍋安逍遥爐上密揞鍋底文火下燒入硫黄二兩溶化投水銀半觔以鐵匙急攪作青砂頭如有焔起噴醋解之待汞不見星取出細研盛入

五

水火鼎内鹽泥固濟下以自然火升之乾水十二盞爲度取出如朩鹼紋者成矣

紫雪

療傷寒温瘧一切積熱狂易叫走瘴疫毒癘卒死脚氣五尸疰心腹諸疾疴刺切痛解諸熱毒邪熱發黄蠱毒鬼魅野道熱毒小兒驚癇百病

黄金一百兩　石膏　寒水石　慈石各三觔搗碎　水一斛煮四斗去渣入犀角　羚羊角　青木香　沉香各五兩　甘草炒四兩　丁香一兩入前汁中煮

取一斗五升去渣入煉朴硝一觔消石三十二兩 於藥汁中微火煎之柳木不住攪至水氣欲盡傾木盆中待欲凝入射香一兩二錢五分硃砂三兩攪勻收之每服一二錢涼水服臨時加減甚者一兩

紅雪

治風熱消宿食解酒毒開三焦利五臟除毒熱破積滯治傷寒狂躁胃爛發班溫瘴脚氣黃疸頭痛目鼻昏塞口瘡喉痺重舌腸癰等病 川朴硝十觔去渣羚羊角三兩黃芩三兩升

六

麻三兩　人參　赤芍　檳榔各二兩
枳殼麩炒　生甘艸　淡竹葉　木香各二兩
木通　梔子　葛根　桑皮　大青
藍葉各一兩半　蘇枋木六兩並剉
片水二斗五升煎九升去渣濾過煎
沸下硝不住手攪待水氣將盡傾入
器內欲凝下硃沙一兩射香五錢
經宿成雪每服一二錢新汲水下欲
行則須熱湯化服一兩

碧雪

治一切積水天行時疾發狂昏憒或
咽喉腫塞口舌生瘡心煩或大小便

不通胃火諸病

朴硝 芒硝 牙硝 消石 石膏水飛 寒水石水飛各一觔 甘草一觔 煎水五升諸葯同煎不住手攪令消溶得所入青黛一觔和匀傾盆内經宿結成雪為末每含咽或吹之或水調服二三錢欲通熱水服一兩

消石

石脾 芒硝 朴硝各一兩為末苦參二斗銅鐺煎十沸入三物煮減半去渣煎着器中冷水清一夜即成消石可化諸石為水

七

石脾

白礬　戎鹹各一觔

右爲細末苦參水一升鐺中煮五沸下三物煎減半去渣熬乾白如雪

礬石

新桑合槃一具於密室掃淨燒地令熱灑水於上或洒苦酒於上而布白礬於地上以槃覆之四面以灰擁亢一日夜其石精皆飛於上掃取收上未盡者更如前法數遍乃止可作服食

飛黃

治緩疽惡瘡蝕惡肉

瓦盆一個安雄黃於中丹砂居南慈石居北曾青居東白石英居西礬石居上石膏次之鍾乳居下雄黃覆之雲母布於下各二兩末以一盆蓋之羊毛泥固濟作三隅灶以陳葦燒一日取其飛黃用之

土黃

信石一兩硇砂二錢木鱉仁五錢巴豆肉五錢以信硇砂研末以木鱉巴豆搗成膏入石腦油和成一塊油紙數重包裹埋於土坑内四十九日取

八

出磁器收貯待用如無石腦油亦可

元霜

治痰火神水

黑鉛一觔烊一薄餅中穿一孔以繩繫之將好醋約一升許甕口用皮紙箬子紮緊再以磚石壓之勿泄氣於屋下陰處待數日取起鉛餅上有白霜拭下每鉛一觔取霜二兩為止治噎嗝每服五分含口內以白湯送下治痰火咳嗽每服三分照前法服

取萊油油

治天炮瘡

菉豆漿入粗瓶内以毛竹著一把塞緊瓶口再用瓦盂一個底下鑿一孔將瓶倒插於盆孔内用礱糠炭屑燒之其油即在著頭滴出下以碗收之俟出火毒用油抹點瘡上二三次愈

油胭脂

治手足開裂

生猪脂去筋膜一兩入鍋内熬淨再入黄占五錢白占三錢同化清入銀硃黄丹各五分攪匀以軟能攤開爲妙敷之愈

雲母粉

治百病

雲母一片折開揉入火瓶内築實上澆水銀一兩封固以十觔頂火煆赤取出却拌香葱紫連翹草二件合搗如泥後以夾絹袋盛於大火盆内揺取粉餘渣未盡再添草葯重搗取粉在内候乾焙之以麪糊丸梧子大遇有病者服之無不效

取砂汞

瓷瓶盛珠砂不計多少以紙封口香湯煮一伏時取入水火鼎内炭塞口錢盤蓋定鑿地一孔放盌一個盛水

連盤覆鼎於碗上鹽泥固縫周圍加火煅之待冷取出汞自流入盌矣

造海石

苦瓜蔞去皮搗碎連汁用煅過黃口蛤蜊粉拌勻作餅曬乾入葯用有等庸醫以海浮石作海石誤矣此葯最能去痰

取草汞

細葉馬齒莧乾之十觔得水銀八兩或十兩先以槐木槌之向日東作架曬之二三日即乾如經年久燒存性盛丸甕內封口埋土坑中四十九日

取出自成

鼻烟

香白芷二分北細辛八分焙乾豬牙皂角二分焙乾研薄荷二分冰片三釐乾烟絲為君每味乾絲一錢必用福烟六七分許各為末酌量配合不拘分兩色椶色者佳

雞子雄黃

雄黃一觔研細取新生雞子黃白和之置銅銚中以蓋覆之封固勿令出氣微火蓋上容得手不用太熱三日夜勿令絕寒乃起之掠去上祖清者

在下當涌如水銀寒則墜著人氣複
軟煉一觔得十兩盛以竹筒勿使見
風服如麻子大使人飢膚潤澤冬則
能温夏則能涼辟除寒氣

水銀霜

水銀十兩硫黃十兩各以一鐺熬之
銀熱黃消急傾為一鐺少緩即不相
入仍急攪之良久硫成灰銀不見乃
下伏龍肝末十兩鹽末一兩攪之別
以鹽末鋪鐺底一分入藥在内又以
鹽末蓋面一分以瓦盆覆之鹽土和
泥塗縫炭火煆一伏時先文後武開

十一

盆拭下凡一轉後舊土為四分以一分和霜入鹽末二兩如前法飛之又以土一分鹽末二兩和飛如前凡四轉土盡更用新土如此七轉乃成霜用之　按水銀霜即粉霜即粉霜本以汞粉轉昇而成故名此乃崔氏法後人罕知者

大玉容丹

去雀班痱瘰如神傳面如玉

白殭蚕三錢　白丁香錢半　白附子三錢　白芷三錢　三柰三錢　硼砂三錢　密陀僧三錢　白荷花瓣三錢　三柰三錢

白茉莉子研粉三錢菉豆粉二兩白冬瓜子三錢曬末白蜜一兩半為丸

石菖蒲酒

治三十六種瘋不能治者悉效

菖蒲三觔薄切日内曬乾以絹囊盛好酒一罈懸菖蒲在内閉封一百日取視之如綠菜色以一升熟黍米納中十四日開出飲酒

代茶湯 夏月服之代茶健脾止渴

白术錢半麥冬去心一錢煎湯服

少陽丹

蒼术乃天之精也用米泔浸半日刮

十三

去黑粗皮曬乾搗碎羅為細末一筋地骨皮乃地之精也新掘者以溫水洗淨用搥打匾去心止取皮曬乾碎搗碎羅為細末一觔桑椹乃人之精用黑熟者二十筋入瓷盆內以手搓揉搗爛入絹袋內壓汁去渣將前二味投入椹汁內調為稀糊傾入瓷確內封口置淨棚上晝採日精夜採月華專待日月自然煎乾為度搗羅為細末煉蜜丸赤小豆大每服十丸每服用無灰酒送下日一二次服一年髮白返黑三年面如童子壽此藥總

合恐陰雨損壞，必須旋曬一二日就乾。採日精月華四十九日，從新為末，如法丸用。縱使總合，亦須用十數大盤分開，曬一二日就乾，免致雨壞。

固齒延壽膏

常貼齦宣稿黃，黑腐敗，風虫作痛，顯頰紅腫，大有奇功。久貼堅固牙齒，驅逐垢膩，益腎氣，長養津液，壯骨強髓，添精倍力。

珎珠五錢 一小絹袋盛之，豆腐一方，中作一孔，將珠入孔內，以原腐蓋之，放鍋內，用綿懸鍋上，不可落底，桑柴火煮一炷香為度，聽用

雄鼠骨五錢 臘月內雄鼠一隻，以麵作餅，將鼠皮肉包裹在內外

用鹽泥復色陰乾入火燒紅爲疫冷
定打破取骨收用聽用
大小皂角五分細辛三分水洗晒乾
青鹽三錢五分香白芷五分秋石三
錢破故紙炒香淨五分忌鉄器龍骨
麵裹外以鹽泥復色陰乾放入火燒
冷定取骨用五錢
鹿角霜製五錢沉香　廣木香各二錢半
南川芎乳香没葯　白芍各一錢
歸身各一錢懷慶熟地煮二錢陽起石五錢
象牙末　白蜡五錢
右各研細末俱作二分用蜜煎罐一
個先將白蜡化開次後下一分葯麵
桑柴文火溶開蜡將葯攪匀傾丑紙

上用熨斗文火熨化上下周圍俱用
藥汁走到切作條臨卧時貼在牙上
一夜明日清晨將藥條取出其條就
黑牙齒堅固

齒藥

此方出西嶽蓮花峯神傳仙方向有
碑刻今已斷碎無存

歌曰　猪牙皂角及生薑西國升麻熟地黃
木律旱蓮槐角子細辛荷葉（剪荷葉心子用）
要相當青鹽等分同燒煅研細將來
使最良揩齒固牙鬚鬢黑誰知世上
有仙方

十四

屠蘇酒

赤术桂心七錢五分防風一兩菝葜川椒　桔梗　大黄各五錢半　烏頭二錢半赤小豆十四枚

以三角絳囊盛之除夜懸井底元旦取出置酒中煎數沸舉家東向從少至長次第飲之藥渣投井中歲飲此水一世無病

又方

大黄一錢六分桔梗去蘆　川椒去核各一錢五分白术　桂心各一錢八分烏頭去皮尖一錢吳茱萸一錢二分防風去蘆一兩　為咀片

絳囊盛懸井中或水缸中除夕梨元
旦寅時取出以無灰酒煎四五沸取
飲自幼至長

造礬精礬華法

新桑合盤一具於密室中淨掃以火
燒地令熱灑水於上或灑苦酒於上
乃布白礬於地上以槃覆之四面以
灰擁定一日夜其石精皆飛於槃上
掃取收上未盡者如前法數遍乃止
此爲礬精若欲作水即以掃下礬精
一觔納三年苦酒一斗中漬之號日
礬華百日佳若急用之七日亦可

十五

茶鬆　以下食品

南薄荷末一兩　北細辛三錢　芽茶末二兩

白糖一觔　拌勻任用或加片射少許

醉茯苓

華山挺子茯苓削如棗大方塊安新甕內好酒浸之紙封一重百日乃開其色當如錫糖可日食一塊至百日飢躰潤澤可年可夜視物久久腸化為筋延年耐老面若童顏

茯苓酥

白茯苓三十觔去皮薄切暴乾蒸之

以湯淋去苦味淋之不止其汁當甜乃晒乾篩末用酒三石蜜三升相和置大甕攪之百匝密封勿泄氣冬五十日夏二十五日酥自浮出酒上掠取其味極甘美作大塊空室中陰乾色赤如棗飢時食一枚酒送之終日不食名神仙度世法

絡索米

治脾胃虛弱不思飲食食下不化病似反胃噎嗝

清明日取柳枝一大把煮湯熬小米作飯麹洒成珠子曬乾袋懸風處每

用滚水隨意下米沉住火少時米浮取看無硬心則熟可頓食之久則麪散不粘矣名絡索米

香橙湯

寬中快氣消酒

橙皮二觔切片生薑五兩切焙擂爛入炙甘草末一兩檀香末半兩和勻作小餅每嚼一餅沸湯入鹽送下

逡巡酒

補虛益氣去一切風痺溫氣久服益壽耐老好顏色

三月三日收桃花三兩三錢五月五

17

日收馬蘭花五兩五錢六月六日收脂麻花六兩六錢九月九日收黃菊花九兩九錢陰乾十二月八日取臘水三斗待春分取桃仁四十九枚好者去皮尖白麪十觔正同前花和作麪紙色四十九日用時白水一瓶麪一丸一塊封良久成矣如淡再造一丸

仙人糧

治虚勞絶傷年老衰槙偏枯不隨風濕不仁冷痺惡瘡癰疽等症

臞仙神隐云用乾天冬十觔杏仁一觔

十七

搗末蜜漬每服方寸匕補中益氣

栝蔞粉

治消渴飲水

大栝蔞根去皮寸切水浸五日逐日易水取出搗研濾過澄粉晒乾每服方寸匕水化下日三服亦可入粥及乳酪中食之

橘玉膏

常服開心益智髮白返黑齒落更生辟穀延年治癰疽勞瘵咳嗽吐血等症

生地黃十六觔取汁人參末一觔半白茯苓末三觔白沙蜜十觔濾淨拌

十九

勻入瓶内箬封安砂鍋中桑柴火煮三日夜再換蠟紙重封浸井底一夜以起再煮一伏時每以白湯或酒點服一匙

糟川芎

治牙齒疼痛

大川芎一個入舊糟内藏一月取焙入細辛同研末擦牙

止瘧果

大荸薺將好燒酒自春浸至秋間如瘧至不貪飲食食則脹滿不下者每日服荸薺兩個三日愈

十八

三仙酒

治腎虛精冷之症

燒酒一罈十觔入龍眼肉一觔桂花四兩白糖八兩將泥封固愈久愈佳

金棗仙方

治水蠱腫脹

紅牙大戟一觔紅棗三觔水煮一日夜去戟用棗曬乾食之立消

藥梅

治痢疾

木香　木通　黃芩　紫蘇　砂仁

薄荷各一觔　青梅　火酒各十觔

端午日入瓶内封固一月可用只喫二個即愈

養元散

糯米一升水浸一宿瀝乾爆慢火炒令極熟磨細羅如飛麪將蓮肉去心三兩懷葯三兩芡實三兩碾末入米粉内每日清晨用一盞再入白糖二匙或炒糖用滚湯調服其味甚佳可以常食不厭

龍液膏

堅白茯苓去粗皮焙乾為末擇取上好溪流水浸去筋膜滓净復焙乾貯

十九

甕罐中和以真蜂蜜頻銅釜中水煮一日火用桑柴水及葯罐之半不可没肩製成空心白滾湯服煩鬱燥渴一切下部諸疾可療

川芎茶

治大人小兒感冒風寒頭疼鼻塞遍身拘急惡寒發熱等症

鮮川芎梗葉切碎如無乾者亦可　生薑　菖蒲　陳皮　各切絲　鮮紫蘇梗葉切碎各等分細茶與葯相對端午日拌勻用盒盎過宿使氣透次日取出焙乾磁瓶收貯用時以湯炮之

廿一　外三

20

一鍾乘熱熏鼻吸其氣復乘熱飲之汗出即愈

五香鴨

治胃口寒痛手按之而消止者是

人參一兩白朮一兩肉桂一錢肥鴨一隻將藥入鴨腹內煮之極爛外以五味和之葱椒俱不忌更以腐皮同煮恣其飽餐食盡如不能盡亦聽之不必重食米飯一餐而痛如失矣

蓮花肚

治脾寒而痛痛在心之下與左右也

猪肚一個蓮肉一兩肉桂一錢小茴

二十

香三錢
白糯米一合將各葯同米俱入肚中以線紮口外用清水煮之肚未入葯之前照常洗法去穢氣入葯煮爛一氣頓食醮甜醬油食之如未飽再用飯壓之而痛亦如失

香鰻

治痨虫

肥鰻二觔　白薇一兩　小茴香三錢　甘草一錢　苡仁五錢　榧子十個去殼

同入砂鍋内用水煮爛加五味和之乘飢飽食一頓以食盡為度半日不

可用茶水凡有癆虫盡皆死矣

藥肺

治患痰病久不愈者

猪肺一個萊菔子五錢研細白芥子一兩研碎五味調和飯鍋蒸熟飯食頓食之一個即愈

長壽粉

治癆瘵症

芡實八兩薏仁八兩山藥三觔糯米一升人參三兩茯苓三兩蓮子半觔白糖半觔各為末每日白湯調服一兩如不欲調服以水打成丸如元宵服亦可上

下午服一丸最妙

九仙王道糕

養精神，扶元氣，健脾進飲食，補虛損，生飢肉，除濕熱。

蓮肉四兩　山葯炒，四兩　芡仁各二錢　柿霜一兩　白茯苓四兩　薏仁四兩　麥芽二錢　白扁豆二錢　白沙糖二十兩

為末，入粳米粉五升，蒸糕，曬乾，任意食，米飲送下。

三仙糕

治內傷，脾虛弱，飲食不進，主補養元氣。

人參　山葯　蓮肉　白茯苓　芡仁

廿二 外三

各五兩另為末　白蜜　砂糖屑各一觔

糯米粉三升　粳粉七升

右為末拌勻蒸熟曬乾再為末每取

大匙白湯調下日三四次

桂漿渴水

夏月飲之解渴煩益氣消痰

桂末一大兩　白蜜一升以水三斗煎

取一斗入新磁瓶中乃下二物打三

三轉先以油紙一重覆上加二重封

之每日去紙一重七日開之氣味香

美格韻極高令人多作之

八仙茶

延壽固腎種子

仙家別有一般茶盡是青龍白虎芽

北海嬰兒能製造南山玉女採精華

杜仲四兩麸皮炒斷絲

兔絲子一兩浸酒製如常五錢

木鱉去油皮十個甘草二兩去皮蜜炙

廣木香一兩不見火小茴香五錢

母丁香大者十個附子一個月蕎麵一裹色煨良久去麵

沉香八錢柯子四兩去殼荔枝子去皮十四個

鎖陽三錢炙青鹽八錢熟地二兩三錢酒浸一夜去皮

六安茶二觔

右藥與茶各為細末用甘草膏以火

茁 外三

日修合先將蒸籠一扇鋪絹一層將葯平攤於絹上又放絹一層將茶一層再放蒸籠一扇鋪絹一層照前攤葯併盡蓋之周圍用紙封固慢火蒸一炷香取起來熱為丸如芡子大入磁罐收貯以黃蠟封口埋地下一尺七寸取起每服一丸噙化無子者用之更妙即於血衰髮白每日銜化一丸滿百日白髮返黑矣久服能除百病善化痰切忌販血諸物腦子三白酒莫食

用品

三

螢火丹

螢火　鬼箭羽　蒺藜各一兩　雄黄二兩　雌黄二兩　羖羊骨煅一兩五錢　共爲末，以雞子黄、丹雄雞冠一具，和擣千下，丸如杏仁，作三角絳囊盛五丸，帶於左臂上。從軍繫腰中，居家掛户上，甚辟盜賊。

五色蟾墨

消腫毒立效

雄黄　銀硃　膽礬　韶粉　滕黄　銅緑　硼砂各一兩　射香　共爲末，用蟾酥爲條，如筆管大，陰乾

十五　外三

24

磨塗患處立消

烏鬚鉛梳

鉛十兩 錫三兩 婆羅得三個 針砂半兩

熟地半兩 茜根 胡桃皮各一兩 没石子

硫黄 訶黎勒皮 石榴皮 慈石各三錢半

皁礬 烏麻油各二錢半爲末 先將鉛錫

入末一半 柳木攪勻 傾入梳模子印

成修齒 餘末同水煮梳三日三夜 水

耗加之 取出 故帛重包五日 每以熱

皮襯手梳一百下 須先以皁莢水洗淨

紫霞杯

硫黄 袋盛懸罐內 以紫背浮萍同水

廿四

煮之數十沸取出候乾研末十兩

珍珠　乳香　琥珀　雄黃　硃砂

陽起石　赤石脂　片腦　紫粉　白芷

甘松　三柰　木香　血竭　沒藥

韶腦　憲香各一錢　射香七分　金箔二十片

為末入銅杓中慢火溶化以好樸酒杯一個周圍以粉紙包裹中開一孔傾硫入內旋轉令勻投冷水中取出每旦盛酒飲二三杯百病皆除

香肥皂

肥皂一觔　紅甘松末二錢　三柰末二錢　北細辛末二錢　朝腦一錢　紅棗二兩

先將肥皂去子脏研如泥加葯末搗爲丸

灌頂油

治腦中熱毒風除目中翳障鎮心明
目此大食國胡商方
生油二觔　故鐵鏵五两　硝石五錢　寒水
石一两　馬牙硝五錢　曾青一两　綿裹
入油中浸七日每一錢頂上摩之及
滴少許入鼻内妙

烏頭射香油

香油二觔　柏油二兩半　訶子皮一兩半　没石子六個
五棓子半两　石榴皮半两　旱蓮臺半兩　真胆礬一錢
猪膽二個半　川柏葯煎三兩

廿五

共為末先將香油鍋熬數沸然後將葯末入油內同熬少時傾出油入罐內盛微溫入柏油攪入猪膽又攪令極冷入零陵香三錢藿香葉三錢白芷甘松各三錢射香一錢 再攪勻用厚紙封罐口每日早午時晚西各攪一次仍封之如此十日後先晚洗頭髮淨次早搽之不待數日髮黑紺光澤香滑永不染塵垢不須再洗用之後自見也黃髮亦黑旱蓮臺隨處有之科生一二尺高小花如菊折斷有黑汁名胡孫頭

八白散

金國宮女洗面方

白丁香　白殭蚕　白蒺藜　白芷

白茯苓　白牽牛　白附子　白芨

右八味入皂角三定去皮用大豆少許為末常用

香身丸

治遍身膱氣惡氣及口齒氣

丁香兩半　藿香葉　零陵香各三兩

甘松三兩　香附子　當歸　白芷

桂心各一兩　檳榔一兩　益智仁一兩　射香五錢

白豆蔻二兩

右為細末煉蜜為劑杵千下如桐子

大每噙化五丸常覺口香五日身香十日衣香二十日化人皆聞得其香也

七物虎頭圓

辟瘟殺鬼除一切疫氣

虎頭骨　硃砂　雄黃各兩半　鬼白　皁角　蕪　雌黃各一兩

右為末溶蠟和丸如彈子大以絹袋盛一丸繫臂上男左女右又懸屋四角如值近境疫作晦望夜半各家當户燒一丸晨起各人吞下小豆大一丸則不致傳染則不致傳

女廉葯枕

五月五日七月七日取山林柏木鋸板作枕長一尺三寸高四寸以柏心赤者為之蓋厚四五分工製精密勿令走氣又可啟閉蓋上鑽粟米大孔三行每行四十孔凡一百二十孔內實葯物二十四品按二十四氣用

川芎　當歸　白芷　辛夷　白朮

藁本　木蘭　蜀椒　官桂　杜蘅

柏實　秦椒　乾薑　防風　人參

桔梗　白薇　荆實　蘼蕪　白薇

飛廉　薏苡　款花　肉蓯蓉

外加毒者八味以應八風

芒

烏頭　附子　藜蘆　皂角　茵草
礬石　半夏　細辛
右共三十二物各五錢為細末和入枕匣外用布囊縫好枕過百日面有光澤一年體中風疾一切皆愈而且身香四年髮白變黑齒落更生耳目聰明神方秘驗此方乃女廉以傳玉清玉清傳廣成子聖聖相傳不可輕忽常以袱包蓋好勿令出氣

蚊煙法

粗茶一筋　木鱉八兩　雄黃四兩
共為末醋丸彈子大每晚用一丸燒

之去者去不去者亦不能嗑人

雜品

一枝梅

硃砂三錢　銀硃錢　五靈脂三錢　射香三分

草麻仁五分　雄黃五錢　巴豆仁五錢不去油

午日午時用油脂為膏作小餅約小指大遇有重症先將此葯貼心正中移時揭去有紅色散漫者可治若係白色者即不可治矣

七聖紫金錠

治疔瘡瘴氣時毒等症

上木香　苦花子　仙人薯　晚蚕沙各錢

柏花一錢　硃砂三錢　雄黄三錢
為末米糊為丸毛屎梯根磨水化下

紫金錠

治小兒一切危症各照引磨服
辰砂　膽星各五錢　蟬蛻　甘草各三錢
射香一錢　蛇含石四兩
一方加殭蚕　白附子各四錢　白朮四錢
白茯苓四錢
一方加白蚕三錢　白附子五錢減去甘草一錢
皆為細末飯搗丸每錠重五分

雞子丹

久服長生延年

廿　外三

29

取純白雌雄雞別養得其卵扣出黄白取丹砂細研和入卵中蠟封其口還令白雞同子抱之待雞出葯成和以早服如黄豆大二丸日三次

雁腹丹

除萬病延年

丹砂三觔治下篩盛以重揀囊內雁腹中縫腹令合蒸黍米下炊以桑薪三日三夜出之以白蜜丸如黄豆大每服二丸日三次

觀音救苦丹

硫黄一錢　硝一分　射香一分

廿九

共爲細末先將硫溶化後入硝射攪勻傾銅盆內攤極薄片切作半粒米大放患處點火灸之毒大者五粒小者二三粒

十香丸

乳香　沒葯　樟腦　花椒各一錢　硫黃一錢　水銀三錢用唾研如泥　射香三分　蛇麻子炒五錢　大風子去殼二兩

共研碎舊柏油燭或油胡麻作丸擦疥瘡神效

神如痧葯

北細辛三兩　荆芥六錢　棒香末三錢

欝金一錢
為末每用一茶匙放舌上冷茶送下
或津咽下

痧藥

白胡椒一兩　牙皂一錢　火硝三錢
檀香末　明礬　丁香各三錢
蟾酥三錢　冰片五分　北細辛二錢
射香五分　金箔量加

望梅丸

能生津止渴旅行帶之每含一丸可
代茶
鹽梅肉四兩　麥冬去心　薄荷葉去梗

三十

柿霜　細茶各一兩　蘇葉去梗五錢

爲細末白霜糖四兩

共搗爲丸如雞豆大加參一兩更妙

軟脚散

歌曰軟脚散中芎芷防風細辛四味研如霜輕撒鞋中行遠道足無皺疱汗皆香

防風　白芷各一錢　川芎　細辛各二錢半

爲末行路者撒少許於鞋內步履輕便不生皺疱足汗皆香

大龍丹即痧藥

牛黄一錢射香二錢冰片壹錢硃砂

二兩研飛

華撥一錢 金箔一百張 雄黃三兩研

火硝一兩 硼砂五錢 牙皂一錢

各研細端午午時合如痧脹腹痛將

此藥嗅鼻中并放舌尖上嚥下亦可

蟾酥丸

雄黃三錢 射香三分 木香 丁香各錢

蒼术三錢 蟾酥為丸俱不可見火如

小米大硃砂為衣如難丸少加米飲

每用二三丸放舌尖上化下加入西

牛黃金箔端午午時修合尤妙

又方

廿一

沉香銼細　母丁香　硃砂水飛　雄黃五錢
射香三錢　廣木香一兩　蒼朮茅山者米泔浸去毛淨末二兩
蟾酥三錢
俱忌見火爲細末將火酒化蟾酥爲丸如丸不就加米飲丸如米大每二三丸放舌尖上化下

白梅丸　生津止渴

白糖三觔　白鹽梅一觔去核　薄荷葉一兩
檀香六錢
爲細末滴水丸芡實大每服一丸不拘噙化

梅蘇丸

生津止渴

白糖二觔 烏梅肉二觔 紫蘇葉二兩

炒鹽錢半

爲細末滴水丸芡實大每服一丸不

時細嚼

龍腦鷄酥丸

消渴涼上膈除邪熱止咳嗽吐血鼻

血胃熱口苦肺虛氣損失聲並治之

銀柴胡 阿膠炒成珠 蒲黃炒 人參各二兩

木通二兩 生地黃六兩 麥冬四兩 炙甘草兩半

黃芪一兩 薄荷葉一觔

為細末蜜丸芡實大每服一丸食遠噙化

參杏膏

止咳嗽化痰

人參　款冬花　訶子　貝母　五味子
桑白皮　紫苑　杏仁　膠阿　茯苓
甘草各半兩

右為細末煉蜜為丸如芡實大每服一丸不拘時含化

上清丸

利咽膈清上焦熱口舌生瘡

薄荷一觔　防風　桔梗各二兩　川芎

砂仁　甘草各一兩　片腦一錢

右共為細末蜜丸芡實大每服一丸

食遠噙化

玉泉丸

鹽霜梅肉一兩　乾葛二兩　桔梗

薄荷各二兩　訶子五錢　烏疊泥

元參各五錢　天花粉三錢

右共為細末蜜丸如黄豆大每服一

丸不拘時含化

太倉丸

治脾胃飢飽不時生病及諸般積聚

百物所傷

廿三

陳倉米四兩　巴豆二十一粒去皮同炒至米香豆黑勿令焦米去豆不用入去白橘皮四兩

右共爲細末糊丸如梧子大每薑湯服五丸日二次

串雅外編卷之四

錢塘趙學敏恕軒纂

醫外

醫禽

鶴脛折斷

鶴脛至脆易折若犯此者用青竹比脛畧大截長三四寸手劈兩片地上掘白脛蚯蚓數條去泥土鋪青竹管中用線紮定仍用數條啖之候飯頃即如舊此萬金不傳之方也

鶴病

飼蛇鼠及大麥煮喂之

南禽發風

如鸜哥八哥白鷴錦鷄孔雀之屬發風不食尾尖上有一肉珠圓如豆大以針挑破之立愈

金雀

凡新捕到金雀必欲以水洗其足令十分乾净却以舌於其頂上順舔之數十舔然後置籠中如此永不死不然必致於死此妙法也

鴿病

古墻中螺螄朽殼並續隨子銀杏擣爲丸每飼十丸愈

鴿性嗜豆菉豆性冷多食則病受烟火氣則病不見陽光則病不獲沐浴則病不得砂石則病熱病作喘冷熱病下希熱療以鹽冷療以甘艸

孔雀病

飼以錢水即愈如盛夏患眼病以鵝翎管灌清油少許清水洗之眼不開擘口啖小魚蝦及切蒻少許啖之貴涼冷勿與鹹醋雜食

鸚鵡病

鸚鵡性最畏寒冷則發顫如瘴而殂飼以餘甘可解

廿七 外三

36

畫眉病

畫眉春蒼正當分對之時若入籠一年可矣即明春照前分對之時食不能食叫不能叫名發亂籠內取出尾上騷尖擠出白漿過數日叫如前仍然摘打

凡鳥喉啞用銅末一撮或古老錢或訶子任用一件入水汁內浸之飲其聲响如前

鶵子病

鶵子有病而不知何病

蜂蜜奶子油及鮮熟肉或小鶵肉尤

妙三樣和勻與食則愈鷂子或在手腕或在栖木屢次氣喘憂悶食少鮮肉後出糞黑臭因腹內有臭液或食惡肉或食野草之故宜用毛[馬]齒莧署搗爛並奶子油羊羔肉和爲食

又方以葡萄汁煎三分去二止留一分最甜者與鴿飲間一日將此鴿給鷂子食之則愈凡瘦而憂悶及毛竪起者此方治之獲痊

凡試鷂子有病與否先置鷂子於足下後持肉高懸引教飛上撲食則無病或以銅末或錢末拌肉與食加食則五

臟不佳又宰羊糕肺帶熱與之食食肺而安必無恙食之不寧難化第二日有憂悶狀則有病一出糞不間斷不爛在架上安平嘴抹內翅自下而上其翅如擦油光潤大腿均平翅內兩觚平和以上皆無病之徵或因外熱而口開舌顫喘氣或因內熱而眼脚爪一伸一縮毛豎起或因勞倦而口閉翅下垂鼻中呼氣一切皆有病之徵若出糞緑色在架拳曲不起乃死之徵也

了哥病

春月羽毛生虱多蛀死
吴茱萸煎湯放令浴之蛀虱則死

黄頭病
黄頭有拔肚毛者
蛇殼焙燥研細拌粉食之即愈

鷄一切病
蘇油灌之

鷄瘦
土硫黄研細拌食則肥

雞瘟
磨錢漿染米與食愈

雞水眼

白礬傳之

雞哮　芒硝一小塊如指大灌之即愈

鵪鶉病

白膜蔽眼者名小眼不治則瞎須常看視若有此病飼以蚯蚓便愈後又飼以蜘蛛蒼蠅土蜂等物敗其餘毒而鬪亦多狠

雞瘟

巴豆一粒搗碎香油調灌即愈

又方

菉豆粉水和成條喂數次愈

醫外

醫獸

馬證

熱蛀嗓黑汁鼻有膿喉喘水草不進用黃瓜蔞根　貝母　桔梗　小青　吳藍　靛花　梔子仁　大黃　黃芩　白蘇皮　鬱金各二兩　牙硝四兩　黃柏四兩　研末驗患相當及常要啗重者藥三兩　地黃半斤　豆豉二合　蔓青油四合　合齊前藥啗之至晚飼大效虫嗓重者用葶藶子合炒令紫色搗如泥粟白皮一大握　大棗二十枚去核

以水二升煮取一升去渣入葶藶末調勻適寒溫而灌之隔日再灌重者不過三次若虫嗓馬鼻沫出梁腫起者不治虫嗓十年者普清如膽汁者半合分兩服灌鼻內每灌一兩日將息不得連灌即損馬也

急黃黑汗右割取上齶訖取舊靴頭皮水浸汁灌之如不效用大黃當歸各一兩鹽半盞以水三盞煎取半盞分兩服灌之如再不效針破馬尾尖出血即效

起臥胞轉及腸結　用　細辛　防風

葯藥各一兩　鹽一盞　水五盞　煎取半盞
分二服灌後灌前用　芒硝　鬱金
寒水石　大青各一兩　水一盞
煎半以酒油各半盞攪勻分二服灌
口中妙

胞轉欲死

小兒尿和水灌之立瘥搗蒜內小便
孔中深五寸亦可

頰骨脹

羊蹄根四十九個燒灰煨骨上冷換
之如無羊蹄根楊枝指大者炙熨之
後膀冷跂蒽　薑各五兩　水五盞

煮取半盞和酒灌之

治馬蛆蹄槽下立處掘一尺方埋鷄子許大圓石子上一二日即瘥

騎馬走上坂用木於腹來去刮擦以手内後孔令探糞出即愈

探法剪去手指甲以油塗手恐傷破馬腸

治疥

黄豆炒焦用生蘇搗爛敷之先以醋泔水洗淨

又方

先以皂莢水或米泔淨洗次用樗根

末和蘇油塗令中間少空放虫不得多塗數日妙

目暈

用霜後乾穀樹葉為末一日兩度以蘆管吹眼中

治喔喘毛焦

大蘇子一升揀淨飼之大效

諸瘡

昆沙夜合花葉黄丹乾薑擯榔五棓子為末先用鹽漿水洗瘡後用蘇油加輕粉調傳

疥癩

杜蘅生搗搽或為末敷之亦可

又方

生胡麻葉搗汁灌之

又方

用藜蘆末水調塗之

鼻内癩病

蕎末磨粉灌仍用麦稈飼之

傷水

先燒人乱髮熏兩鼻後用川烏白芷胡椒猪牙皂角各等分射香為末少許用竹筒盛藥吹入鼻中須臾打嚏清水流即放加瓜蒂兼治一切中結

病症

馬瘦　狗肉汁灌之

諸病　白鳳仙花連根葉熬膏遇馬有病抹眼四角汗出即愈

馬後抽破　馬尾後抽爲抽轡打破者以蛇蛻燒灰香油調敷或乾糝一二時即愈

發汗散　治騾馬久咳不止

川芎　陳皮　紫蘇　青皮　百合

當歸　附子　小茴各等分　薑七片　葱七莖

蓮鬚　生酒一觔半

煎熟候温灌下拴暖房用薦盖之取

汗後補葯再服三五劑

麻黄　桂枝　甘州　枳實　蒲黄

花粉　連翹　麦冬　杏仁　天冬

桔梗　當歸　青皮　陳皮　欝金

萊菔子　香附　生地　熟地　防風

荆芥　茴香　川芎　黄芪　桑皮

白芷　水　酒各一鍾

煎熟擂碎加麻油一鍾　密一两　雞子

二個同煎灌之連日服

治騾馬驢寒胃

兜鈴　紫菀　芒硝　大黄　甘草
青皮　桑皮　連翹　梔子　苦參
天冬　麦冬　防風　荆芥　知母
各一兩分三劑擂碎同灌

牛證

肩爛　舊綿絮三兩澆存性蔴油調傳忌水五日漏蹄
紫礦為末猪脂和内蹄中燒鉄篦烙之

一切疥癩

又方

杜蘅為末傳之或生搗塗搽亦可

藜蘆末水調敷之

傷熱

胡麻葉搗汁灌之立瘥

瘴疫 用

石菖蒲 淡竹葉 葛粉 欝金

菉豆 蒼朮等分

為末每用一兩芭蕉自然汁一升入蜜一兩黃蠟二錢調和灌之未解再灌熱極加大黃鼻頭無汗加麻黃鼻口出血加蒲黃

又方

夏茶二兩為末和水五升灌之

尿血　當歸　紅花
為末酒煎一合灌之
腹脹
燕子屎一合水調灌之
噎
皂莢末吹鼻中以鞋底拍尾停骨下
身上生虫
當歸搗爛醋浸一宿塗之
牛瘦厚朴陳皮蒼术烏葯貫仲甘草
黄芩川芎當歸白术茯苓芍葯熟地
枳殼紫蘇各一兩
分為五劑研末水二碗酒一碗韮十觔

一日灌一劑服十日定壯

牛馬猪瘟

硃沙　射香　朝腦各等分

為末猪吹左鼻牛馬吹右鼻

牛狗羸瘦

泥鰍一二枚從口鼻送入則立肥

牛不喫草

青木香四兩　金銀花藤一觔

煎湯灌下即好

牛馬猪瘟

大黄　朴硝各五錢　共泡湯一碗灌之

濾空餓半日用冷水一大盆令食之

即愈

羊證

夾蹄

殺羊脂煎熟去渣取錢篦子火熟燒令熱將脂勻篦上烙之勿令入水次日即愈

生癩

藜蘆根不拘多少搥碎以米泔浸之盛瓶塞口置熱灶邊數日候味酸先以瓦片刮患處令赤用湯洗之去痞甲拭乾以藥塗之兩次即愈若癩遂漸塗之

又方
鍋底墨及鹽桐油各二兩調匀塗之
中水
先以水洗眼及鼻中膿污令淨次用
鹽一大塊就將沸湯研化候冷澄取
清汁注少許於兩鼻內五日即愈

猪證

猪病
割出尾尖出血即愈
瘴疫
萊菔或葉食之不食則難救
猪瘟
用 牙皂 細辛 川烏 草烏

雄黃

狗天靈蓋

燒灰研末吹入鼻中用五分即可牛羊亦可治加射香五厘更妙

又方

牙皂三錢火煅　北細辛三錢　牙硝九錢

共為末竹管吹三分入鼻内

猫證

煨火疲痒　硫黃少許内豬腸中炮熟煨之或魚腸中飼之

誤為人踏死

蘇木濃煎灌之

畏寒
猫瘦
龟肉喂之又煎烏药汁喂之
猫犬病
磨烏葯灌之愈犬子病灌平胃散
死胎不下
芒硝石末二錢童便温服無不效豊城曾尉有猫孕五子一子已生四子死腹中用此灌之即下
狗證
狗癩
身上發癩虱蝇百部汁塗即除去

狗蠅
瀘蔴油澤手接擦其蠅即去
卒死
葵根塞鼻可治
一切病
水調平胃散灌之
一方
用巴豆去殼和平胃散灌之
惡犬令馴
天厭肉一塊天厭肉雁也與食之即終身見人不吠嗌螌以氣相制也
猿猴病

47

大蜘蛛研爛冷水調灌之百病愈

又

貫仲磨水灌之百病愈

小猿宜餵人參黄芪大猿以萊菔餵之

猿性不耐着地輙濕以死煎附子汁

飲之即愈

鹿病

鹽拌豆料喂之常以豌豆餵亦佳

象生瘡

滿身如馬生癿瘡之狀

石蟹搗碎敷之

駝病

草脹豆脹

鬼臼　川山甲　滑石　木通各二兩
為細末小油八兩温水三升飢灌之
熱水

生瘡　山梔　黄連　知母　貝母
甘草各三兩為末油半升水五
升飽灌之

眼暈遮睛
烏魚骨　馬牙硝　銅青　白礬
青鹽　為末燈心點之

口瘡
菩薩石　桑皮　黄丹　等分青鹽
少許

為細末入蜜熬膏每服一兩五錢𠛬之

二便不通

桑皮　甘草各二兩　大黄四兩　芍藥

滑石　木通各二兩　川山甲一兩

為末水五升油灰汁各半觔灌之

力乏欲死

鹽和麩納入口中餇之則三日不飢

漏蹄

人髮灰　石灰　黄丹　瀝青

為末猪脂熬膏貼之

胎衣不下小便閉澁

木通一兩　朴硝四兩　灰汁一升　大油一觔　水二升　飤灌之

駞溺不止

炒鹽四兩　生薑二兩　白礬　天仙子　赤石脂　赤黍米各等分　用酢同熬待飤灌之

淋瀝

芽茶四兩　大金子　赤麻子　通草　白丑　黑丑各二兩　為末穢汁一合　大油一觔　蒟四兩　飤灌之

醫外

醫鱗介

魚病

池中遭毒翻白急疏出毒水另引新水養之搗芭蕉根或糞清澆入可解

魚生蝨

瘦而生白點者名蝨蝨如小豆大形似鱉　凡山中暴雨入池帶惡虫纖氣亦令魚生蝨　凡見魚瘦宜細視之有則以松毛遍浮池中則除或以楓樹皮投水中則愈

金魚生蝨

新磚一塊入糞中浸一日取出令乾投魚缸内或用白楊用丹楓皮投缸

中亦愈

龟病

鹽拌料豆喂之常 以豌豆草喂之爲佳

醫外

醫虫

蟋蟀病

積食

以水拌紅虫飼之

冷病嚼牙

以帶血蚊虫飼之

熱病

以菉豆牙尖葉或棒槌虫飼之

鬥後糞結

以粉青小青蝦飼之

鬥傷

以自然銅浸水點之

牙傷

以芩姜點之

咬傷

以便調蚯蚓糞點之

併翎

用池邊水草內青白色小蜘蛛喂之

中秋後不上食者

菱米栗子煮熟喂之肺餅肉亦妙

十

牙損

菜園中泥塊紅虫喂之

深秋後老蛩受凍不上食者

雌蟹鉗內生肉以米飯同捻成小粒喂之

早秋蛩受熱

用厠上蛆虫變成蛹兜內有小虫名棒槌虫喂鮮或用稻擸內虫蒸熟於烈日中曬乾以麻黃根研細拌喂隨用水楊柳細鬚洗淨浸水飲之能解熱毒蛩因鈌卞而色昏者以水潤窩蓋用青絹浸濕放於盆內

使往來攢走則光彩勝舊
蛋色嬌嫩
洋溝内紅虫喂之次以盆傍於日影
中照二三日自然色勝

蠶病

白殭蚕山蛋虫燒灰麩之
蚕遇狐臭生人及穢體污厭則延亂
不食如知之急焚香楓箬葉以解之

熱病

臘月内搗磨乾桑葉成麵以甕收貯
飼之餘做牛料甚美

救蠅溺死

蠅被水淹死用指輕輕撈起取香爐灰拌好置桌上久之即活自然飛去

醫外

醫花木

花遲不發

芝麻油醬馬糞二頃入淡水和勻澆數次開

毒蛀

花木有蛀孔小孔用鐵絲通死其虫若孔大用火葯灌滿以火燒之烟入蟲自死以上半月為妙

落毛虫

凡花果樹生楊剌子食葉葉盡秋間發嫩來春必死用指粗甘草二三寸長掘開土見老根將甘草緊貼老根埋之數日虫則自落而死此法不許人見見則不驗虫不死矣

建蘭生蝨

蘭葉上忽生白點謂之蘭蝨用香油入水噴之或魚腥水或煮蚌湯灑之則除

竹生稃

竹開花結實如稃次年必死治法於初開花時擇一二大竿截去止留下

三尺打通節用糞填塞之則花自止
竹亦不敢矣

茉莉根生蟻
以烏頭煮湯冷灌之則絶

又
川楝菜搗汁亦可澆之

薔薇腦生蔈
以煎銀鋪中爐灰撒之蟲自死

菖蒲無力萎黄
鼠糞和水澆之即愈

皂角無實
根旁鑿一孔入生鐵屑三五觔泥封

之即結角

果樹生虫

以多年竹燈架掛樹上則虫自落

樹生癩

甘草削釘鍼之自消惟葡萄不可針

鮮葯樹釘

凡木如肉桂作釘釘之即死用甘草水灌之復榮樹被烏賊骨釘之則翳以狗膽鮮之仍茂

出櫻桃虫

櫻桃結寔一經雨打則虫自內生人

莫之見須用水浸良久俟虫出方可食

桃皮作脹

凡桃樹其皮㝡緊初生四年後用刀自樹本豎劃其皮至生枝處使脹盡出則皮不脹亦不死多有數年之活

桃自落實

桃生子多則墜者亦多於社日舂根下土石壓其枝則實便不落若生虫以煮猪首淡汁冷澆之自絶

橘病

橘有四病畏寒畏旱癬生蠹是也冬須以犬糞壅其根稻草裹其枝則不

凍死遇旱以米泔水澆則實不隕落若見枝生苔蘚即刮去之有蛀屑飄出急用鉄綫通之再用杉木釘塞其孔

桑癩

蒲母草狀如竹葉以此草浸汁澆之若生虫尋其穴桐油抹之即死

蘿蔔空心

蘿蔔鋤起切去葉止留寸許顛倒種土中直至過年永不空心

花被麝沖

凡花最忌麝沖瓜大尤忌之須於根

旁栽數株薤蒜遇射不損

又法

於上風頭以艾和雄黄末焚之即如舊

木樨受蛀

芝蔴梗帶殼束懸樹上

銀杏不結子

雌樹鑿一孔入雄樹木一塊以泥封之便結子

曲樹令直

凡樹本身曲者宜以刀豎劃其凹處則逐漸長直

樹老

凡樹老以鍾乳末和泥於根上揭去皮抹之樹復茂

桃樹永年

桃樹命最短俗呼為短命樹俟栽出二三年後以刀研去根上長出再研去則百年長盛

蘭泣

蘭者花之君子能知恩義有喜則報有衰則知所手植之人死必以衰麻一片挂於蘭上否則立槁名曰蘭泣

蘿蔔諸菜生虫

苦參末撒之即死

取蟲

牙齒虫痛

鏡面草半握入麻油二點鹽半撚挼碎安右疼塞左耳疼塞右耳以薄泥餅貼耳門閉氣共仍側卧泥耳一二時去泥取草放水中看有虫浮出久者黑次者褐新者白須於午前用之

取牙虫

韭子一撮將碗底盛之覆水中用火燒外用小竹梗將下節劈開以衹糊如嗽叭樣引烟熏蛀齒如下牙蛀者以韭子煎濃湯嗽之虫自出

齒蠹并虫

雀麥一名杜姥俗名牛星草用苦瓠葉三拾枚洗淨取草剪長二寸以瓠葉作五色色之廣一寸厚五分以三年酢漬之至日中以兩色火并炮令熱納口中熨齒外邊冷更易之取包置水中細視即有虫長三分老者黃色少者白色多即二三十枚少即一二十枚此方甚妙

牙齒虫蠹

韭菜連根洗擣同人家地板上泥和敷痛處腮上以紙蓋住一時取下有

細虫在泥上可除根

又韭根十個川椒二十粒香少許以水桶上泥同搗傅病牙頰上良久有虫出數次即愈

烟熏虫牙

瓦片煅紅安韭子數粒清油數點待烟起以筒吸引至痛處良久以溫水嗽吐有小虫出為效未盡再熏

牙虫作痛

魚腥草花菽菜子油等分搗勻入泥少許和作小丸如豆大隨左右塞耳內兩邊輪換不可一齊用恐閉耳氣

塞一日夜取看有細虫為效

風虫牙痛

楊梅根皮韭菜根厨案上油泥等分搗匀貼乾兩腮上半時辰其虫從眼角出也屢用有效

虫牙

鮮猪肚裏面微洗用竹刀刮下末以稀紗裹末咬緊虫牙上其虫即鑽入紗內痛立止

寸白蚘虫

酢石榴東引根一握洗剉用水三升煎取半盌五更温服盡至明取下虫

一大團永遠絶根食粥補之榴皮煎
水煮粥食之亦良

寸白虫病

先食猪肉一片以沙糖水調黑鉛灰
四錢五更服之虫盡下食白粥一日

下蚘虫

心痛如刺口吐清水乃蚘痛也
白艾一升水三升煮一升服吐虫出
或取生艾搗汁五更食香脯一片乃
飲一升當下虫出

取心氣痛虫

無問新久以生地黄一味隨人所食

多少搗絞取汁溲麵作餺飥或冷淘
食良久當利出虫長一尺許似辟宮
後不復患矣

腹中虫病

大麻子仁三升東行茱萸根八升漬
水平日服二升至夜虫下

又

腹中有白虫以馬齒莧水煮一盌和
鹽醋食之須空腹下少頃白虫自出也

一切虫病

狼毒杵末每服一錢用餳一皂子大
沙糖少許以水化開臥時空腹食之

次早即下

小兒虫瘡

舊絹作衣化柚油塗之與兒穿着次日虫皆出取下爁之有轂者是也別以油衣與穿以虫盡出爲度

取瘰癧虫

先於瘡上灸三壯然後用葯清作瘡口中用鱔魚截作一指大批開就掩在瘡口上少時覺瘡内痒急揭起魚視魚上有細虫如馬尾一節虫出如搽三五次取盡虫子後用斂瘡口葯

取足瘡生虫

南方地卑濕人多患足瘡患久生虫如蛭乃風毒攻蛀注而然用牛或羊或猪肚去糞不洗研研如泥看瘡大小入煆過泥礬半兩研勻塗帛上貼之須臾痒入心徐徐連帛取下火上炙之虫出然髮馬尾千萬或青白赤黑以湯洗之三日一作不過數次虫盡瘡愈

取疽瘡虫

生麻油渣貼之錦裹當有虫出

積年骨疽

一捏一汁出者熬飴餳勃瘡上仍破

生鯉魚之項時刮視虫出更洗敷葯虫盡則愈

消渴有虫

苦楝根白皮一握切焙入射香少許水二盌煎一盞空心欲之雖困頓不妨下虫如蚘而紅色其渴自止消渴有虫人所不知

瘻瘡有虫

八月中多取班蝥以苦酒浸半日曬乾每用五個銅器炒熟為末巴豆一粒黄犬背上毛二七根炒研硃砂五分同和苦酒頓服其虫盡出也

聤耳有虫

膿血不止用鯉魚酢三觔鯉魚腦一枚鯉魚腸一具洗切烏麻子炒研一升同擣入器中微火炙暖布裹貼耳兩食頃有白虫出盡則愈須悔風寒

吐蠱

吮白礬味甘嚼黑豆不腥者即中蠱也石榴根皮煎濃汁服即吐出活蠱無不愈者

蠼螋尿瘡

清明釀造春酒飲之至醉須臾虫如米也

取痄眼虫

爛眩痄眼有虫

覆盆子葉咀嚼留汁入筒中以皂紗蒙眼滴汁漬下弦轉盼間蟲從紗出數日下弦乾復如法滴上弦又得虫數十而愈或用覆盆子嫩葉檮汁點目背三四次有虫隨眵涕出成塊也無鮮葉以乾者煎濃汁亦可

三十六黄

雞子一枚連殼燒灰研酢一合和之温服鼻中虫出為效極黄者不過三枚神效

五色帶下

以麪作煎餅七個安於燒赤黄磚上以黄瓜蔞傳麪上安布兩重令患者坐之令葯氣入腹熏之當有虫出如蠶子不過三五度瘥

臁瘡蛀爛

鱔魚數條須死香油抹腹蟠瘡上繫定頃則痛不可忍然後取下看腹有針眼者蟲也未盡再作後以人脛骨灰油調搽之

臁瘡生虫

小蝦三十尾去頭足殼糯米飯研爛

隔紗貼瘡上別以紗罩之一夜解下掛看背是小赤虫即以葱菽湯洗淨用舊茶籠内白竹葉隨大小剪貼一日二換待汁出盡逐日煎苦楝根湯洗之以好膏貼之將生肉勿換膏藥忌發物

取痔虫

水銀棗膏各二兩同研綿裹納下部明日虫出

痔漏有虫

黑白牽牛各一兩炒為末以猪肉四兩切碎炒熟醮末食之食盡以白米

飯匙壓之取下白虫為效

腸痔出血

桃葉一斛杵納小口器之坐蒸之有虫自出

下部虫痒

蒸大棗取膏水銀和撚長三寸以綿裹夜納下部中明日虫皆出也

下部䘌虫

痛痒膿血旁生孔竅

蜣螂七枚五月五日收者新牛糞半兩肥羊肉一兩炒黄同擣成膏丸蓮子大炙熱綿裹納肛中半日即大便

中蠱出三四度

三木節散

治風勞面色青白肢節沉重膂間痛或寒或熱或噪或嗔思食不能食被虫侵蝕証狀多端

天靈蓋酥炙研二兩牛黃人中白焙各半兩射香二錢為末別以樟木瘤節皂莢木瘤節槐木瘤節各為末五兩每以三錢水一盞煎半盞去渣調前末一錢五更頓服取下蠱物為妙

肝勞生虫

眼中赤脉

吴蛛萸根為末一兩半粳米半合雞子白三個化臘一兩半和丸小豆大每米湯下三十丸當取虫下

脾勞發熱

有虫在脾中為病令人好嘔東行茱萸根大者一尺大春子八升橘皮二兩二兩三物㕮咀以酒一斗浸一宿微火薄暖之絞去渣平旦空腹服一升取虫下或死或半爛或下黃汁凡作葯時切忌言語

追勞取虫

啄木禽一隻硃砂四兩精猪肉四兩

餓令一晝夜將二味和勻服之至盡以鹽泥固濟煅一夜五更取出勿打破連泥埋土中二尺次日取出破開入銀石器內研末以無灰酒入射香少許作一服須謹候安排待虫急鉗入油鍋內煎之後服局方嘉禾散一劑

大風癩虫

苦參末二兩猪肚盛之縫合煮熟取出去葯先餓一日次早先飲新水一盞將肚食之如吐再食待一二時以肉湯調無憂散五七錢服取出大小虫一二萬爲效後用不蛀皂角一觔

去皮子煮汁入苦参末調和下何首烏末二兩防風末一兩半當歸末一兩白芍葯末五錢人参三錢丸如梧子每服三五十丸温酒或茶下日三次仍用麻黄苦参荊芥煎洗之

癘風有虫

眉落皶瘦用預知子雄黄各二兩爲末以乳香三兩同水一斗銀鍋煮至五升入二末熬膏用瓶盛之每服一匙酒調下有虫如尾隨大便而出

大風癘虫

黄蘗末皂角刺灰各三錢研匀空心

酒服取下虫物亦不損人食白粥兩三日服補氣葯數劑如四肢腫用針刺出水再服忌一切魚肉發風之物取下虫大小長短其色不一約一二升其病自愈

藥戲

大道丸

治荒

黑豆一升去皮　貫仲一兩　甘草一兩　吳术　茯苓　砂仁各五錢

剉碎用水五升同豆熬煎火須文武緊慢得中直至水盡揀去葯取豆搗如泥丸如芡子

大磁器盛之蜜封每嚼一丸則恣食草木苗葉樹菓可飽且無毒其味與飯同

祖師修行方

白茯苓　甘菊花　松柏　香白芷　各十兩

右共為細末蜜丸黃豆大每服十丸冷水送下百日不飢連服三服永不飢也不信先將一丸與鷄喫百日不飢要開葯之日先喫米湯或菜湯亦可取下葯來

韓湘子脫衣方

歌曰

五靈脂半夏天仙子狼毒雅兒草烏也

等分全爛搗細羅三四兩布袍用水

七升煎輕輕慢火煎熬盡曬燥將來

雪後穿蹝是一重單蓋體勝如常著

十觔

韓湘子煮袍鞋法

茯苓　貫仲　天仙子　狼毒　草烏

白礬　五靈脂各一兩

右共爲細末用水一桶同藥末下鍋

煮袍鞋一雙汁盡晒乾冬不透風寒

夏雨不漏水

煮白石法

七月七日取地榆根不拘多少陰乾百日燒灰復取者與灰合搗萬下灰三分生末一分合之若石二三十浸過三寸以葯入水攪之煮至石爛可食乃已

行路不喫飯自飽

芝麻一升　紅棗一升　占米一升

共研為末蜜丸如彈每服一丸水下可一日不飢

行路不飲水不渴

白沙糖　白茯苓　薄荷　甘草各四兩

右共爲細末煉蜜丸如棗大每用一丸噙化可行千里之程不渴

千里酒

天仙子　川烏　貫衆各一兩　甘菊花三錢

陳皮五錢　甘草一錢

爲末糯米一升燒酒五碗煮作粥糜冷定入前葯和匀瓶内封固三七日取出用麵一升炒黄爲末煉蜜爲丸如櫻桃大抹酥油金箔爲衣用時投一丸於滚湯中即化成酒

千里醋

烏梅一觔許蒸　釅醋五升浸一伏時晒乾

再浸再晒以醋收盡爲度擣爲末醋浸蒸餅和之爲丸如芡子大欲時投一二丸於滚湯中即成好醋

千里鞋

治遠行脚腫

草烏　細辛　防風各等分

爲細末糝鞋底内如草鞋以水微濕糝之用之可行千里妙

漿衣不透雨

草烏　白芨　白茯苓　粮毒　天仙子

白礬各一兩

共爲末和入漿内漿衣不透雨

暑天穿襖

蒼术　白芷各四兩

切片真麻油浸之過三宿炒乾不用礦每至半夜子時食三兩以盡為度著衣不熱

寒月入水

端午午時取水蜈蚣不多少晒乾為末每服三五錢煖酒送下不可冷喫如冷食即生瘡疥可以冬月入水無妨

造夢法

蕙花陰乾百日搗末日暮水服方寸匕乃臥思念所欲事即於眠中醒卧也

按葛花即高陸花也

見鬼丸

生麻子　菖蒲　鬼臼　各等分杵丸彈子大每朝向日服一丸百日即見鬼也

剃頭不用刀

石黄　石灰各一兩　樟為末水調即下

女人去面毛不用線

石黄三錢石灰一錢為細末水調臨卧時傅面上　天明毛盡去矣

飲酒不醉

赤黍漬以狐血陰乾飲酒時取一丸置舌下含之令人不醉

寫字去墨

滑石二兩石灰一兩烏羊骨一兩燒灰赤[illegible]砂一兩共研細末米泔湯調勻磁罐收貯封口背陽曬乾用時清水調些蓋字上候片時擦去

又方

山中活竹將一節開小孔剖去青入砒末於內用生漆綿纏口待三五日後看竹外有霜掃下磁罐收搽字即去

又方

白羊骨一兩煅 白丁香一兩 紫鹹一兩 寒水石五錢半生半煅

右為細末用雞子開一小孔去黃留白調藥入殼封固入雞子內同抱以小雞出為度取出用時以水調搽立刻彈去

又方

官粉一錢 蔓荊七分 龍齒三分 白丁香三分 紫丁香鷹屎也三分

共為細末用皮朮汁調勻以磚二塊燒滚候温將葯夾於中次早自乾仍

研為末用時手指塔碎於字上其墨
自去

墨名不染紙

端午日午時用上好京墨一塊不拘
大小入蝦蟇口中線縛定口於朝陽
地土掘一坎深五尺不拘多少埋蝦
蟇在内經四十九日取墨磨寫紙上
一拂便落

灰種仙菜

術家用羊角馬蹄燒作灰撒濕地遍
踏之即生羅勒俗呼為王母菜食之
益人

驅除虎蛇神烟

鹿角　牛角　麂角　犀角各二兩

烰炭四兩　硝黃二兩　雌黃　雄黃各二兩

則蛇亦遠矣

驅鼠烟

桃頭　椿樹皮　絲瓜籐　楝青葉　各等

分晒乾研末加　信一錢燒之鼠即遠去

掃蚊烟

端午日多收浮萍晒乾研末楝樹花

團魚骨鱔魚骨信各少許共研末燒

一次七夜無踪

聚蝶

取百花心陰乾夜露七日蜜拌見有衆蝶飛舞將蜜塗兩手心立上風將兩手相合而槎相向而拍羣蝶聞香皆來就矣

拍掌喚蝶

至春來採取百花蕋用白馬尿浸三日曬乾研末以川椒塗手上却於有蝶處立於上風拍掌即飛來矣

漿衣去虱

白果二三十枚加水銀三分搗研野菊花三錢研末同漿攪勻漿衣永不生虱

造白雀法

雀方出彀未羽時以蜜和飯飼之則遍生白羽毛

鳶頭散

治鬼魅邪氣

東海鳶頭黄牙即金牙莨菪子防葵一分欲令知鬼又增一分立驗不宜多服

擦銅如銀

水銀一錢白礬一兩飛丹一錢用唾研末爲度以銅洗凈前用藥擦之即紅銅亦

如白銀

擦錫如金

膽礬一兩　白礬一錢　共爲末擦之錫如金色錢變紅色

點班竹

硇砂五錢研　綠礬　膽礬各三錢　石灰五錢一處再研細入濃灰汁調勻隨竒文點候乾揩洗其班如自然者磁器竹木皆可用

又方

硇砂五錢　石灰　共米醋調點畫竹上

點磁器

白芨一兩為末雞子清調勻修補以線紮緊火上烘乾如新永不壞忌用鷄湯洗

磨鏡丹藥

水銀一兩上好錫夏秋七分春冬八方明礬夏秋一錢二分春冬一錢五分先將錫溶化入水銀攪勻冷定同礬研細如飛麵大暑要不起霜礬少許為妙加鹿頂骨更妙　一云鹿骨燒灰

寫字入石

龜尿炭灰硇砂少許共為末入硯池水內然後研墨以新筆寫字在石上

可透一分入石内若寫於木上或門
可入透五分

點葯鏡

雌黄入此粉霜硇研用膠水調任意於鏡上描畫鸞鳳花草候乾火燒片時以磨鏡葯磨去其畫自見

稜碗膠

桐油熬熟入瀝青調稀入石灰調合作膠用

頑刻成碑

爐底不拘多少白礬少許鵝蛋清調

成錠用

瘦米

採黑樹葉即南燭枝葉止菴按非胡麻葉漬也余曾見山人作青飯以紫如細珠米爲之胡麻似南燭寔圓兩載多誤味甘時人皆未之見故方漬水浸米九蒸九曬則米瘦如麻每石瘦一斗涼水一泡頃刻成飯且輕少利於持負

夏月作冰

以淨鉼熱湯泡過盛以百沸沖湯將油丹紙數重包定放井中半日取出即成冰也

巧洗油跡

如夜（衣）服被蘇油污垢加上桐油污垢加上蘇油後將細麵泡湯洗之如不淨加紫蘇湯洗之如神

春球

用濾淨柴灰湯三飯碗下鍋燒滚逐漸糁下松香末葯兩許急將箸旋糁旋攪再煎幾滚過用篾紮圈如茶杯口大醮湯灑空中結炮大如碗五色飛楊可玩或用稲草灰亦可

斟酒不溢

無名異磨杯口注酒雖浮却不溢出

又法

用好沒药一塊周圍抹杯口上將酒斟滿盈過此栁一分其酒不溢出杯外

葫蘆相打

取一樣葫蘆三個挖開大口以木末和膠填在内一個葫蘆將蠟調針砂置口内一個以水銀置口一個以磁石末調膠置口内將針砂葫蘆磁石葫蘆放在一處兩個葫蘆自然相打後將水銀葫蘆放於中間兩個葫蘆自然散開

木狗自走

實草一段雕狗形以膠水并鹽醋調

和錢屑搽在狗頭上候乾以上好磁石一塊暗藏手內引其狗走則隨而來

金杯分酒

取獺膽塗犀角簪上將酒一杯斟滿將簪向杯中分酒其酒兩開矣

手帕盛酒

胡粉五錢槐膠二分雞子一個用清用水一碗拌勻以新手巾在其葯內洗三四次慰開如故任意盛酒

做大蛋

豬尿胞一個勿落水將灰拌用脚端

踏至大不拘鷄鵝鴨蛋一樣打破傾盌内隨多少調和裝入胞内紥緊口外用油紙包褁沉井底一夜次日取出煮熟剥開胞内黄白照舊如大蛋一般甚妙

長明灶

穀樹滋搽燈草陰乾又上硫黄少許一梗可點一更

人参　野朮　附子　炮薑　淡吳茱萸
丁香　藿香　細辛　陳皮　台烏葯
川黃連　桂枝　食砂　薑夏　高良薑
苡仁　生薑　丁香　生薑　宣木瓜

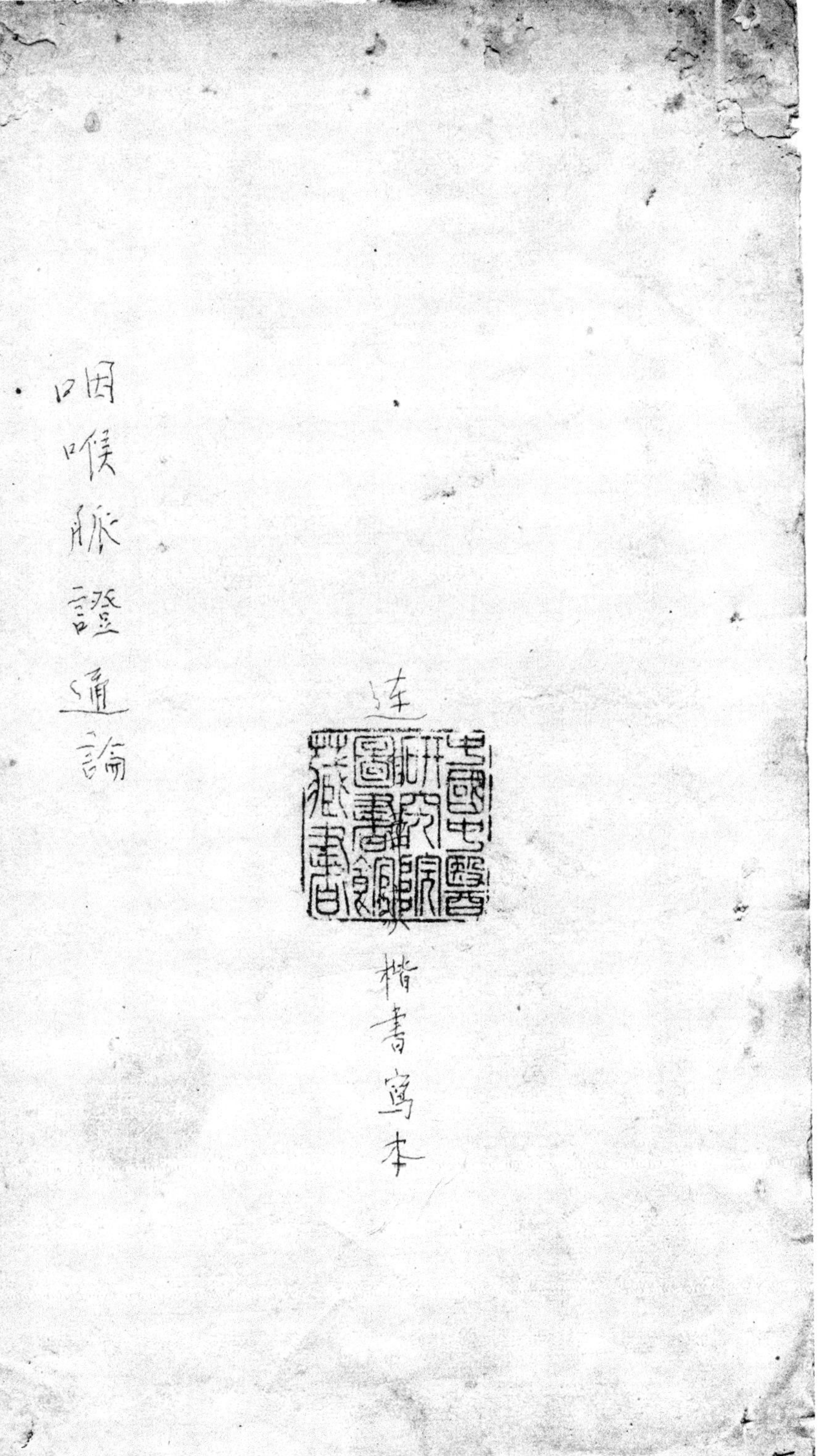
咽喉脉證通論
鍊楷書寫本

咽喉脈證通論

總論

夫喉者人生氣機出入之門戶瞬息存亡之際性命係焉偶一受病危在須臾迫不及待所貴醫者能識受病之原與夫虛實痰火風寒熱毒之異更於聞望問中參究脈理尤為先務之急自來業喉科者全不講脈所以治之鮮効今試論之假如其脈洪大而實其人氣粗而躁此有餘之證用藥則以散風下氣清火消痰散之者荊芥防風羌活獨活紫蘇是也下之者枳殼枳實青皮厚樸山查前胡是也清之者山梔黃芩黃柏甚則犀角黃連消痰則以膽星樓仁杏仁為主若脈洪大而浮軟無力或弦緩而澀其人氣委而靜此不足之證用藥則以凉血生血滋潤消痰凉之者丹皮白芍是也生之者生地當歸是也潤之者苡仁知母花粉是也消痰則以貝母樓仁杏仁兼用山梔黃芩

黃柏犀角黃連或有純是陰脈者或有純是陽脈者當以病治病脈不與焉即以荆芥防風牛蒡射干黃芩枳殼銀花獨活生地丹皮花粉為治再以保命丹或紅內消同服日用吹藥夜用噙藥無不見効更有一種熱病而服熱藥火毒熾甚而發於喉間大寒大熱疼痛不止或舌脹而木伸縮不能飲食難進其脈洪實有力大便不行宜急下之若脈洪絃而浮無力宜凉血行血為主若過用疎風散火之劑恐變別證最稱難治又有一種出外急走遠路脫力而傷肺氣喘息難舒以致喉痛舌脹地閣下腫突如鎖喉之狀內視之非重舌外視之非痰毒寒熱大作痰涎洶湧六脈洪大中空面色發黃而浮初以防風通聖散探之或效一二即以涼血生血順氣之藥治之又有似喉證非喉證者其喉亦痛牙關緊閉胸脇疼痛或腸脹痛四肢攣厥

作痛此因受有重傷或用力大過致瘀血凝滯當以行血破瘀為要初起可救過五六日不治又如弱證喉癬雖是肺經之病亦有兼他經而起者何以知之假如喉間紅瘰作痛是肺經火盛之故若頸項之筋有時或左或右作脹而梗氣悶不快此怒氣傷肝左關脈必洪大而弦當清肝火以舒筋涼血為主用藥則以當歸牛膝佐以柴胡黃芩羚羊若兼右關微弱而緩乃脾胃有虧須兼用白芍茯苓此肝脾與肺共病也喉間紅瘰作痛其舌紫色或生刺作痛或作木乾枯是心經受虧無血榮養以致虛火熾盛且兼思慮過度鬱氣所成左寸脈必浮洪當以犀角黃連為主佐以當歸白芍此心與肺共病也喉間紅瘰作痛滿脣焦裂口熱如燒或作乾嘔是胃經虛火熾盛右關脈必洪弦且緊當以山梔黃芩為主佐以當歸白芍山藥〔何不用天花粉〕此胃與

肺共病也喉閒紅瘇作痛夜閒舌乾口苦湯水不進或有嗽而無痰更兼滑精者是腎水枯竭虚火上炎兩尺脉必洪數無力當以山藥知母黃柏為主佐以花粉澤瀉白芍茯苓此腎與肺共病也若夫肺經獨病或吐血而成或嗜酒而發或脾濕而生氣血消散嗽重聲啞喘急痰多聲如曳鋸睡卧不得六脉洪大（此症必漸漸加甚）而浮肺部更甚當以苡仁山藥貝母黃芩樓仁牛蒡為主佐以當歸白芍熟地茯苓丹皮犀角黃柏知母服之喉痛雖止然不過待日而已更有六脉沉隱神脫氣敗飲食不進步履不前盜汗自汗如雨脾氣溏泄死無疑矣若年老人喉閒紅瘇作痛或舌上生刺或破腫或木脹言語不清六脉微洪五至有餘飲食動靜形色神氣如常此血少火盛當以黃芩丹皮茯苓熟地當歸白芍為主佐以元參牛蒡枳殼銀花花粉山藥苡仁甚

（何不用玉竹今方可用海參）

則加犀角黃連不同前論若小兒痘後或痧後患此當以犀角黃連敗其熱毒更以涼血補血健脾之藥佐之朮草參芪斷不可用此外用藥與大人相同若女人胎前患此者先以安胎為主次以涼血為佐紅內消保命丹忌用餘藥無妨產後一月未滿者當以熟地當歸補血枳殼青皮下氣元參射干牛蒡元胡索銀花消腫少加黃芩花粉以清熱紅內消保命丹可用但不宜多吹藥噙藥忌之如經期適來當以破血下氣之藥為主涼血者少用紅內消保命丹噙藥服之亦無忌茲論其大畧如此餘詳各條

通治用藥

夫喉證向有三十六法今余列十八證名目雖簡而治法己備要之十八證中又可以風與痰與火概之凡遇此證不論緩急只以下氣消痰為主次則清火涼血若不分先

後混亂用藥貽害匪淺今閒用藥大概於左惟高明者臨時參用可耳

藥用防風前胡丹皮獨活各一錢杏仁樓仁山查各三錢車前木通各分分兩劑後加山梔膽星各一錢生地二錢如火未息加黄芩一錢以保命丹紅内消同服誤用黄連半夏生薑桔梗之類難以收功照前方加羌活（羌活不宜乱用）獨活服幾劑自愈

牙關難開須加真北細辛一分噙入烏梅五闕

單蛾雙蛾至八九日後方可用鍼刺出毒血未滿十日萬（當是七字）不可刺（刺之成木蛾即過八九日刺者亦必再發或上下）半年或竟對年其自破者恰能不發

（凡查有單蛾病者又双蛾病者終身忌食油灼撬兒）

或有疔瘡根脚紅内消不可用用之反凶煎藥中加地丁草七八錢自愈

頸閒痰毒須加象具母草河車猴薑若日久難愈以蝦蟇（此症多時即時毒也）

一箇研好硃砂五分灌於中泥裹煨研末服之自消

用藥禁忌

古有甘桔湯乃清喉之要劑今人見有患喉證者輙用之而無疑嗟乎此猶抱薪救火非能愈疾而更增其疾矣何以言之夫喉證乃火毒上升所致須以降氣瀉火爲要甘炙草補中而不瀉火既受其補恐火愈熾病愈重矣桔梗引諸藥上行少用不妨重用之則痰與火亦引之而上行勢必喉閉壅塞於病更加重矣故小兒驚痰大人痰火（桔梗是）最忌者本草（升陽散火湯不可盡信）以升麻引胃中清氣上升又可代（真不通）犀角似乎可用不知一用其痰火與氣一齊上湧於咽喉之間四肢逆冷喘急異常爲害匪淺若在他證用之不致如鎖喉服之則立殆半夏治溼痰若喉證俱同痰誤用之禍不旋踵蓋此乃治脾家溼滯之痰至於喉證有痰總不外肺中熱火

何可以半夏之燥烈治之乎老薑辛辣發散雖喉證亦以發散為主然過用老辣之味則以火益火大非所宜此五者與喉證關係甚重故特表而出之至别藥之中亦多禁忌惟業醫者審擇用之兹不多贅

丸散方藥

牛黄解 即噙藥

治一切喉風痺閉咳嗽喘急痰涎壅塞胸膈迷悶並口舌等證無不見效

牛黄五分　青黛五錢飛浮　冰片五分　明雄黄五錢

兒茶三錢　官硼五錢　薄荷三兩另研　陳膽星四兩

研細末生蜜和丸如芡實大每噙一丸待其自化嚥下一日夜須噙四丸小兒減半

紅内消散

治咽喉一切諸證並無名腫毒已潰未潰均可伏用用厥效如神

此方須查古方用米不用蜈蚣

大蜈蚣 去頭足切斷同米炒以米黑為度　乳香 去盡油　沒藥 去盡油

血竭 另研　雄黃 [illegible]　象貝母　川山甲 炒　長砂 水浮飛

麝香 揀去毛皮乾研

右藥等分惟麝香少許研細末每服七分 後徐徐拌勻 小兒減半和煎藥同服酒下亦可

保命丹

治咽喉口齒新久腫痛並解諸毒磨服神效

麝香 揀去毛皮乾研三錢　長砂 明透淨者水飛三錢　冰片 一錢　梅花 熬用大錢

珍珠 研細末煅一錢　琥珀 一錢　山豆根 鮮汁另用明大塊三錢　文蛤

洗淨一兩　山茨菇 去毛洗淨焙二兩　雄黃 研淨三錢　千

金子 去白者油一兩　紅毛大戟 浙江紫大戟為上北方不堪用去蘆根洗淨

焙乾為末一兩五錢　粉搗漿

右藥研末以糯米粥和山豆根汁打糊為錠每重一錢病輕者一錠重者倍服

膽冰消毒初起吹藥喉證初起不宜乱用涼藥吹之

血竭一錢　膽礬一錢　雄黃一錢　乳香去油三錢

冰片一錢　白占二錢　燈心灰不拘

抄冰硼散收功吹藥　喉痺喉癰久爛不宜用

冰片一錢　硼砂一錢　山豆根二錢五分　硃砂五分

玉屑散一名五馬破曹

治咽喉口舌頸項破爛諸痛皆效

薄荷一兩另研　官硼二錢五分　雄黃一錢　兒茶八分

冰片三分　甘草末一錢

右藥研細末貯䓪餅內臨用挑少許置舌上咀含片刻

嚥下日用八九次如鎖喉風口内乾枯牙關緊閉不能咀含者以無根水灌下自能開關生津惟脾虛胃弱者不宜多用

鎖喉第一　牙關不開湯水不下

此證因風熱積於胸膈或酒色及鬱怒所致其狀喉上下左右紅紫腫痛或帝丁焦黑腐爛頸項浮腫痰涎壅塞聲響如潮氣急發喘眼目直視額上有汗如珠身汗如雨或泄瀉清水四肢厥冷或腰脇疼痛肚腹脹痛法在不治若脉六七至不論大小至數分明雖甚危險十中可救一二或脉洪大或沈細惟三部混亂即形色神氣如常終為難治初起用吹藥噙藥痰多以萬年青根搗汁和醋攪去痰涎或土牛膝汁或青魚膽汁俱可

加減荆防敗毒散（脉洪大七八至用之）　荆芥防風牛蒡連翹膽星獨

活前胡枳殼蘇子樓仁杏仁生地黄芩黄柏山梔元參加原枝燈心二十莖長流水煎和保命丹同服大便不行去荊芥防風加枳實青皮大黄此方宜加馬勃及板藍根惡寒者加生薑皮少許加減柴胡雙解散脈沉隱或二三至用之柴胡前胡羌活獨活枳殼枳實川芎青皮樓仁杏仁膽星蘇子長流水煎和保命丹同服冬月加麻黄或加桂枝白虎湯銷喉風面色青黑者不可治脈七八至而浮洪頭面皮肉浮腫色微紅涕淚交流語言蹇澀或以防風蘇子銀花牛蒡杏仁樓仁枳殼枳實膽星青皮黄柏黄芩山梔元參和保命丹同服亦有獲效者服荊防敗毒散後肺管脹塞兼咳嗽者即加生地當歸白芍

服敗毒散一劑喉痛頸減惟胸膈脹痛牽引脊背再服之即除防有發斑及痧疹

服三黃湯亦有全愈者實火非此不可

蜒蚰同白梅搗爛和丸噙之每見有效凡表病喉證皆可

誤用大黃巴豆瀉利不止喉證雖愈而胸膈脹悶飲食不進醫復誤作他證治者死速掉頭用溫補脾胃十中可救三四

重舌第二與舌下痰包有別

此證因平日喜食炙煿熱毒之物積熱致於心脾二經所致其狀舌下腫突生一小舌久之大舌反縮短或脹而紫言語不清飲食不下徹作寒熱口中清涎極多即用銅匙將舌捺定用三棱針刺大舌兩旁及舌下金津玉液兩穴各一針可五分許再刺小舌兩旁或出紫血或待清涎流盡方進吹藥噙藥次服煎劑自安

藥用蒲黃荊芥防風連翹獨活前胡射干膽星枳殼元參參生地黃芩黃柏銀花花粉長流水煎如刺破清涎出盡亦有弗

藥而愈者

氣癰第三 此與氣頸相同不能亂治

此證因惱怒傷肝血不和以致肺氣壅塞火熾上升升發於喉閒其狀帝丁之上紅腫作痛或有連及兩邊者寒熱大作初起不宜刺破待六七日後方可針刺或有誤服升提之藥竟不能愈者或有服係未命丹委紅内消其毒自出者如痰多則以醋攪之強進飲食為妙否則恐變輕為重藥用荆芥防風射干牛蒡連翹烏藥膽星前胡枳殼生地元參黄芩銀花長流水煎痰多加樓仁氣重加枳實青皮大便不行加黄連甚則加大黄

乳蛾第四 有單蛾有双蛾　又有木蛾

此證因嗜酒肉熱物過多熱毒積於血分兼之房事太過腎水虧竭致有此病其狀或左或右或紅或白形如乳頭

故名乳蛾一邊腫曰單蛾兩邊腫曰雙蛾或前後皆腫白腐作爛曰爛頭乳蛾初起必發寒熱用保命丹紅內消兼煎劑治之

藥用荆芥防風射干牛蒡前胡枳殼膽星連翹生地丹皮元參黃柏黃芩銀花長流水煎如火盛加犀角黃連大便閉結加大黃寒熱不止加羌活獨活體虛痰多加党參樓仁杏仁貝母

有一種名根腳喉風其證日行一穴至七日至七穴喉間發泡時欲嘔吐或一年一發或半年一發或一二月數發根留於中不能盡去一時難愈或云先從腳跟發起至於喉間亦名腳跟喉風發時在左則左足酸軟陰痛有似筋觸牽入喉間在右亦如之治法同乳蛾證亦相似（絶然不同多屬陰虛火炎）

今人每見發有紫泡以為毒物即用刀鍼開之豈知病之

初起毒氣熾盛，發之於泡，若刺之出血，非但不能愈疾，加之破傷，則病益重矣。

或問曰：亦有用刀鍼開而得愈者，何故？答曰：彼病勢淺，火毒不重（刺之立刻即愈，刺出血少則愈）者，其偶然耳。倘病勢已深，火毒極盛，設以刀鍼刺之，其誤事也可勝言哉。

或以寒熱大作，誤認感寒，即用生薑、半夏，喉痛益盛，蓋薑、夏，喉證所大忌也（詳前用藥禁忌）。

弄舌第五（此非喉證）

此證因風痰久積於內，或勞役過度而生。其狀舌出過唇，不能言語，患者以手時弄其舌，故名。初起用青魚膽汁攪去其痰，急宜以小布鍼刺少商穴（在手大指內側之端，去爪甲角如韭菜許白肉際，乃肺經穴也），出血者易治，出黄水者難治，腫不消者亦難治。

藥用枳殼、枳實、牛蒡、連翹、射干、青皮、蘇子、膽星、防風、生地

犀角　黃芩　山梔　銀花　長流水煎

舌捲縮而不能言，因乎風寒也；舌長寸許而不能收，因乎房勞也；舌腫滿而不能消，因乎七情也。舌根腫脹者謂之重舌，腫而不柔利者謂之木舌，初起急宜醫治，遲則不救。舌脹滿口，痰涎極多，亦木舌之一種，前方重加大黃、芒硝，下後自愈。

纏喉第六

纏喉與結喉全然不同，此混而為一，非是。

此證因風痰溼熱久積於內，或食炙煿厚味太多，或房勞及抑鬱所致。其狀耳下紅腫，漸趨項下及結喉之間，一邊者輕，兩邊者重。喉內帝丁左右兩傍如蛇盤之狀，有黃白二色，黃為黃纏，白為白纏。急宜刺少商穴出血（注見弄舌），次用吹藥、噙藥。男子延至結喉下不治，女子延至胸膛不治（亦未必然）。喉中聲響如雷者不治，額鼻有青黑氣、頭低、痰如膠者不治。

藥用荊芥防風羌活獨活枳殼連翹膽星樓仁車前紅花丹皮黃芩元參前胡牛蒡銀花長流水煎和紅内消同服再下伢命丹服藥至四五日加當歸白芍生地黃柏土貝母其效甚速

啞瘴第七 此時氣亦有服毒物而致者

此證因風痰壅滯於咽喉之間其狀口而不能牙關緊閉即用蟾酥化水滴鼻内即開仍以玉屑散吹之再將鵞翎探入喉中攪去風痰即能言矣先進牛黃解毒丸次服荊防敗毒散連進二三劑自愈如面舌青唇黑鼻流清清涕目赤多淚爪甲俱全者不治

骨槽第八 此是牙齒第一證與喉無關

此證因憂思鬱慮邪毒交乘結聚於太陽經絡或則惱怒傷肝致筋骨緊急思慮傷脾致肌肉結腫膏粱厚味致膿

多鼻衊其狀始於耳項皮膚間隱隱有核漸如李大便覺腫痛初則堅硬不消久則延爛難愈甚至齒牙隨落身狀腐衊俱在不治至初起先用鵞翎探吐風痰次以陳艾灸耳垂下五分七壯再服煎藥加減當歸連翹枳殼生地銀花射干膽星赤芍元參牛蒡元胡索黄芩丹皮長流水煎

懸蜞第九（曾見過四人初因腭腫漏齒痛起後來左上腭腫梗如石久之形肉枯乾而死實非此病也右書亦無之）

此證因上焦熱毒蘊積風痰壅塞而生其狀上腭腫垂形如蛙腹或如鷄卵咽喉閉塞而生痰涎滿舌初治用鵞翎探吐風痰次以吹藥噙藥及荊芥敗毒散加減日久服千金內托散

加減千金內托散厚朴荊芥防風連翹羌活獨活白芷膽星枳殼元蘇子杏仁樓仁葱白

爛喉癬第十

此證因棉花瘡毒未盡而結於咽喉其狀周圍紫暈漸至腐爛上則鼻卒陷爛下則飲食難進多致不救初起起不覺或十日半月始知當以清熱涼血補脾為主佐吞百寶丹二三十服若體弱痰多嗽重聲啞者不治
鼻梁常癢時有壅

藥用生地花粉黃芩白芍黃柏丹皮銀花元參牛蒡射干防風角刺體弱者加茯苓嗽重加山藥苡仁知母樓仁杏仁熱甚加犀角黃連十劑後服犀羚貝母膏

膏用犀角羚羊角丹皮各八錢當歸元參各五錢黃連黃芩黃柏防風射干荆芥各三錢牛蒡八錢枳殼連翹各六錢土貝一兩茯苓苡仁花粉各五錢煎汁約四大碗濾渣將汁再熬如稀糊納煉蜜半筋收貯甆罐日服四次在卯巳未亥四時每次半鍾以燈心湯攙和送下忌生冷發氣之物體弱者去黃連花粉加白芍陳皮石斛惡心砂仁湯

十二

送下如合丸藥去黃連羚羊角荆芥防風日進二次每次二錢

百寶丹　牙皂一兩　銀花三兩　硃砂五錢　研細末每服六分以冷飯塊三兩即土苓水三碗煎至盈半分作二服服在巳午兩時須二十餘服亦未必然方能見效食時多服豬油麻油以潤肌膚臟腑忌茶酒醋羊牛鵝食葱蒜等物萬吃不得茶

熱風喉癬第十一

此證因勞心過度血衰火盛而致其狀喉間紅筋紅瘰或帝丁兩旁微有疙瘩一起即覺非弱證喉癬可比時作寒熱若食熱毒之物而起不作寒熱於此為別

涼血地黃湯　生地黃芩丹皮牛蒡元參防風荆芥黃柏花粉赤芍火甚加山梔或犀角黃連生土茯苓每日咀嚼咽其汁必愈

弱證喉癬第十二此雰病也久則音啞

此證因酒色過度或勞碌憂鬱所成其狀喉閉紅筋紅瘰蔓延而生津嘸痛疼夜間發熱口燥舌乾六脈洪數當以清熱羌陰生津為主若動靜飲食如常形色精神不脫神不脫無嗽無痰乃血分有熱須涼血破血不宜用補如嗽重聲啞痰多及盜汗不止者久必不治

藥用白芍丹皮黃芩當歸元參生地既是虛的何以用表黃柏銀花花粉大力子初起亦加荊芥防風連翹枳殼病久去之嗽重加知母前胡土貝樓仁杏仁熱甚加柴胡黃連心火盛加犀角黃連肝火盛加羚羊角荒謬泄瀉加白朮茯苓腎水枯竭加山藥澤瀉枸杞五味知母停酸作嘔加砂仁虛甚加苡仁山藥茯苓當歸倍以白芍

喉閉第十三

此證乃寒邪直中下焦逼其無根浮游之火發揚於上以

致咽痛卒然喉閉四肢厥冷六脈沈微但必下利清穀口燥咽乾而不思湯飲方是寒證急宜刺少商穴出血（注見弄舌）再服煎劑若口燥咽乾而渴與此霄壤矣

四順理中湯　人參　白朮　甘草　乾薑

四逆湯　附子　肉桂　甘草　乾薑

嗆食第十四

此證乃熱毒積於心肺二經咽喉乾燥而無津液是以喉中作痛而嗆食難下也急用當歸連翹散加大黃利之若蛾治遲則有飛尸（不通）痨瘵之患如痰喘治以川桂散加吳茱萸五七咪服後覺心肺閒刺痛仍用當歸連翹散

當歸連翹散　當歸　生地　黃芩　連翹　山梔　枳殼　羌活　防風　荆芥（按當用骨槽門加減法）

川桂散（按此方原本藥品未載）

12

發頤第十五 有在前者有在後者前詔之時毒後詔之遺毒明時詔之大頭瘟

此證或傷寒發散未透餘毒積於經絡有與傷寒同發者有不與傷寒同發者其狀耳後紅腫頭重體倦急用千金內托散治之外敷南星膏若發於耳後一寸三分或鼻中流涕咽喉閉塞痰涎壅聚法皆不治

南星膏 按此方原本藥品未載

發於耳後名發頤發於腮邊名穿腮發於地閣下名穿喉皆屬痰毒初起破血消痰降氣其後涼血生血滋陰降火惟燥熱之藥斷不可用刀鍼圍藥膏藥竝忌吹藥噙藥多用為妙

懸癰第十六

此證乃脾家熱毒外感風熱而成其狀忽於上腭生一紫泡垂下抵舌疼痛異常口不能言舌不能伸頭不能低仰

面而立鼻出紅涕若不速治毒入於腦即死急以小刀刺破癰頭出盡紫血不可嚥下用菊花湯漱淨先以菊花葉搗汁一盞和酒送下次進牛黃解毒丸煎以荊防敗毒散加地丁半枝蓮甚效

喉菌第十七

此證因食膏粱炙煿厚味過多熱毒積於心脾二經上蒸於喉結成如菌面厚色紫軟如豬肺或微痛或木而不痛梗塞喉間飲食有礙須以鍼刺出紫血者可治鮮血者難治日刺日有漸如蜂窠者不治

藥用犀角黃芩丹皮僵蠶射干連翹銀花紅花生地黃連黃柏枳角獨活元參赤芍大力子

或年幼之人患此不疼痛者當以丸藥治之日久自消切忌刀鍼藥用丹皮獨活防風連翹紅花生地荊芥射干牛

蒡前胡枳殼山查犀角銀花花粉山梔黄芩黄柏元參元胡索蜜丸日服二次每次二錢開水下

牙癰第十八 不入咽喉

此證因勞心過度或食熱毒等物鼓動陽明胃經之火發於牙齦其狀如豆大或如指大紫色腫硬疼痛難忍或頭疼發熱憎寒先服紅内消次進荆防敗毒散和保命丹同服吹藥噙藥多用初起發散後則涼血如不愈乃是體虚當用黄耆白朮當歸柴胡陳皮熟地丹皮芍藥黄芩石斛元參牛蒡山梔

凡牙痛或左或右痛無定處者前藥亦治若誤服發散其痛更甚以水醋各半和熱水漱之即止

右咽喉脈證通論一卷先府君曾於道光辛丑五月刻於廣州卷首有府君手書序二篇工刻精絕宛然真跡惜江浙寇亂板已不存同治十三年冬覲元在川東檢點書簏得初印樣本一冊因續授之梓以廣其傳仍模刻面頁標題年月及署檢用存手澤先府君精通醫學其大畧已見序中覲元懵不知醫但據本校錄而已於戲卽此藝事之微已不相肖如此況其大者遠者乎是可媿已歸安姚覲元記

咽喉脈證通論

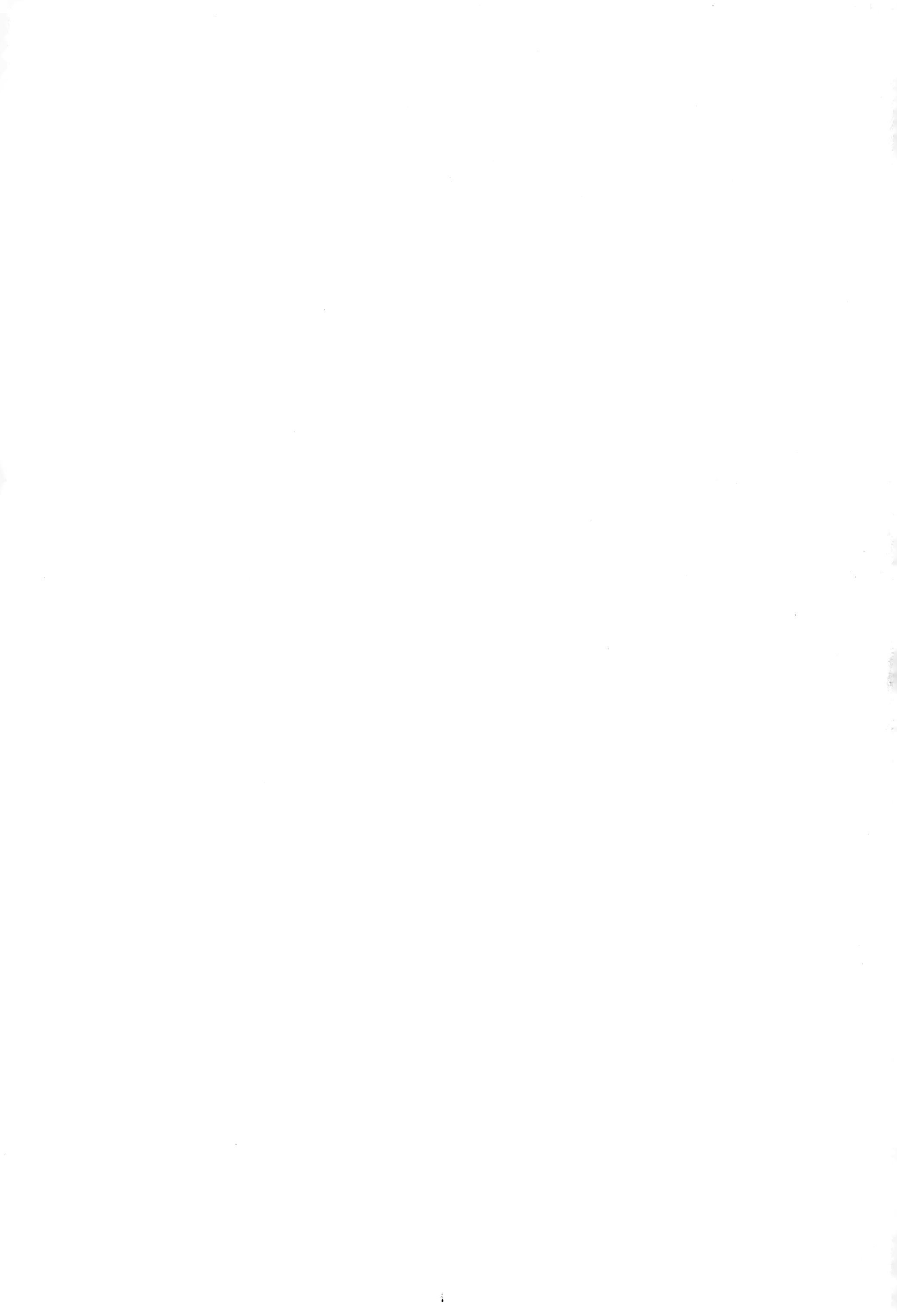